A DIETA DO MICROBIOMA

Dr. Raphael Kellman

A
DIETA DO
MICROBIOMA

Uma Maneira Definitiva e Cientificamente Comprovada de Emagrecer, Restabelecendo a Saúde Intestinal

Tradução
MIRTES FRANGE DE OLIVEIRA PINHEIRO

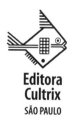

Editora
Cultrix
SÃO PAULO

Título do original: *The Microbiome Diet*.
Copyright © 2014 Raphael Kellman.
Copyright da edição brasileira © 2017 Editora Pensamento-Cultrix Ltda.
Texto de acordo com as novas regras ortográficas da língua portuguesa.
1ª edição 2017. / 2ª reimpressão 2022.
Todos os direitos reservados. Nenhuma parte desta obra pode ser reproduzida ou usada de qualquer forma ou por qualquer meio, eletrônico ou mecânico, inclusive fotocópias, gravações ou sistema de armazenamento em banco de dados, sem permissão por escrito, exceto nos casos de trechos curtos citados em resenhas críticas ou artigos de revistas.

A Editora Cultrix não se responsabiliza por eventuais mudanças ocorridas nos endereços convencionais ou eletrônicos citados neste livro.

Editor: Adilson Silva Ramachandra
Editora de texto: Denise de Carvalho Rocha
Gerente editorial: Roseli de S. Ferraz
Preparação de originais: Alessandra Miranda de Sá
Produção editorial: Indiara Faria Kayo
Editoração eletrônica: Join Bureau
Revisão: Bárbara Parente

Nota: Este livro é uma obra de consulta e informação para aqueles que desejam saber mais sobre questões relacionadas à saúde. Ele tem o objetivo de complementar – e não substituir – o tratamento ou os cuidados médicos. As informações aqui contidas não devem ser usadas para qualquer tipo de tratamento, sem a prévia consulta a um profissional de saúde qualificado. Nem o autor ou editora se responsabilizam pelo uso indevido deste livro.

Dados Internacionais de Catalogação na Publicação (CIP)
(Câmara Brasileira do Livro, SP, Brasil)

Kellman, Raphael
 A dieta do microbioma: uma maneira definitiva e cientificamente comprovada de emagrecer, restabelecendo a saúde intestinal / Raphael Kellman; tradução Mirtes Frange de Oliveira Pinheiro. – 1. ed. – São Paulo: Editora Cultrix, 2017.

 Título original: The microbiome diet
 ISBN: 978-85-316-1405-7

1. Corpo humano – Microbiologia 2. Dietas – Obras de divulgação 3. Intestinos – Microbiologia 4. Medicina 5. Microbiologia – Obras de devulgação 6. Nutrição 7. Perda de peso 8. Saúde I. Pinheiro, Mirtes Frange de Oliveira. II. Título.

17-04193 CDD-613.25

Índices para catálogo sistemático:
1. Dietas: Perda de peso: Obra de divulgação   613.25

Direitos de tradução para o Brasil adquiridos com exclusividade pela
EDITORA PENSAMENTO-CULTRIX LTDA., que se reserva a
propriedade literária desta tradução.
Rua Dr. Mário Vicente, 368 — 04270-000 — São Paulo, SP
Fone: (11) 2066-9000 — Fax: (11) 2066-9008
http://www.editoracultrix.com.br
E-mail: atendimento@editoracultrix.com.br
Foi feito o depósito legal.

*Para minha bela esposa, Chasya,
a quem amo profundamente.
Fico muito feliz por compartilharmos
a mesma visão de mundo.*

SUMÁRIO

PRIMEIRA PARTE. O MISTERIOSO MICROBIOMA

    Capítulo 1: O mundo no interior do intestino 11

    Capítulo 2: A gordura não é culpa sua 43

SEGUNDA PARTE. OS QUATRO Rs: RESTABELEÇA SUA SAÚDE INTESTINAL PARA EMAGRECER DE MANEIRA SAUDÁVEL

    Capítulo 3: Remover 71

    Capítulo 4: Repor 89

    Capítulo 5: Reinocular 97

    Capítulo 6: Reparar 109

TERCEIRA PARTE. ESTÍMULO METABÓLICO: EQUILIBRE SEU MICROBIOMA PARA "REDEFINIR" O METABOLISMO

Capítulo 7: O estresse pode fazê-lo engordar 121

Capítulo 8. Comer sem estresse pode ajudá-lo a emagrecer 141

Capítulo 9. Como criar o metabolismo de uma pessoa magra 161

QUARTA PARTE. MANUTENÇÃO VITALÍCIA: EMAGREÇA E NÃO RECUPERE NUNCA MAIS OS QUILOS PERDIDOS

Capítulo 10. Rumo a um futuro saudável 171

QUINTA PARTE. DIETA DO MICROBIOMA EM AÇÃO

Capítulo 11. Superalimentos do Microbioma 187

Capítulo 12. Fase 1: Cardárpio dos Quatro Rs 213

Capítulo 13. Fase 2: Cardápio de estímulo metabólico 241

Capítulo 14. Fase 3: Como manter um peso saudável pelo resto da vida 257

Capítulo 15. Listas de utensílios e mantimentos, listas de compras e estratégias para poupar tempo 263

Capítulo 16. Receitas 277

Agradecimentos 365

Recursos 369

Notas 375

Índice remissivo 383

PRIMEIRA PARTE

O MISTERIOSO
MICROBIOMA

CAPÍTULO 1

O MUNDO NO INTERIOR DO INTESTINO

Se tinha alguém que parecia desafiar todos os métodos convencionais para perder peso, esse alguém era Robert. Ele simplesmente não conseguia emagrecer.

Robert, um homem de meia-idade, era meu paciente há cerca de oito anos. Fazia tratamento para vários problemas de saúde – cardiopatia, pressão alta, níveis elevados de insulina e uma taxa de glicose no sangue que estava me deixando muito preocupado. Mas eu sabia que todos esses problemas melhorariam muito – e talvez até mesmo desaparecessem – se eu conseguisse fazer com que ele tivesse um peso saudável.

Antes de se tornar meu paciente, Robert tinha tentado todo tipo de dieta: dieta Atkins, dieta da zona, dieta com baixo teor de carboidratos, dieta com restrição de gordura. Porém, para sua grande frustração, nenhuma delas jamais deu resultado. Ele passava fome durante semanas, tentando seguir as regras à risca, mas o máximo que conseguia era perder uns dois quilos. Porém, assim que saía um pouquinho do regime – com uma batata assada, ao levar um cliente a uma churrascaria, ou com uma fatia de bolo de chocolate no seu aniversário de casamento –, recuperava cada grama que havia perdido. Quando me procurou, Robert já tinha desistido.

Durante a maior parte do tempo em que foi meu paciente, Robert estava mais de vinte quilos acima de seu peso ideal. Ele bebia, fumava e comia tudo o que não devia, e eu nada conseguia fazer para que adotasse hábitos saudáveis.

— Para que, doutor? — perguntava ele. — Não adianta. Por mais que faça, eu não emagreço. Então, para que me dar o trabalho de tentar?

Certo dia, ele foi internado com pneumonia. Quando pensei no possível efeito que isso poderia ter sobre seu peso, fiquei apreensivo. Robert já tinha sido internado outras vezes, por causa de outras doenças, e sempre saía do hospital com dois ou três quilos a mais. A combinação de alimentação rica em amido do hospital e falta de exercício exacerbava sua tendência para engordar, e eu sempre temia as consequências dos períodos prolongados de repouso no leito.

Daquela vez, porém, estava tratando Robert com antibióticos. Para combater o efeito dos antibióticos, eu lhe dava também *probióticos*. Os antibióticos matam as bactérias que nos deixam doentes, mas matam também as bactérias saudáveis que vivem no organismo, principalmente no trato intestinal. Os probióticos neutralizam o efeito negativo dos antibióticos – e às vezes, como veremos, têm efeito ainda mais potente.

Eu lhe prescrevi também *prebióticos*: alimentos e suplementos que nutrem as bactérias saudáveis. Enquanto os probióticos ajudam a repor as bactérias saudáveis que foram destruídas, os prebióticos ajudam a alimentar as bactérias saudáveis remanescentes.

Então, daquela vez, em vez de engordar, Robert *emagreceu* três quilos em duas semanas – sem fazer nenhum esforço. Por quê?

A tentativa de desvendar esse mistério me conduziu a uma jornada inesperada: a descoberta de uma nova abordagem à alimentação e à saúde que mudou minha própria compreensão dos mecanismos da perda de peso. Espero que mude a sua também. Acho que este livro vai pôr em xeque tudo o que você sabe sobre as causas da obesidade – e sobre o tipo de dieta capaz de vencê-la.

Graças a Robert, consegui elaborar uma dieta que beneficiou dezenas dos meus pacientes, ajudando-os a emagrecer rapidamente e a manter o peso.

Os pacientes que seguiram essa nova abordagem conseguiram emagrecer, reduzir medidas e perder gordura corporal, principalmente na região do estômago, da cintura e do abdome.

Depois de passar anos tentando em vão eliminar aqueles quilos extras, de repente eles perceberam que estavam emagrecendo naturalmente.

Perceberam também que, depois de alguns dias, não sentiam tanta vontade de comer doces, pães, bolos e outros "alimentos proibidos", como macarrão com queijo, pizza e sorvete, e que depois de algumas semanas já não sentiam mais vontade nenhuma. Pela primeira vez na vida, não se sentiam mais prisioneiros do próprio apetite, sempre morrendo de vontade de comer alimentos que sabiam não fazer bem à saúde.

E o melhor de tudo é que, depois de algumas semanas, os pacientes podiam reduzir o grau de adesão à dieta para 90%, e, depois de mais algumas semanas, para 70% – *enquanto mantinham um peso saudável*! Com essa minha nova abordagem, os pacientes conseguiam "reiniciar" e "redefinir" seu metabolismo preguiçoso e, de vez em quando, se dar o luxo de comer algum alimento calórico ou uma sobremesa, sem medo de despertar a velha vontade de comer – ou de recuperar os quilos perdidos. E, ao contrário do que normalmente acontece, as pessoas que fizeram *essa* dieta foram capazes de manter um peso saudável durante anos.

Qual é o segredo desse plano alimentar extraordinariamente eficaz? Que mistério meu paciente Robert havia desvendado sobre essa "dieta acidental"? A resposta está no *microbioma*, o mundo misterioso, porém muito importante, que existe dentro de cada um de nós.

> **Microbioma: Fatos Importantes sobre a Perda de Peso**
>
>
>
> - Noventa por cento das células do seu corpo não são humanas – são microrganismos e bactérias conhecidos como *microbioma*.
> - O microbioma é o segredo para acelerar seu metabolismo e fazer você emagrecer.
> - Você não precisa contar calorias, gorduras e carboidratos para emagrecer; basta evitar os alimentos que destroem o microbioma e ingerir alimentos que o favoreçam.
> - Depois de sete semanas, você poderá manter a adesão à dieta em apenas 70% e ingerir outros alimentos 30% do tempo.

MICROBIOMA: UMA REVOLUÇÃO NA ÁREA DO EMAGRECIMENTO

E se eu lhe dissesse que 90% das células do seu organismo *não são humanas*?

E se eu lhe dissesse que o segredo para emagrecer e não voltar a engordar são esses 90% de células não humanas – toda uma ecologia à parte dentro do seu próprio corpo?

Uma série de descobertas científicas feitas nos últimos anos revelou que o segredo para o emagrecimento rápido e permanente é o *microbioma* – os trilhões de minúsculas bactérias que vivem em nossos intestinos.

Enquanto milhões de pessoas vivem tentando todo tipo de dieta – mas não conseguem emagrecer ou recuperam todo o peso perdido –, eis que surge um novo paradigma.

A ciência moderna mostrou que o microbioma é o segredo para a perda de peso acentuada e saudável, bem como para a significativa melhora no estado geral de saúde, no humor, no nível de energia e na função mental. Pesquisas revelam que, quando o microbioma está em desequilíbrio, as pessoas geralmente engordam, mesmo que não tenham feito nenhuma mudança em seus hábitos alimentares ou na rotina de exercícios. Um microbioma em desequilíbrio condena toda e qualquer dieta ao fracasso. Em compensação, quando o microbioma está em equilíbrio, as pessoas emagrecem mesmo sem promover nenhuma outra mudança.

Esses organismos microscópicos regulam a forma como as calorias são extraídas dos alimentos, produzem nutrientes vitais e ajudam a regular o sistema imunológico. Exercem uma enorme influência sobre os hormônios, o apetite, o desejo de comer certos alimentos e até mesmo sobre os genes. Além disso, têm um enorme impacto sobre os *neurotransmissores,* as substâncias químicas do cérebro que regem o humor, os níveis de energia e as funções mentais.

O mais importante de tudo, no entanto, é a maneira como o microbioma afeta o *metabolismo*. Quando o metabolismo está acelerado e funcionando a toda velocidade, a pessoa emagrece e não volta a engordar, mantendo um peso saudável sem esforço. Quando o metabolismo está lento e propenso a reter gordura corporal, a pessoa engorda e mantém os quilos extras, mesmo reduzindo a ingestão de calorias e fazendo exercícios físicos.

O *metabolismo* é o segredo do emagrecimento. E o microbioma é o segredo do metabolismo.

Foi por causa do microbioma que Robert emagreceu de repente, sem esforço, depois de anos de dietas malsucedidas. Foi por causa do microbioma que ele não sentiu mais necessidade de comer doces nem carboidratos, frituras e carnes gordas, batata frita e *cheesecake*. Foi por causa do microbioma que ele não sentiu fome o tempo todo e, enfim, passou a ficar saciado após as refeições. E, o melhor de tudo, foi por causa do microbioma que Robert pôde saborear batata assada e bolo de chocolate de vez em quando – até 30% do seu tempo.

A experiência de Robert – e o conhecimento que ela acabou me proporcionando – me convenceu de que apoiar e equilibrar o microbioma podem ser a base de uma abordagem rápida, eficaz e duradoura para perder peso, e talvez até mesmo a solução para a epidemia de obesidade que assola o mundo todo. Portanto, vamos analisar com mais detalhes essa parte misteriosa, porém muito importante, da nossa anatomia.

O QUE É MICROBIOMA?

Microbioma é um mundo em miniatura composto por trilhões de microrganismos, organismos não humanos que se multiplicam no trato intestinal. Esses microrganismos intestinais – bactérias – digerem os alimentos que comemos, regulam nosso apetite, controlam nosso metabolismo, orquestram nosso sistema imunológico, influenciam o humor e ajudam até a determinar a forma como nossos genes são expressos. Têm grande impacto na saúde do coração, no desenvolvimento dos ossos e na acuidade e clareza mental. Ajudam a fazer com que os alimentos sejam devidamente digeridos no trato gastrointestinal (GI), para podermos absorver todos os nutrientes de que precisamos. Esses microrganismos chegam até a produzir antibióticos naturais.

O mais impressionante de tudo é que esses microrganismos representam 90% das nossas células!

Reflita sobre isso por um momento. A maioria das células no seu organismo *não é humana*. Dentro do seu trato intestinal existe toda uma ecologia à parte que está inextricavelmente envolvida com a sua. Quando esses microrganismos florescem, você floresce. Quando eles enfrentam dificuldades, você enfrenta dificuldades. Quando têm vontade de comer açúcar, você também tem vontade de comer açúcar. E, quando funcionam com a máxima eficiência, seu metabolismo também funciona com a máxima eficiência.

É por isso que equilibrar o microbioma é fundamental para deixar de sentir aquela vontade enorme de comer certos alimentos, e também para eliminar sintomas que talvez você nunca tenha relacionado ao seu peso e à sua alimentação, como fadiga, ansiedade, depressão, mente turva, dores de cabeça, acne, eczema, congestão das vias respiratórias, resfriados e infecções frequentes, dor articular e dor muscular.

O equilíbrio do microbioma também é essencial para prevenir e até mesmo reverter doenças graves, como diabetes, cardiopatia, síndrome metabólica, transtornos autoimunes, autismo e outros distúrbios de desenvolvimento.

Eu já tinha ouvido falar do microbioma quando comecei a tratar Robert, mas não sabia da sua conexão com o emagrecimento. Tinha receitado aqueles probióticos e prebióticos para tentar melhorar a saúde intestinal dele. As bactérias "invasoras" que haviam causado a pneumonia de Robert também tinham feito seu sistema microbiano ficar ainda mais desequilibrado. Os antibióticos que havia receitado para matar as bactérias ruins ajudariam a curar a pneumonia, enquanto os probióticos e prebióticos auxiliariam no equilíbrio de sua ecologia interna. Como resultado, ele se curou da pneumonia e, ao mesmo tempo, emagreceu sem nem mesmo tentar, apenas porque sua saúde microbiana tinha sido restaurada.

Antibióticos, Probióticos e Prebióticos

Os antibióticos podem ter um efeito quase milagroso sobre muitas doenças, mas também podem causar estragos no microbioma, como veremos, provocando diversos problemas de saúde e aumentando muito o risco de ganho de peso. Se precisar tomar antibióticos, não deixe de seguir também as recomendações da minha Dieta do Microbioma em relação a probióticos e prebióticos, na página 97. *Probióticos* são microrganismos que vão repovoar seu microbioma. Prebióticos são alimentos e suplementos que nutrem os microrganismos que já fazem parte do seu microbioma.

Na verdade, os antibióticos por si sós não levam à perda de peso, mas sim ao aumento dele – e pela mesma razão. Os antibióticos são concebidos para matar as bactérias nocivas que estão no nosso organismo, mas, muitas vezes, em uma "saraivada de balas", eliminam também espectadores inocentes, destruindo as bactérias benéficas e provocando o desequilíbrio do microbioma. O princípio implícito nesse caso é claro:

> **O metabolismo, o peso e a saúde, de modo geral, dependem do equilíbrio da vida microbiana do nosso trato gastrointestinal.**

MICROBIOMA E SAÚDE

Talvez pelo fato de ter uma filha de 4 anos de idade, quando imagino o microbioma, penso na história de Theodor Seuss Heigel, o dr. Seuss, chamada *Horton e o Mundo dos Quem*. Nessa história, o elefante Horton ouvia sons baixíssimos que ninguém mais ouvia, graças às suas orelhas enormes. Por esse motivo, conseguiu detectar toda uma civilização de organismos microscópicos, a Quemlândia, que habitava um minúsculo grão de poeira.

Como não podiam perceber esse mundo microscópico, os vizinhos de Horton não acreditavam na existência dele e ficavam furiosos quando Horton tentava fazer com que o reconhecessem, respeitassem e protegessem. Na verdade, estavam prontos para destruir toda a comunidade de Quemlândia pelo simples fato de não poder vê-la. "Uma pessoa é uma pessoa, não importa o seu tamanho", repetia Horton sem parar, mas esse respeito pelo mundo em miniatura que ele descobriu deixava seus vizinhos ainda mais furiosos.

Assim como os vizinhos de Norton não conseguiam perceber os pequeninos habitantes de "Quemlândia", a maioria das pessoas ainda não tem conhecimento do mundo microscópico que existe dentro de nós. E, assim como os vizinhos de Horton não entendiam sua responsabilidade em preservar essa comunidade invisível, a maioria das pessoas não tem noção da responsabilidade em apoiar o microbioma – com resultados desastrosos para nosso peso, metabolismo e saúde.

Sei que parece fantasia, mas o corpo realmente contém toda uma ecologia de organismos não humanos – fauna e flora bacterianas que vivem dentro de nós em uma relação simbiótica. A ecologia que vive no nosso intestino depende de nós, e nós também dependemos dela. Tratá-la e mantê-la em equilíbrio é essencial para a nossa saúde de modo geral.

Há muito tempo os cientistas sabem da existência do microbioma, mas apenas recentemente começamos a compreender sua importância. Em 2008, os Institutos Nacionais de Saúde (National Institutes of Health, NIH) dos Estados Unidos deram início a um projeto para mapear o microbioma, suscitando um enorme volume de pesquisas fascinantes. Estudos de vanguarda revelam que, além de nos ajudar a resistir às doenças, à depressão e à ansiedade, o microbioma é fundamental para o metabolismo, a fome, os padrões alimentares e o peso.

Antes, achávamos que todos os microrganismos eram bactérias nocivas determinadas a nos infectar com doenças mortais. Agora, começamos a compreender que a maioria dos microrganismos, na realidade, é benéfica para nós, desempenhando tantas funções importantes que, sem eles, não seríamos capazes de sobreviver.

Quando ingerimos alimentos que mantêm esse mundo interior em equilíbrio, nosso metabolismo funciona com a máxima eficiência. Mantemos o peso ideal praticamente sem fazer esforço. Só sentimos fome quando realmente precisamos comer, e ficamos saciados quando comemos o suficiente. Perdemos a gordura corporal que deforma o corpo, recuperando a cintura e um abdome relativamente plano. Além disso, temos mais energia do que nunca, sem problemas de mente turva, insônia, depressão e ansiedade. A pele e o cabelo ficam brilhantes e saudáveis. É por isso que eu digo que equilibrar o microbioma é fundamental para termos o peso ideal e boa saúde.

Em contrapartida, quando consumimos alimentos ou tomamos medicamentos que provocam o desequilíbrio desse mundo interior, corremos o risco de contrair uma série de doenças, desde erupções cutâneas até câncer. Sentimo-nos cansados, ansiosos, irritados, deprimidos, ou tão somente não ficamos em nosso estado "normal". Sentimos fome na maior parte do tempo – talvez até o tempo todo –, mesmo que não tenhamos necessidade de comer. E, por fim, acumulamos gordura corporal, sobretudo no abdome, incorporando quilos extras praticamente impossíveis de serem eliminados.

O ÓRGÃO ESQUECIDO

A maioria das pessoas acha que somos seres autônomos cujos crescimento e desenvolvimento dependem inteiramente de nós mesmos. Mas, na verdade, a saúde, o peso e nossa própria sobrevivência são inextricavelmente dependentes de nosso microbioma.

Assim que passamos pelo canal vaginal, começamos a nos tornar 90% microrganismos. No momento em que chegamos ao mundo, iniciamos o processo de adquirir os trilhões de bactérias de que precisamos para ter uma ótima saúde. Na verdade, o microbioma é tão importante para a nossa sobrevivência que é chamado de "órgão esquecido".

Uma das primeiras bactérias que encontramos chama-se *Lactobacillus johnsonii*, uma criatura microscópica que adquirimos no canal vaginal. Esse microrganismo digere leite e, portanto, nos ajuda a metabolizar o leite materno.

Um fato significativo é que o próprio leite materno contém oligossacarídeos, um tipo de prebiótico que alimenta o microbioma. Quando somos bebês, não conseguimos digerir essa substância, mas nosso microbioma consegue. Como o microbioma deve ser importante para nossa sobrevivência, uma vez que o próprio leite materno alimenta essa porção não humana, porém fundamental, da nossa anatomia!

Os cientistas estão apenas começando a perceber a importância dos microrganismos adquiridos durante essa passagem pelo canal vaginal, tendo em conta que os bebês que não têm esse acesso inicial ao microbioma materno – ou seja, as crianças que nascem por cesariana – com frequência têm diversos transtornos relacionados ao sistema imunológico, como asma, alergias, doença celíaca e infecções cutâneas. Alguns estudos indicam que as crianças que nascem por cesariana também correm maior risco de ter diabetes do tipo 1 e obesidade – outra conexão entre microbioma, metabolismo e peso. Da mesma forma, muitos pesquisadores atualmente acreditam que, quando as crianças tomam antibióticos, que podem destruir o microbioma, elas correm maior risco de ter doenças alérgicas, doenças inflamatórias intestinais, e, novamente, obesidade.

Infecções por Leveduras e Infecções do Trato Urinário (ITU)

Se você tem propensão a adquirir infecções frequentes na área vaginal, a causa pode ser um desequilíbrio do microbioma. A Dieta do Microbioma ajudará a restaurar o equilíbrio do seu microbioma e a evitar infecções futuras.

Embora cada microrganismo, individualmente, seja pequeno, juntos, aqueles trilhões de pequeninos organismos pesam cerca de 1,4 quilo – coincidentemente, o mesmo peso do cérebro humano. O "órgão esquecido" ocupa o sistema digestório, a boca, as fossas nasais e os pulmões, além da pele e do cérebro. Se você é mulher, o microbioma também coloniza seu canal vaginal, como dissemos há pouco. Um microbioma sadio contribui para a saúde de modo geral, enquanto um microbioma em desequilíbrio está relacionado a propensão para infecções, desequilíbrio do sistema imunológico e inflamação.

Os cientistas acreditam que, quanto maior a diversidade do microbioma – quanto mais espécies ele contiver –, mais sadia e mais capaz de controlar o aumento de peso indesejado será a pessoa. Até o momento, os pesquisadores identificaram cerca de 10 mil espécies de bactérias que possivelmente compõem o microbioma humano, mas o microbioma de cada indivíduo tem uma combinação única. Até mesmo gêmeos idênticos têm microbiomas distintos.

Ao mesmo tempo, em geral, adquirimos bactérias das pessoas com as quais convivemos e trabalhamos, e talvez até mesmo de contatos casuais em uma rua movimentada ou uma sala cheia de gente. Isso é possível porque o microbioma é bem dinâmico, capaz de alterar sua composição em um prazo de 24 horas, em resposta a estresse, antibióticos e doenças, e de algumas semanas, ou até mesmo dias, em resposta a alimentação, suplementos e exercícios.

Na verdade, muitos cientistas estão preocupados com a maneira com que o microbioma está mudando, pois aparentemente os habitantes de países desenvolvidos vêm perdendo a diversidade microbiana a cada geração. Em geral, eles são tratados com antibióticos e têm um contato relativamente pequeno com plantas, animais e terra. Além disso, a alimentação ocidental contém uma proporção elevada de alimentos refinados, que também matam certas bactérias. Em consequência, o microbioma dessas pessoas contém um número muito menor de espécies microbianas em relação ao das pessoas que vivem em países em desenvolvimento. De acordo com alguns cientistas, a diversidade microbiana dos países em desenvolvimento é responsável pelos baixos índices de alergia e asma: um microbioma diversificado mantém o sistema imunológico em equilíbrio. Para ajudá-lo a reagir às várias bactérias que você encontrará ao longo da vida, seu sistema imunológico precisa ser apresentado a uma grande variedade de microrganismos.

Muitos cientistas acreditam também que a baixa diversidade microbiana esteja correlacionada ao aumento de peso. Alguns chegaram a afirmar que a destruição do microbioma é uma das principais razões da epidemia de obesidade. Martin J. Blaser, chefe do Departamento de Medicina e professor de Microbiologia da Faculdade de Medicina da Universidade de Nova York, não acredita que hábitos alimentares ruins sejam suficientes para justificar a disseminação rápida e explosiva de obesidade dos dias de hoje. Ele tentou comprovar essa teoria provocando uma miniepidemia de obesidade entre os camundongos do seu laboratório, administrando-lhes quantidades pequenas, porém sistemáticas, de antibióticos. Os antibióticos mataram muitos dos microrganismos dos camundongos, que apresentaram um enorme ganho de peso. Blaser acredita que uma destruição semelhante da diversidade microbiana possa ajudar a explicar a epidemia mundial de obesidade.

Outros estudos corroboram a hipótese de Blaser, inclusive um estudo publicado na edição de 29 de agosto de 2013 da revista *Nature*.

O consórcio pan-europeu Meta HIT estudou quase trezentos voluntários dinamarqueses, magros e obesos, que foram examinados ao longo de nove anos. Os pesquisadores avaliaram os genes bacterianos encontrados nas fezes dos voluntários, bem como ganho de peso e outros marcadores de saúde metabólica, como pressão arterial, taxa de glicose no sangue, níveis de insulina e inflamações – fatores que podem predispor a aumento de peso e distúrbios como cardiopatia e diabetes.

A diversidade relativamente baixa do microbioma dos voluntários que já eram obesos foi correlacionada ao significativo ganho de peso durante o período de nove anos do estudo. De modo geral, a baixa diversidade estava mais associada a inflamação, maior resistência à insulina e outros sinais perigosos de distúrbio metabólico.

POR QUE PRECISAMOS DO "ÓRGÃO ESQUECIDO"

Sei que é difícil convencê-lo de que existe toda uma ecologia dentro do seu corpo, uma ecologia que não é humana, mas que, no entanto, é parte essencial de você, bem como um aspecto muito importante da sua saúde.

A verdade é que a saúde do seu microbioma determina a qualidade da sua saúde, e, sem o seu microbioma, você não sobreviveria. Sem ele, você não seria mais *você*, assim como também não seria mais você sem seu cérebro ou seu coração.

Um microbioma equilibrado regula o sistema imunológico, do qual três quartos estão localizados no intestino. Ele nutre e sustenta o trato gastrointestinal; produz vitaminas e nutrientes vitais, inclusive várias vitaminas do complexo B e vitamina K; e assenta as bases para o bom humor e um ótimo funcionamento cerebral ao influenciar a produção de *neurotransmissores*, hormônios e substâncias químicas de que o cérebro precisa para processar os pensamentos e as emoções. Além disso, o microbioma mantém o peso corporal ideal ao auxiliar a digestão dos alimentos, controlar o apetite, regular as calorias que entram no organismo e ajudar o metabolismo a trabalhar na velocidade ideal.

Todo ser humano e todo animal do planeta têm um microbioma próprio, diferente dos demais. Porém, quando se interessaram por esse "órgão esquecido", os cientistas se perguntaram o que aconteceria com animais que crescessem sem um microbioma. Começaram, então, a criar camundongos isentos de bactérias, ou seja, nascidos e mantidos em ambiente laboratorial rigorosamente estéril para saber o que aconteceria no caso de um animal ser 100% ele mesmo, em vez de 90% microrganismo.

Os resultados foram espantosos. Nas palavras eloquentes de Moises Velasquez-Manoff, jornalista especializado em temas científicos, em artigo publicado em abril de 2013 na revista *Mother Jones*:

> O sistema imunológico dos animais criados sem microrganismos basicamente não funciona. Repertórios inteiros de glóbulos brancos permanecem dormentes; o intestino não desenvolve as dobras e criptas características; o coração é menor; os genes do cérebro que deveriam estar "desligados" emperram no modo "ligado". Sem seus microrganismos, os animais não são realmente "normais".

Em outras palavras, o nosso "órgão esquecido" é um aspecto fundamental de nossa saúde e até mesmo de nossa identidade, do nascimento à morte. E, assim como Robert e centenas dos meus pacientes descobriram, proteger e apoiar essa ecologia interna é o caminho mais rápido e mais eficaz para perder o excesso de peso prejudicial e nunca mais recuperá-lo.

O MICROBIOMA COMO SEGUNDO GENOMA

O Projeto Genoma Humano foi lançado em 1990, em uma tentativa ambiciosa de mapear os genes que nos tornam humanos. Os cientistas que participaram do projeto achavam que, se compreendêssemos melhor nosso próprio DNA, seríamos capazes de desvendar a base genética de uma grande variedade de doenças, de alergias a câncer, e que essa maior compreensão abriria novas possibilidades de cura.

Eu também estou empolgado com as novas fronteiras da medicina genética. Mas fico ainda mais empolgado quando penso que cada um de nós contém um *segundo* genoma: o material genético do microbioma. E esse segundo genoma é, de muitas maneiras, ainda mais poderoso que o primeiro.

Afinal de contas, chegamos ao mundo com apenas cerca de 22 mil genes humanos. Mas, ao adquirir nosso microbioma, incorporamos outros 3,3 milhões de genes – uma proporção de aproximadamente 150:1. Como diz Velasquez-Manoff sobre o segundo genoma em relação ao primeiro: "pense nele como um volumoso manual de instruções, comparado com uma lista de tarefas de uma única página".

Nossos genes mudam lentamente, de geração em geração. Mas o tempo de vida de um microrganismo gira em torno de vinte minutos. Isso quer dizer que a composição genética do microbioma pode mudar rapidamente – tão rapidamente que, em um prazo de 24 horas, podemos desequilibrar por completo o microbioma em consequência de estresse, antibióticos ou uma doença grave. Em contrapartida, em poucas semanas podemos restaurar seu equilíbrio com uma alimentação saudável. Isso nos dá uma tremenda plasticidade – e um tremendo controle sobre o apetite, o peso, o metabolismo e a saúde.

O microbioma exerce um enorme impacto, não apenas sobre nós, por meio dos genes *dele*, mas também sobre os *nossos* genes. A capacidade de modificar a expressão gênica – ativar ou desativar um gene ou aumentar ou diminuir seu volume – é conhecida como *epigenética*, uma das mais novas e mais fascinantes fronteiras da ciência e da medicina. Em vez de encarar seus genes como entidades fixas – heranças que determinam sua vida –, você pode encará-los como um conjunto dinâmico de relações que podem ser profundamente modificadas pelo que você come, pelos nutrientes e suplementos que ingere, pela qualidade do seu sono e pela maneira como você lida com o estresse. Em outras palavras: você não é escravo dos seus genes. Outros fatores ambientais também entram em jogo, assim como seu segundo genoma.

Para ilustrar os mecanismos da epigenética, deixe-me dar um exemplo. Muitas pessoas têm predisposição genética para o diabetes. Diversos genes estão envolvidos nessa tendência, e todos eles têm de interagir de determinada maneira para produzir a doença. No entanto, uma alimentação rica em açúcar e amidos pode ativar esses genes, e uma alimentação saudável pode desativá-los. Os genes em si não mudam, mas a sua *expressão*, sim.

Nossos genes também podem nos predispor a engordar. Assim como o diabetes, vários genes estão envolvidos nesse tipo de metabolismo, bem como diversas e complexas interações. Entretanto, essa herança genética também pode ser ativada ou desativada. Um microbioma em desequilíbrio pode ativar a predisposição para a obesidade, e um microbioma saudável pode baixar o volume desses genes ou até mesmo desativá-los. Portanto, a composição genética do microbioma determina como esse "órgão esquecido" afetará nossos genes.

O contrário também é verdadeiro. Quem tem predisposição genética para ter um peso saudável pode se tornar obeso se seu microbioma se desestabilizar por fatores como estresse, alimentação, estilo de vida ou exposição a toxinas. Os genes contam uma parte muito importante da nossa história – mas apenas uma parte.

Quando iniciaram o Projeto Genoma Humano, os cientistas acreditavam que nossos genes nos dariam a resposta definitiva para o enigma da individualidade do ser humano. Talvez achassem que nossos genes iriam explicar a diferença que torna cada um de nós um ser único.

O que descobriram, porém, era que todos os seres humanos têm cerca de 99,9% do mesmo DNA humano. As diferenças genéticas entre nós são incrivelmente insignificantes se comparadas a tudo o que temos em comum.

Em contrapartida, não existem duas pessoas, nem mesmo gêmeos idênticos, que tenham o mesmo microbioma. Como os genes do microbioma são mais numerosos do que os nossos genes por um fator de 150 por 1, talvez seja aí que realmente resida nossa diversidade e singularidade. Aparentemente, nossa saúde – e talvez até mesmo nosso destino biológico – tem mais a ver com o segundo genoma do que com o primeiro.

Quando percebemos que o microbioma é vital para nossa sobrevivência; que está intricadamente envolvido com o sistema imunológico, o metabolismo e o peso, compreendemos verdadeiramente o conceito de *simbiose*, de viver junto. Como os microrganismos estavam presentes durante nossa evolução, nossos genes não precisaram codificar todas as informações vitais. O corpo não precisou de uma instrução programada para cada tarefa envolvida na digestão, na imunidade, nos pensamentos ou nas emoções; pelo contrário, evoluímos em *interdependência* com a vida microbiana, confiando no microbioma para desempenhar atividades que nosso cérebro e nosso corpo não podem desempenhar sozinhos. Nesse aspecto, a evolução não é uma questão de "sobrevivência dos mais aptos", mas sim de "sobrevivência dos mais saudáveis"!

Essa percepção é particularmente relevante no que diz respeito ao emagrecimento. Seu microbioma recolhe suas calorias, extrai as vitaminas essenciais, ajuda na digestão dos alimentos, decide se você está com fome ou saciado e regula seu metabolismo para determinar se armazena ou queima gordura. Você literalmente não pode realizar sozinho essas funções. Para ter o apetite, o metabolismo e o peso ideais, você precisa da ajuda do seu microbioma.

Microbioma ou Microbiota?

Se você já leu sobre esse tópico fascinante em outro lugar, deve ter visto o termo "microbiota". Esse termo refere-se coletivamente aos organismos individuais que compõem o microbioma. O termo "microbioma" refere-se a uma "comunidade", "sociedade" ou "ecossistema". Prefiro "microbioma", porque nos leva a visualizar todo um sistema com o próprio poder coletivo, e não diversos organismos separados um do outro.

PARE DE CONTAR CALORIAS!

Como você verá quando começar a Dieta do Microbioma, nesse programa você não conta calorias. Entretanto, o modelo de contagem de calorias é tão prevalente, que muitos de meus pacientes não conseguem acreditar que eu desejo apenas que parem de pensar dessa forma. Depois de fazer regime durante anos, eles aprenderam que o peso corporal é resultado do número de calorias ingeridas menos o número de calorias queimadas. É tudo uma questão de força de vontade: será que vão conseguir resistir à tentação das guloseimas altamente calóricas que encontram em cada esquina?

Mas vou lhe dizer uma coisa: seu microbioma é mais forte e mais inteligente que você. Um microbioma em desequilíbrio irá subjugá-lo e fazê-lo sentir vontade de comer doces e gorduras nocivas, tornando seu metabolismo mais lento e aumentando seu apetite. Por outro lado, um microbioma equilibrado o fará ter vontade de comer alimentos saudáveis, com que se sinta faminto e saciado nas horas certas, e, o que é mais importante, vai acelerar seu metabolismo e fazê-lo queimar a gordura, em vez de armazená-la. Ouça um microbioma saudável e nunca mais terá de depender da força de vontade.

Como eu sei que contar calorias não funciona? Nos países desenvolvidos, as pessoas em geral consomem muito mais calorias do que realmente precisam. No entanto, *elas não engordam na proporção dessas calorias*.

Meio quilo de gordura do corpo humano contém aproximadamente 3.500 calorias. Isso significa que, se você consumir quinhentas calorias a mais todos os dias, deverá engordar meio quilo por semana, certo? Para fazer uma comparação, quinhentas calorias equivalem a meio pacote da pipoca degustada em uma sessão de cinema, um pãozinho com uma grossa camada de *cream cheese* ou duas taças de vinho e algumas fatias de queijo.

A maioria de nós consome muitas dessas calorias extras todo dia. Mas poucos engordam meio quilo por semana, e tem gente que não engorda nada.

Da mesma forma, o exercício contribui para um peso saudável, mas não podemos medir essa contribuição pelo número de calorias. Uma corrida de vinte minutos, por exemplo, queima menos de trezentas calorias. Isso não é suficiente para produzir uma perda significativa de peso. Se quisermos entender o que nos faz perder ou ganhar peso, temos de fazer uma análise mais profunda.

Os Pesquisadores Entram em Cena

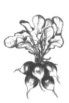

O dr. Yang-Xin Fu, Ph.D., é professor de Patologia na Faculdade de Medicina da Universidade de Chicago. Em um artigo publicado na revista científica *Nature Immunology*, em agosto de 2012, ele disse que o aumento de peso não era simples questão de sobrecarga calórica, mas sim resultado de uma interação entre os microrganismos intestinais e o sistema imunológico. Segundo ele: "A obesidade induzida pela alimentação não depende apenas das calorias ingeridas, mas também do microbioma do hospedeiro".

NÃO CONTE GORDURAS NEM CARBOIDRATOS!

Fica claro que o modelo "calorias que entram, calorias que saem" simplesmente não funciona. Mas o que dizer do *tipo* de calorias que você consome? Analise este estudo feito pelo dr. Walter Willett, renomado professor da Faculdade de Saúde Pública de Harvard.

O dr. Willett administrou três tipos de dietas a 1.800 homens e 1.500 mulheres durante doze semanas. Dois grupos consumiram a mesma quantidade de calorias, mas um deles fez uma dieta com baixo teor de gordura, enquanto o outro fez uma dieta com baixo teor de carboidrato. O terceiro grupo também fez uma dieta com baixo teor de carboidrato, mas com trezentas calorias a mais.

Três meses depois, os resultados foram os seguintes: o grupo submetido à dieta com baixo teor de gordura perdeu, em média, oito quilos. O grupo submetido à dieta com baixo teor de carboidrato perdeu muito mais, uma média de 10,5 quilos. Mas o grupo submetido à dieta com baixo teor de carboidrato, que tinha consumido *mais* calorias que o grupo de baixo teor de gordura, também perdeu mais peso, uma média de nove quilos. Em outras palavras, pode-se perder mais peso cortando carboidratos do que cortando gordura, mesmo quando se consome uma quantidade maior de calorias!

Nessa mesma linha, o dr. David Ludwig, professor de Nutrição da Faculdade de Saúde Pública de Harvard, criou um experimento com três grupos de crianças com excesso de peso. O café da manhã dos três grupos tinha o mesmo número de calorias. Porém, um grupo comia farinha de aveia com pouca fibra, outro comia aveia em flocos grossos, rica em fibra, e outro, ainda, omelete com hortaliças e uma fruta. O almoço dos três grupos era semelhante, e as crianças podiam comer sempre que tivessem fome.

O grupo de farinha de aveia ingeriu 81% a mais de comida que o grupo do omelete, e o grupo de aveia em flocos grossos ingeriu 50% a mais de comida que o grupo do omelete. Os grupos que consumiram aveia sentiram mais fome, e os exames de sangue das crianças revelaram níveis mais elevados de glicose, insulina, gordura e adrenalina, embora tivessem ingerido o mesmo número de calorias.

O experimento do dr. Ludwig se concentrou no efeito dos carboidratos na glicose sanguínea e no apetite. Assim como o estudo do dr. Willett, esse experimento é uma contribuição valiosa para nossa compreensão sobre nutrição. Espero que os dois estudos deixem claro, de uma vez por todas, que a simples contagem de calorias nunca vai levar a uma perda de peso duradoura, muito menos controlar um apetite voraz e diminuir a vontade de comer os "alimentos errados".

No entanto, não quero que pense nem em "baixo teor de carboidrato", nem em "baixo teor de gordura"; quero que pense no seu microbioma. A dieta ideal é aquela que contém os tipos de carboidrato e gordura que *contribuam para o equilíbrio do microbioma*. Pesquisas sobre o microbioma ainda estavam na fase inicial quando o dr. Willett e o dr. Ludwig realizaram seus experimentos. Com o que sabemos agora, podemos ver que a dieta deles, pobre em carboidrato, funcionou, pelo menos em parte, porque ambas favoreciam o microbioma.

Assim, para compreender quais são as forças implícitas na elevação de açúcar e insulina no sangue, bem como no aumento de apetite e do peso – e realmente saber quais são os alimentos que influenciam essas forças –, temos de ir além das gorduras e dos carboidratos.

Os Pesquisadores Entram em Cena

"Nossos resultados indicam que uma das razões pelas quais as pessoas estão comendo mais é a mudança ocorrida em suas bactérias intestinais [...]. As pessoas podem estar comendo demais porque sentem mais apetite, pois têm uma leve inflamação, que pode ser causada por uma mudança nas bactérias intestinais em relação às que seus avós ou outras pessoas tinham há cinquenta anos."

– ANDREW GEWIRTZ, professor de Microbiologia e Imunologia da Universidade Emory. Extraído da revista *Science Experiments*, 2010.

CIRURGIAS SIMULADAS E PERDA REAL DE PESO

Não resisto à tentação de falar sobre mais um experimento, dessa vez sobre os efeitos da cirurgia bariátrica por derivação gástrica. Só recomendo essa cirurgia em último recurso; e, se você fizer a Dieta do Microbioma, provavelmente não vai precisar desse último recurso. Mas os resultados surpreendentes desse estudo confirmam o papel fundamental do microbioma na perda de peso.

Como você sabe, a cirurgia bariátrica é um procedimento invasivo complexo que altera o processo digestivo para reduzir o número de calorias que o organismo é capaz de absorver. Os médicos *acreditavam* que a redução de calorias era a razão do sucesso do procedimento – até que, em março de 2013, os pesquisadores realizaram um experimento revolucionário.

Eles compararam três grupos de camundongos. O primeiro grupo foi submetido a uma cirurgia simulada, sem efeito real, mas realizada para garantir que o trauma cirúrgico em si não influenciasse o resultado. Em seguida, esses camundongos não tratados tiveram acesso irrestrito a alimentos doces e gordurosos, e, obviamente, engordaram.

O segundo grupo não foi submetido a nenhuma cirurgia, apenas a uma dieta de restrição calórica. Obviamente, os camundongos emagreceram.

O terceiro grupo de camundongos foi realmente submetido a uma cirurgia bariátrica e, depois, os camundongos puderam comer o quanto quisessem. Como era de esperar, eles também emagreceram.

No entanto, houve diferenças significativas entre o grupo de restrição calórica e o grupo de cirurgia de derivação gástrica. Os camundongos do grupo de dieta continuaram a apresentar níveis elevados de insulina e glicose, que, como veremos no Capítulo 2, tornam mais difícil manter a dieta, sem recuperar os quilos perdidos. Se os seus níveis de insulina e de glicose sanguínea estiverem altos, você ficará muito mais propenso a ter vontade de comer alimentos que engordam. É como se todo o seu corpo o deixasse predisposto ao fracasso. Você pode ter força de vontade durante alguns meses, ou até mesmo alguns anos, mas, no final, seu metabolismo, seu apetite e a vontade de comer certos alimentos vão prevalecer.

Em contrapartida, os camundongos que foram submetidos à cirurgia apresentaram níveis normais de insulina e de glicose. De repente, o organismo deles não os predispunha mais ao fracasso, e sim ao sucesso. Na verdade, depois da cirurgia, eles não engordaram, nem quando tiveram acesso ilimitado aos alimentos.

Então, se o sucesso da cirurgia não se deveu apenas à restrição calórica, a que mais se deveu? Os pesquisadores acreditam que, de alguma maneira, o procedimento "redefiniu" os hormônios dos camundongos, talvez alterando seu microbioma.

Como veremos no Capítulo 2, emagrecimento e metabolismo são processos complexos, uma intricada dança hormonal que determina a maneira como o açúcar no sangue é processado, se a gordura será queimada ou armazenada, e se sentiremos fome ou ficaremos saciados. Quando os hormônios dos seus sistemas digestório e imunológico estão em desequilíbrio, você come alimentos dos quais não precisa. Depois, converte esses alimentos em gordura e engorda.

Por outro lado, quando seus sistemas digestório e imunológico estão em equilíbrio, você come aquilo que seu corpo precisa, queima gordura e mantém um peso saudável. E, assim como Robert e muitos de meus outros pacientes descobriram, depois de atingir esse equilíbrio vital, você tem até uma "margem de liberdade" para se entregar a algum excesso. Isso é possível porque o fator fundamental não é o número de calorias que você consome, mas sim a maneira como o organismo *reage* a essas calorias.

Sim, essa resposta do organismo é complexa e multifacetada, mas posso resumi-la para você: *reequilibre seu microbioma, e o resto virá naturalmente.*

Como posso fazer essa afirmação com tanta confiança? Porque a equipe de pesquisadores do experimento de cirurgia bariátrica liderada pelo dr. Lee Kaplan também pesquisou exatamente essa hipótese. Eles inocularam a microbiota de cada grupo de camundongos – de cirurgia simulada, restrição calórica e cirurgia bariátrica – em camundongos isentos de bactérias, que não tinham um microbioma próprio.

Eis que esses camundongos isentos de bactérias, que foram colonizados pelo microbioma do grupo submetido à cirurgia bariátrica, emagreceram, *mesmo comendo mais* que os camundongos que receberam implante dos microbiomas dos outros dois grupos, e *embora eles mesmos não tivessem sido submetidos a nenhuma cirurgia*. Eles não precisavam de cirurgia – só de um microbioma parecido com o dos camundongos que *tinham sido operados*. Aparentemente, isso foi suficiente para alterar neles o apetite, o metabolismo e a capacidade de ingerir quantidades irrestritas de alimentos sem engordar.

Isso parece tão inacreditável que vou repetir: *embora os camundongos isentos de bactérias não tivessem sido operados, e não tivessem feito nenhuma dieta nem restrição calórica, eles emagreceram* assim que receberam um microbioma favorável à perda de peso. Os pesquisadores concluíram que a cirurgia tinha sido bem-sucedida não por causa da restrição de calorias, mas porque, de alguma maneira, tinha alterado os níveis sanguíneos de glicose e insulina – e o microbioma – dos camundongos.

Enquanto isso, os camundongos que fizeram dieta debatiam-se com sua restrição calórica. O microbioma deles tinha permanecido inalterado, assim como os níveis sanguíneos de glicose e insulina. Essa é a situação que todo mundo que faz regime conhece e odeia. Você passa fome, perde uns quilinhos e está sempre faminto. E, assim que volta a comer normalmente – quando sai só um pouquinho da dieta –, recupera os quilos perdidos.

Tanto como cientista quanto como médico que atende pacientes todos os dias, já sei há um bom tempo que as abordagens convencionais à dieta simplesmente não funcionam para a maioria das pessoas. Mesmo que elas emagreçam com a última dieta que entrou na moda, quase nunca conseguem manter o peso.

Numerosos estudos confirmam essa minha observação. Um grupo de pesquisadores descobriu que mais de 80% das pessoas que emagrecem recuperam todo o peso perdido, ou até mais, em um período relativamente curto de dois anos. Da mesma forma, pesquisadores da Universidade da Califórnia em Los Angeles (UCLA) analisaram 31 estudos de longo prazo sobre dieta e descobriram que cerca de dois terços das pessoas que fazem regime na verdade *ganham mais peso* nos quatro ou cinco anos seguintes do que tinham perdido no início.

Fica claro que as abordagens convencionais não funcionam. Mas a Dieta do Microbioma *funciona*. Quanto mais eu aprendia sobre o microbioma, mais percebia que ele é o segredo do nosso metabolismo, do nosso peso e de nossa saúde. Se você tiver um microbioma saudável e boa saúde intestinal, seu metabolismo automaticamente o manterá com um peso saudável. Se tiver um microbioma desequilibrado e saúde intestinal precária, é praticamente certo que vai engordar. Felizmente para todos nós, é realmente simples assim.

> **Os Pesquisadores Entram em Cena**
>
>
>
> "Hábitos alimentares ruins não são suficientes para explicar a explosão de obesidade em todo o mundo [...]. A cada geração, há um impacto maior sobre o microbioma dos primeiros anos de vida. E isso significa que somos cada vez menos capazes de metabolizar os alimentos que ingerimos."
>
> – MARTIN J. BLASER, chefe do Departamento de Medicina e professor de Microbiologia da Faculdade de Medicina da Universidade de Nova York. Extraído do *New Yorker* de 22 de outubro de 2012.

O INTESTINO TEM MENTE PRÓPRIA

O microbioma não existe em um vácuo; ele é parte integrante do trato gastrointestinal (GI). Portanto, quando analisamos a conexão entre microbioma e emagrecimento, temos de incluir a questão mais ampla da saúde intestinal global.

Como especialista nesse campo, sempre compreendi sua importância para o emagrecimento, bem como para outras doenças. Ao longo dos anos, tratei mais de 30 mil pacientes com doenças aparentemente resistentes, como esclerose múltipla, lúpus, artrite reumatoide, doença de Crohn, síndrome da fadiga crônica, autismo, diabetes e câncer. Ao ajudá-los a restabelecer a saúde intestinal e reequilibrar o microbioma, consegui reduzir ou mesmo eliminar seus sintomas, e retardar, ou até reverter, o curso da doença, mesmo nos casos em que outros médicos não tinham conseguido ajudar. Dia após dia encontrei, no exercício da minha profissão, evidências da sabedoria de Hipócrates, pai da medicina ocidental, que nos ensinou que "Todas as doenças começam no intestino". E eu acrescento que a saúde também começa no intestino.

Nos últimos anos, uma explosão de artigos científicos e populares confirma meu ponto de vista, ao mesmo tempo que nossa compreensão do sistema digestório continua a se expandir. Quando eu estava na faculdade, o intestino era chamado de "tubo cego". Hoje sabemos que é exatamente o contrário: o intestino tem mente própria. Em 1998, o dr. Michael Gershon publicou um livro pioneiro sobre a saúde intestinal intitulado *The Second Brain* [*O Segundo Cérebro*].

Quanto mais aprendo sobre o intestino, mais clara se torna para mim sua inteligência especial. Você sabia, por exemplo, que há mais nervos no intestino do que na coluna vertebral? Esses nervos transmitem importantes mensagens do cérebro e para o cérebro, e um número cada vez maior de estudos indica que não podemos tratar totalmente problemas mentais e psiquiátricos sem levar em consideração o intestino.

Isso porque a relação entre o cérebro e o intestino é muito parecida com uma via de mão dupla. Quando você está estressado, ansioso ou com raiva, seu cérebro envia uma mensagem para o sistema adrenal inundar seu organismo de substâncias químicas associadas ao estresse. Essas substâncias químicas prejudicam a digestão, muitas vezes produzindo sintomas como gases, distensão abdominal, azia (doença do refluxo gastroesofágico (DRGE)) e, no longo prazo, aumento de peso. (Vamos aprender mais sobre a relação entre o intestino e o cérebro no Capítulo 7 – "O estresse pode fazê-lo engordar".)

O intestino produz neurotransmissores, as substâncias químicas do cérebro das quais você precisa para se manter calmo, equilibrado, otimista, energizado e focado. Mas, quando o seu trato GI não está funcionando como deveria, ele não consegue sintetizar uma quantidade suficiente dessas substâncias químicas fundamentais.

Por exemplo, a *serotonina* é um neurotransmissor importantíssimo para a sensação de otimismo e autoconfiança, bem como componente essencial de uma boa noite de sono. Níveis baixos de serotonina estão associados a sentimentos de desalento, insegurança e tristeza, bem como a problemas de ansiedade, agitação e insônia. Nos casos mais graves, baixos níveis de serotonina podem levar à depressão.

No entanto, cerca de 95% da serotonina do nosso corpo está localizada no intestino, onde ela ajuda a regular a digestão. Se o nosso trato GI não estiver funcionando direito, não poderá produzir a serotonina de que precisamos para ter uma boa digestão *ou* nos sentir bem.

O intestino também é parte essencial do sistema imunológico: 70% a 80% dele fica no intestino. Isso é compreensível, pois uma das principais funções do sistema imunológico é nos proteger de bactérias, vírus e toxinas que possam estar presentes na nossa comida. Portanto, quando o nosso trato GI não está em boas condições, ficamos propensos a ter resfriados, infecções, acne e vários outros problemas de menor gravidade, além de doenças mais graves.

Em outras palavras, nossa saúde intestinal é absolutamente imprescindível para o metabolismo, o apetite, o desejo incontrolável por determinados alimentos e o peso corporal, sem mencionar o humor, a aparência física, níveis de energia e capacidade de resistir ao estresse e a infecções.

Os Benefícios do "Remédio Microbioma" e da Boa Saúde Intestinal

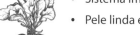

- Emagrecimento rápido, acentuado e permanente.
- Nível muito maior de concentração mental e energia, e melhor estado emocional.
- Melhor resposta ao estresse.
- Sistema imunológico mais saudável.
- Pele linda e radiante.
- Maior crescimento capilar.
- Maior vitalidade.

A REDE SOCIAL DEFINITIVA

O aspecto fascinante sobre o microbioma é a maneira como ele representa uma verdadeira mudança de paradigma – em relação ao emagrecimento, à nossa compreensão de saúde e doença, e à noção de identidade própria.

Já vimos que o microbioma vem mudando rapidamente nosso conceito sobre perda de peso. Primeiro tivemos a contagem de calorias, depois vieram as dietas com baixo teor de gordura, as dietas com baixo teor de carboidrato e, mais recentemente, as dietas anti-inflamatórias, que eliminavam alguns alimentos pró-inflamatórios da alimentação. Algumas dessas abordagens tinham mérito, enquanto outras eram totalmente equivocadas. Mas nenhuma delas atacou a raiz do problema: a saúde e a função do microbioma, sustentadas por um sistema digestório sadio e altamente funcional. Corrija o microbioma e restaure a saúde intestinal – como a Dieta do Microbioma o ajudará a fazer –, e você emagrecerá praticamente sem esforço.

A mudança de paradigma não é menos importante na medicina. Quando eu estava na faculdade de medicina, os alunos aprendiam a dividir a anatomia humana em sistemas distintos: sistema imunológico, sistema digestório, sistema nervoso. Não é raro um paciente se queixar de depressão e ser encaminhado a um psiquiatra ou psicólogo, enquanto o mesmo paciente, se estiver com distensão abdominal, gases, constipação intestinal e ganho de peso, é encaminhado a um clínico geral, um nutricionista ou talvez um gastrenterologista. Na medicina convencional, pouquíssimos médicos partiriam do princípio de que a depressão e os sintomas digestivos poderiam ser provenientes da mesma causa.

Porém, depois que entendemos o importante papel desempenhado pelo microbioma, começamos a ver que o corpo humano realmente é um sistema único, com uma quantidade tremenda de "diálogo" entre todos os diferentes aspectos do nosso organismo. Como veremos no Capítulo 2, um microbioma em desequilíbrio pode ser pelo menos parcialmente responsável pela depressão, ao prejudicar a produção intestinal de serotonina, uma substância química que produz sensação de otimismo, autoconfiança e calma. Ao mesmo tempo, esse mesmo microbioma desequilibrado compromete o funcionamento dos sistemas digestório, imunológico e endócrino, e, em última instância, predispõe o corpo a armazenar gordura. Depressão e aumento de peso, portanto, podem ter a mesma causa.

Como também veremos no Capítulo 2, o sistema imunológico está envolvido nessa interação, criando inflamações que atacam o intestino e o cérebro, piorando assim o quadro depressivo e aumentando o ganho de peso. Um microbioma desequilibrado, portanto, produz vários sintomas, como aumento de peso, problemas digestivos e imunológicos, baixo nível de energia, dificuldade de concentração, ansiedade e depressão.

Com a Dieta do Microbioma, você poderá atingir todos esses sistemas ao mesmo tempo pelo simples ato de favorecer o seu microbioma e, nesse processo, restabelecer a sua saúde intestinal. Sei que essa estratégia fará por você o que fez por Robert e por centenas de outros pacientes: vai ajudá-lo a emagrecer e a não voltar a engordar seguindo a dieta apenas 70% do tempo. Mas eu gostaria que você encarasse sua perda de peso, assim como a de Robert, como um processo de cura global que transformará muitos aspectos da sua saúde.

Aos poucos, o importante papel do microbioma está sendo reconhecido pela comunidade médica. Em janeiro de 2014, a revista *Proceedings*, da renomada Clínica Mayo, publicou um guia ensinando os médicos a incorporarem as pesquisas científicas sobre o microbioma em sua prática clínica. O documento expressou minhas próprias ideias em relação à enorme implicação do microbioma na saúde humana, afirmando que: "em pouco tempo, a compreensão dos conceitos básicos da interação entre seres humanos e seu microbioma será tão importante para os médicos quanto a compreensão dos conceitos de genética ou da teoria microbiana das doenças".

A mudança de paradigma mais importante, no entanto, é em relação à nossa visão do que significa ser humano. Ao contrário do que a maioria de nós acreditava, não somos seres autônomos, autorregulados e independentes de qualquer sistema ou organismo externo. Pelo contrário, somos ecologias interdependentes responsáveis, assim como o elefante Horton, por proteger o extraordinário mundo que habita dentro de nós. O microbioma é a rede social suprema, uma comunidade que se comunica continuamente consigo mesma e conosco. Apesar de estarmos acostumados a pensar em bactérias e microrganismos como algo negativo, como fontes de doenças e infecções, essa nova compreensão nos mostra que a vida microbiana também pode ser fonte de saúde, bem-estar e perda de peso.

No Capítulo 2, vou explicar em detalhes como um microbioma sadio promove a perda de peso, enquanto um microbioma desequilibrado produz o aumento dele. Em seguida, na Segunda Parte deste livro, apresentarei minha própria adaptação dos Quatro Rs – o protocolo que os profissionais da medicina funcional usam para restabelecer a saúde intestinal. Como você verá, as primeiras três semanas da Dieta do Microbioma se concentram em alimentos e suplementos curativos que colocarão seu microbioma e todo o seu sistema digestório na trilha da saúde.

Na Terceira Parte, vou prepará-lo para a fase seguinte da Dieta do Microbioma, que lhe dará estímulo metabólico enquanto, ao mesmo tempo, lhe permitirá ampliar um pouco sua alimentação e manter uma adesão de apenas 90% à dieta. Você verá que o estresse pode fazê-lo engordar e que uma alimentação focada – consciente, gratificante e prazerosa – pode ajudá-lo a emagrecer.

Na Quarta Parte, vou deixá-lo com um intestino e um microbioma sadios, que você poderá conservar por toda a vida, mantendo uma adesão de apenas 70% à dieta. Você poderá comer bem e manter um peso saudável, contanto que continue a dar apoio ao seu microbioma.

Por fim, na Quinta Parte, eu lhe darei os instrumentos de que você precisa para seguir a Dieta do Microbioma. Explicarei quais são os poderosos alimentos, condimentos e suplementos do microbioma – alimentos, condimentos e suplementos que vão melhorar seu microbioma, restabelecer a saúde do seu trato intestinal, acelerar seu metabolismo e ajudá-lo a ter um peso sadio e a gozar de boa saúde geral. Direi exatamente como você deve guarnecer sua cozinha e fornecerei listas de compras semanais. Apresentarei cardápios e receitas para a Fase 1 e a Fase 2 da dieta. Além disso, fornecerei planos semanais que vão ajudá-lo a preparar refeições com antecedência, mostrando como guardar as sobras na geladeira ou no *freezer*, para reduzir o tempo gasto na cozinha ao longo da semana. Por último, mas não por isso menos importante, explicarei como passar para a Fase 3, quando você criará os próprios cardápios e manterá uma adesão de 70% à dieta, com liberdade para comer outros tipos de alimentos em 30% do tempo.

Essa é uma jornada fascinante, e estou ansioso para ajudá-lo a iniciá-la. Encerro este capítulo com as palavras inspiradoras do pesquisador Sarkis K. Mazmanian, do Instituto de Tecnologia da Califórnia, extraídas de um artigo publicado na revista *Scientific American*. Mazmanian explica por que levou tanto tempo para entender o papel central do microbioma, o "órgão esquecido" da anatomia humana:

> Nosso narcisismo nos impediu de avançar. Achávamos que tínhamos todas as funções necessárias para manter a saúde. Mas só porque os microrganismos são externos, só porque os adquirimos ao longo da vida, isso não significa que não sejam uma parte fundamental de nós.

CAPÍTULO 2

A GORDURA NÃO É CULPA SUA

Você já teve a impressão de que seu metabolismo foi raptado; de que simplesmente não consegue controlar seu corpo?

Já teve a sensação de que engorda só de olhar para a comida e se perguntou por que sua amiga pode comer o quanto quiser e continuar magra?

Já se sentiu prisioneiro da própria fome e do desejo incontrolável de comer, como se alguma coisa o impelisse a ingerir alimentos que, você sabe, não lhe farão bem, mas aos quais simplesmente não consegue resistir? Ou que sente fome praticamente o tempo todo, mesmo depois de ter acabado de comer?

Já teve a impressão de que todos os seus esforços para emagrecer estão sendo secretamente sabotados por seu próprio corpo?

Esses sentimentos não são desculpas, racionalizações nem indícios de falta de força de vontade. Eles representam a percepção do seu corpo de que *você não é apenas uma pessoa – é um ecossistema*. Há um mundo microscópico dentro de você cuja biologia é fundamental para a *sua* biologia. Embora, assim como os vizinhos de Horton, talvez você não tenha consciência desses pequeninos organismos que moram dentro do seu corpo, eles o afetam. O estado do seu microbioma determina:

- **O tipo de alimento que você tem vontade de comer** – doces e amidos, ou frutas e hortaliças saudáveis.
- **Quando você tem fome** – o tempo todo ou só quando realmente precisa se alimentar.
- **Como os alimentos são metabolizados** – se como gorduras que se acumulam na cintura e na barriga ou se como energia usada para suas necessidades diárias, de modo que, mesmo que você coma bem, nunca vai engordar.

Microbioma: Fatos Importantes para a Perda de Peso

- Com um microbioma sadio, você não sentirá fome o tempo todo, não sentirá necessidade de comer certos alimentos nem a sensação de que seu metabolismo simplesmente está "fora de controle".
- Você pode alterar seu microbioma com uma rapidez incrível. Em questão de horas, pode levá-lo a um estado de desequilíbrio, gerando aumento de peso. E, em apenas algumas semanas, pode restabelecer seu equilíbrio, tornando-o saudável.
- Um microbioma sadio também tem impacto sobre o cérebro, podendo contribuir sobremaneira para combater a depressão, a ansiedade, a mente turva, a fadiga e a dificuldade de concentração.
- Com um microbioma sadio, sua pele e seus cabelos ficarão mais bonitos e saudáveis, e você terá mais energia.
- Depois que seu microbioma estiver equilibrado, você poderá "comer como uma pessoa magra", cedendo de vez em quando à vontade por sobremesas e alimentos calóricos, pois seu metabolismo vai estar bastante saudável.

Neste capítulo, vou explicar o que você pode fazer para melhorar a saúde do seu microbioma e por que essa é a melhor coisa que você pode fazer para o seu apetite, metabolismo e peso.

Acho realmente que você vai gostar de fazer a Dieta do Microbioma. As receitas são fantásticas, elaboradas por uma chefe de cozinha especializada, com combinações de alimentos que o deixarão saciado e satisfeito. Porém, assim como todos os meus pacientes, acho que, se você entender o que estamos fazendo aqui, ficará muito mais animado e motivado a empreender essa jornada de emagrecimento comigo. Portanto, vamos analisar algumas das pesquisas extraordinárias que associam o microbioma à perda de peso, enquanto, ao mesmo tempo, você aprende um pouco mais sobre seu microbioma.

"POR QUE ESTOU SEMPRE COM FOME?"

Kendall, minha paciente, estava sempre com fome.

– Não sei o que acontece – disse-me ela, quase chorando. – Eu comia aveia com rodelas de banana no café da manhã, pois li que a aveia é boa para o colesterol e que a banana é rica em potássio. Depois, li que a melhor maneira de emagrecer era fazer uma dieta com baixo teor de carboidrato, então mudei para ovos, torrada de pão integral, suco e chá. O meu almoço sempre foi saudável: uma grande porção de salada com frango grelhado e muitas hortaliças. Meu jantar também: peixe cozido, uma batata-doce e brócolis ou couve cozidos no vapor, ou algo parecido. *Sei* que deveria ser suficiente; sei perfeitamente disso! Mas não consigo emagrecer, e fico o tempo todo morrendo de fome!

Kendall contou-me que às vezes tinha força de vontade para manter o regime, mas em geral não conseguia. Estava sempre com vontade de comer macarrão com molho, bolo ou sorvete de chocolate. Resistindo ou não a essas tentações, era como se ela nunca estivesse satisfeita.

Kendall havia engordado quase sete quilos no último ano.

– E eu já estava uns sete quilos acima do peso – disse ela. – Sabia que devia melhorar minha alimentação, mas honestamente, dr. Kellman, nem sei por que deveria me dar o trabalho, pois, depois de fazer uma dieta com baixo teor de carboidrato durante três meses inteiros, só consegui perder um quilo e meio. Como posso perder só meio quilo por mês? O que há de *errado* comigo?

Quando pedi que Kendall respondesse a algumas perguntas, vi que havia muitos indícios de microbioma em desequilíbrio e comprometimento da saúde intestinal. Mas, quando aventei essa possibilidade, ela fez um gesto negativo de cabeça.

– Posso garantir que não tem nada de errado com a minha digestão – afirmou. – Nunca tive problema de gases, distensão abdominal ou má digestão. Meu intestino funciona como um relógio: uma ou duas vezes por dia. Se tem alguma coisa errada comigo, não é isso.

Eu peguei o questionário que peço para todos os meus pacientes responderem e mostrei a Kendall os sintomas que ela tinha assinalado: dor de cabeça, dificuldade de concentração, eczema esporádico, leve ansiedade e um pouco de insônia. Ela arregalou os olhos, surpresa.

– O senhor está dizendo que todas essas coisas são por causa da minha *digestão*? – perguntou ela incrédula.

– Às vezes, os problemas digestivos se manifestam de maneiras inesperadas – expliquei. – Afinal de contas, você é um só corpo: um corpo composto por muitos sistemas interconectados que estão sempre em comunicação. E seu microbioma é uma rede social incrível que também participa da conversa. A combinação de ganho de peso, apetite e sintomas que você mencionou revela que seu microbioma e seu intestino estão em desequilíbrio e precisam de um pouco de ajuda.

Kendall ficou ainda mais surpresa quando eu lhe disse que alguns elementos na sua alimentação "saudável" afinal não eram tão saudáveis assim, pelo menos enquanto seu microbioma e o sistema intestinal não estivessem saudáveis. Como ela não nutria seu microbioma, ele tinha ficado em desequilíbrio. E esse desequilíbrio criara três problemas.

Em primeiro lugar, fizera com que o sistema imunológico de Kendall ficasse totalmente desregulado. Por esse motivo, ela tinha uma *inflamação*, uma espécie de resposta do sistema imunológico que podia resultar em aumento de peso.

Em segundo lugar, tinha criado um problema conhecido como *hiperpermeabilidade intestinal* ou, popularmente, "vazamento intestinal". A hiperpermeabilidade intestinal fazia com que o sistema imunológico reagisse mal a alimentos que, de outra maneira, seriam saudáveis. Isso produzia ainda mais inflamações e, em consequência, contribuía para o aumento de peso.

Por fim, o desequilíbrio do microbioma de Kendall também promovia um desequilíbrio hormonal. Como resultado, os hormônios que levavam Kendall a sentir fome ou ficar saciada estavam totalmente "fora de sintonia". Por isso Kendall tinha dificuldade de parar de comer depois de já ter comido o suficiente, e, uma vez mais, seu corpo a predispunha a engordar.

Além de fazê-la engordar, a inflamação também produzia seus sintomas: dores de cabeça, dificuldade de concentração, problemas de pele, ansiedade e insônia. Portanto, para deter essa inflamação, eliminar os sintomas e reverter o ganho de peso, tínhamos de restaurar o equilíbrio do microbioma de Kendall.

Ao mesmo tempo, precisávamos descobrir quais eram os alimentos aos quais seu organismo reagia, temporariamente, de maneira exacerbada – e que também desencadeavam uma resposta imunológica. Eu sabia que ovos costumam ser alimentos reativos capazes de desencadear uma resposta imunológica. Assim como o glúten, uma proteína encontrada no trigo, no centeio, na cevada e em muitos outros cereais, e com frequência adicionado a alimentos como *ketchup*, sopas enlatadas e barras de proteína. Portanto, os ovos com torrada de Kendall provavelmente estavam causando problemas, e também o leite que ela colocava no chá (leite e derivados muitas vezes são alimentos reativos), além do molho de soja que ela adicionava no peixe assado (a soja também é reativa para muita gente, e a maior parte dos molhos de soja contém glúten).

Por esse motivo, disse a Kendall que havia muita coisa errada: intolerâncias alimentares, hiperpermeabilidade intestinal, desequilíbrio hormonal, desregulação do sistema imunológico e inflamação. Mas a principal causa de todos esses problemas era o desequilíbrio do microbioma, que sabotava seu metabolismo e, consequentemente, causava tanto seus sintomas como o aumento de peso.

Explicarei todos esses fatores mais detalhadamente ao longo deste capítulo. Mas desde já vou apresentar a solução. Kendall fez a Dieta do Microbioma, que na Fase 1 a manteve longe de alimentos reativos por três semanas, priorizando alimentos curativos para reequilibrar seu microbioma e restaurar a saúde intestinal. Na Fase 2, quando seu organismo estava mais forte e mais equilibrado, ela pôde acrescentar outros alimentos e manter uma adesão de apenas 90% à dieta. Depois de quatro semanas na Fase 2, Kendall passou para a Fase 3, a da manutenção vitalícia, com diversos alimentos curativos e suplementos para melhorar o microbioma e a digestão. Nessa fase, ela podia manter uma adesão de apenas 70% à dieta.

Em um ano, Kendall perdeu a maior parte do peso indesejado e está otimista em relação a perder os quilos que faltam. Mas, mesmo antes de perder os primeiros cinco quilos, ela se sentia outra mulher.

– Agora só tenho fome quando realmente é hora de comer – disse-me ela exultante. – Nem penso mais em comida. É claro que adoro uma boa refeição, mas esse não é mais o ponto alto, o momento mais aguardado do dia. É como se antes eu fosse uma prisioneira e agora tivesse saído da prisão.

CHEGA DE FOME!

O microbioma pode afetar sua fome de várias maneiras, mas vou me ater a algumas. Antes, porém, quero que saiba pelo menos alguma coisa sobre essa complexa relação, para que entenda por que eu afirmo que cuidar do seu microbioma vai ajudá-lo a regular o apetite e evitar que você fique "sempre com fome", como acontecia com Kendall.

Um dos microrganismos mais fascinantes no microbioma humano é o *Helicobacter pylori*, ou *H. pylori*. Nos últimos anos, o *H. pylori* foi objeto de destaque negativo na imprensa, pois é uma das principais causas de úlcera péptica. Por esse motivo, os cientistas e médicos se engajaram em uma campanha bem-sucedida para livrar o corpo humano do *H. pylori*, sem parar para refletir se haveria algum dano colateral.

Acontece que o *H. pylori* regula a produção de ácidos gástricos – uma tarefa útil, pois precisamos dos ácidos gástricos para digerir os alimentos que ingerimos e também para neutralizar os vírus e outros invasores tóxicos que possam entrar no nosso organismo pela boca. Ainda mais importante para todos aqueles que fazem regime alimentar, entretanto, é o fato de que o *H. pylori* também ajuda a regular a produção de *grelina*, o hormônio que avisa o cérebro quando o corpo precisa de alimento.

Uma pessoa cujo microbioma inclua o *H. pylori* tem redução dos níveis de grelina depois de comer. Como resultado, a fome se dissipa até a hora da refeição seguinte. Por razões óbvias, é assim que o nosso corpo deve funcionar.

O *H. pylori* também ajuda a regular os níveis de outro hormônio, a *leptina*. Com um microbioma sadio, os níveis de leptina aumentam à medida que os de grelina diminuem, evidenciando a saciedade, suprimindo o apetite e proporcionando um pico de energia.

Mas, se você não tem o *H. pylori* – e a essa altura muitos de nós não o temos –, seu microbioma terá mais dificuldade em desativar o sinal de fome e ativar o sinal de saciedade. Um estudo recente realizado com 92 veteranos de guerra mostrou que aqueles que tinham sido tratados com antibióticos para eliminar o *H. pylori* engordaram mais do que aqueles que não haviam sido tratados.

Por causa da grande utilização de antibióticos, um número cada vez maior de crianças está crescendo sem o *H. pylori* em seu microbioma. Alguns pesquisadores acreditam que essa possa ser a razão da epidemia de obesidade infantil. O pesquisador Martin J. Blaser, da Universidade de Nova York, fez com que a equipe do seu laboratório administrasse doses de antibióticos a camundongos, comparáveis às

Sintomas de Microbioma em Desequilíbrio

alergias	fadiga
ansiedade	falta de energia
artrite	formigamento/dormência em mãos e pés
constipação intestinal	
depressão	infecções
diarreia	mente turva
dificuldade de concentração	náusea
disfunção sexual ou baixa libido	palidez
distensão abdominal e flatulência	pele ressecada
	problemas de memória
dor abdominal	prurido anal
dor articular	queda de cabelo e cabelos opacos e sem vida
dor de cabeça	
dor muscular	sensação de desmaio
eczema	sensação de estômago cheio, de empachamento e má digestão
envelhecimento acelerado	
erupções e outras reações cutâneas	tornozelo inchado

administradas a crianças com infecção de ouvido. Blaser demonstrou que os antibióticos produziram aumento de peso. Embora comessem exatamente a mesma quantidade de alimentos que comiam antes do estudo, de repente o peso dos camundongos disparou. A alteração do microbioma desses animais fez com que vivenciassem o pesadelo de todas as pessoas que fazem regime para emagrecer: absorver mais calorias da mesma quantidade de alimento.

Não devíamos ficar surpresos. Até recentemente, cerca de três quartos de todos os antibióticos usados nos Estados Unidos não eram administrados a pessoas, mas sim a vacas, porcos e aves – não para tratá-los de alguma doença, mas para engordá-los. Os setores de pecuária e avicultura não sabiam *por que* os antibióticos funcionavam tão bem, mas sabiam que deixavam os animais mais gordos. Eles nos fazem engordar também, aumentando tanto nossa porcentagem de gordura corporal quanto nossa ingestão de carne.

Ao completar 18 anos, em geral o jovem norte-americano já fez entre dez e vinte tratamentos com antibióticos. Nos países desenvolvidos – onde a epidemia de obesidade é uma realidade –, em geral, as crianças tomam antibióticos a cada dois anos. Aparentemente, a alteração do microbioma está nos engordando tanto quanto engorda o gado. A boa notícia é que, melhorando seu microbioma, você poderá reverter esse efeito e emagrecer.

COMO O MICROBIOMA AFETA SEU PESO

Como o corpo humano é um organismo complexo e existe muita interação e "diálogo" entre os sistemas, é difícil destrinchar as diversas maneiras pelas quais o microbioma afeta nosso peso. A tabela a seguir está longe de ser completa, mas apresenta um breve resumo. Vamos analisá-la em mais detalhes.

INFLAMAÇÃO E MICROBIOMA

Inflamação é uma reação do sistema imunológico que pode criar todo tipo de problema no organismo. Quando o sistema imunológico ataca um invasor verdadeiro – digamos, a bactéria que causa pneumonia ou uma toxina que pode provocar uma intoxicação letal –, a inflamação decorrente é uma espécie de dano colateral, como se o exército de soldados mobilizados para neutralizar o inimigo também atingissem alguns prédios da redondeza.

Quando realmente existe um invasor tóxico – um problema agudo, temporário e corrigível –, um sistema imunológico sadio vai destruí-lo. Quando o perigo passa, a inflamação desaparece.

Microbioma Desequilibrado	Microbioma Equilibrado
Aumento de peso, obesidade	**Perda de peso, peso saudável**
• Provoca inflamação.	• Regula a absorção de calorias e a "extração de energia" dos alimentos.
• Gera resistência à insulina.	
• Agrava as intolerâncias alimentares e a hiperpermeabilidade intestinal.	• Produz "ácidos graxos de cadeia curta", que têm propriedades impressionantes de emagrecimento.
• Provoca fome.	
• Induz os genes a reter gordura.	• Diminui a inflamação.
	• Diz aos genes para queimar, e não armazenar, gordura.

Mas, quando o corpo é continuamente submetido a estresse ou perigo, mesmo que seja uma situação ligeiramente estressante ou perigosa, ele pode desenvolver uma inflamação crônica. Como o perigo nunca passa, a inflamação também nunca desaparece. E, quanto mais tempo a inflamação permanecer, pior será o estado de saúde.

Na verdade, a inflamação crônica é um dos problemas mais graves de saúde nos Estados Unidos. Na pior das hipóteses, pode levar a doenças autoimunes (como artrite reumatoide, esclerose múltipla e lúpus), diabetes, cardiopatia e câncer. Até mesmo leves sintomas inflamatórios podem ser dolorosos (veja a lista na página 50), principalmente porque envolvem aumento persistente de peso. Se você não consegue emagrecer, pode ser que haja um problema de inflamação, que predispõe seu corpo a reter gordura mesmo que você coma pouco ou faça bastante exercício.

Muitos fatores podem causar inflamação, até mesmo estresse (muito trabalho e pouco descanso), medicamentos (vendidos com ou sem receita médica) e uma alimentação rica em doces, amidos e gorduras prejudiciais. O dr. Paresh Dandona, professor da Universidade Estadual de Nova York, em Búfalo, e diretor do Centro de Diabetes e Endocrinologia de West New York, confirmou decisivamente o papel inflamatório da alimentação.

Em 2004, o dr. Dandona mediu os efeitos de um café da manhã típico de *fast-food*. Ele pediu aos participantes da pesquisa que comessem dois sanduíches: um de ovo, presunto e queijo, e outro de *muffin* com linguiça – além de dois *hash brown patties* (espécie de hambúrguer de batata ralada). Em seguida, mediu os níveis sanguíneos de proteína C reativa (PCR), um marcador inflamatório. Para surpresa de Dandona, a taxa de inflamação dos participantes subiu assustadoramente em questão de minutos – e permaneceu alta durante horas.

O dr. Dandona esperava *alguma* reação aos alimentos inflamatórios, mas ninguém havia documentado uma resposta tão rápida. No final, Dandona descobriu que alimentos ricos em açúcar processado, carboidratos refinados e gorduras prejudiciais estimulam a proliferação de certos tipos de bactérias intestinais. Como os microrganismos só vivem vinte minutos, o número de bactérias "ruins" começa a superar o de bactérias "boas" assim que elas provam da gordura e do amido prejudiciais. As bactérias ruins produzem rapidamente uma substância chamada *endotoxina*, que faz o sistema imunológico ter uma reação defensiva – ou seja, inflamação.

É nesse ponto que entra o metabolismo. A inflamação desencadeia uma produção excessiva de insulina, que induz o organismo a parar de queimar gordura e a armazená-la. A inflamação também desequilibra os sinais enviados pela leptina, dificultando a sensação de saciedade.

Quando você está tentando emagrecer, essa alteração metabólica se torna uma agressão suprema. *Por que meu corpo está trabalhando contra mim?*, você se pergunta. *Por que ele está retendo gordura? Por que não permite que eu me sinta saciado?*

Para responder a essas perguntas, gostaria que você imaginasse que é um dos primeiros seres humanos sobre a Terra. Talvez esteja encolhido diante da fogueira durante um inverno interminável. Talvez esteja andando no meio da mata em um dia de calor escaldante, procurando desesperadamente algo para comer. Ou então caminhando pela tundra com seus companheiros, um bebê amarrado às costas, uma criança ao lado, esperando sobreviver à longa e incerta jornada.

Apesar de não estar diante de perigo imediato, como um bandido ou um tigre-dentes-de-sabre – sem necessidade de lutar ou fugir! –, você *está* em um estado crônico de leve estresse. Em consequência, sofre de inflamação crônica leve. E essa inflamação leva o sistema imunológico a alterar seu metabolismo.

Lembre-se: seu corpo está em crise. Ao alterar o metabolismo, seu corpo está tentando ajudá-lo a sobreviver da melhor maneira que ele conhece: retendo até a última grama de peso e, sobretudo, cada grama de gordura corporal. Afinal de contas, o alimento é escasso, você precisa da gordura corporal para se manter aquecido e nem sempre sabe quando será a próxima refeição. Se encontrar comida, não vai querer comer só um pouquinho para matar a fome e queimar gordura para ficar magro; pelo contrário, vai querer comer até ficar estufado, inundar seu organismo de insulina para processar todas essas calorias extras, converter as calorias em gordura e conservar essa gordura para a vida toda.

É claro que se você está lendo este livro, provavelmente *não* está enfrentando uma ameaça permanente de inanição. O mais provável é que esteja desesperado para perder os quilos extras e o excesso de gordura que ameaçam sua saúde e seu bem-estar, e adoraria parar naturalmente de comer quando não precisasse de mais comida. Mas a conexão é clara: um corpo sob estresse envia mensagens para que cada grama extra de gordura seja retida. Não importa se seu estresse é causado por uma caminhada na floresta, prazos para cumprir ou problemas familiares, seu corpo está recebendo a mesma mensagem e reagindo da mesma maneira: retendo gordura.

Felizmente, existe uma solução: eliminar a inflamação, restabelecer a saúde do microbioma e "reconfigurar" seu metabolismo para queimar a gordura, em vez de armazená-la. O primeiro passo consiste em parar de comer os doces, amidos e gorduras prejudiciais que alimentam seus microrganismos ruins. Escolha alimentos que favoreçam um tipo de bactéria mais saudável – os Superalimentos do Microbioma, que são ricos em fibras e gorduras saudáveis –, e terá dado um grande passo rumo ao sucesso.

MICROBIOMA E RESISTÊNCIA À INSULINA

Pesquisas pioneiras realizadas por Patrice Cani na Universidade Católica de Louvain, em Bruxelas, Bélgica, mostram exatamente por que precisamos de uma alimentação que melhore nosso microbioma. Para imitar os efeitos de uma alimentação nociva, Cani administrou doses de endotoxinas aos seus camundongos. Como esperado, os camundongos engordaram.

Além disso, desenvolveram *resistência à insulina*, um quadro em que as células não respondem a quantidades normais de insulina. As células precisam de insulina para absorver glicose (proveniente de carboidratos), ácidos graxos (provenientes de gorduras) e aminoácidos (provenientes de proteína). Portanto, sem uma quantidade suficiente de insulina, as células morrem de fome. Na verdade, é isso o que acontece com os diabéticos. Por mais que eles comam, se não puderem complementar a insulina que falta, eles literalmente morrem de fome.

Quando as células ficam resistentes à insulina, necessitam de quantidades cada vez maiores de insulina para absorver glicose. Porém, uma quantidade cada vez maior de açúcar permanece na corrente sanguínea, em vez de ser absorvido pelas células que precisam dele. A pessoa tem vontade de comer, em parte, para compensar toda essa nutrição que o organismo não está obtendo. O pâncreas trabalha cada vez mais para produzir a insulina extra, colocando a pessoa em risco de desenvolver diabetes. E, em vez de serem convertidos em energia para as células, o açúcar e as gorduras em excesso na corrente sanguínea são armazenados como gordura no corpo ou no fígado. A esteatose hepática ("fígado gorduroso") era encontrada apenas entre os alcoólicos, mas agora, como parte da epidemia de obesidade, a "esteatose hepática não alcoólica" é encontrada em crianças e adultos obesos.

Como era de esperar, os camundongos obesos e resistentes à insulina de Cani realmente desenvolveram diabetes. E, quando ele passou a alimentá-los com gorduras prejudiciais, em vez de endotoxinas, desencadeou o mesmo processo:

gorduras prejudiciais ➡ endotoxinas ➡ inflamação ➡ resistência à insulina ➡ obesidade/risco de diabetes

Agora, eis aqui uma boa notícia. Assim que Cani deu *oligossacarídeos* – fibras vegetais solúveis encontradas por exemplo na cebola, no alho-poró, no alho, em aspargos – aos camundongos, toda a cadeia foi evitada. Nada de endotoxinas. Nada de inflamação. Nada de resistência à insulina. E nada de ganho de peso.

Por quê? Porque as bactérias benéficas do microbioma proliferam quando são alimentadas com oligossacarídeos, uma espécie de prebiótico. Como vimos, os prebióticos nutrem as bactérias saudáveis do microbioma. Na verdade, quando os camundongos de Cani receberam prebióticos, o número de bactérias saudáveis deles começou a superar o número de bactérias nocivas. Era como se as bactérias saudáveis, bem alimentadas, conseguissem forçar as bactérias ruins a abandonar a vizinhança. O consumo de prebióticos restaura o equilíbrio do microbioma e combate a inflamação. O resultado é boa saúde e peso saudável.

E, sim, a Dieta do Microbioma está repleta de deliciosos oligossacarídeos, bem como de outros tipos de prebióticos que ajudam a promover um equilíbrio saudável do microbioma. Assim como os camundongos de Cani, você pode evitar o perigo de problemas metabólicos matando as bactérias ruins que causam a fome, ao mesmo tempo que alimenta as bactérias boas. Essa é literalmente a receita para emagrecer.

A propósito, o dr. Dandona obteve o mesmo resultado em seu estudo com seres humanos quando acrescentou suco de laranja natural ao seu café da manhã inflamatório. As bactérias boas se alimentaram do suco de laranja e adquiriram a força necessária para expulsar as bactérias ruins e suas endotoxinas. Acho que existem prebióticos muito melhores do que suco de laranja, que suscita outras preocupações de caráter nutricional. Portanto, não há suco de laranja na Dieta do Microbioma. Mas sempre fico feliz quando leio estudos que confirmam o poder do microbioma!

INTOLERÂNCIA ALIMENTAR, HIPERPERMEABILIDADE INTESTINAL E GANHO DE PESO

Existe outra maneira pela qual a inflamação induzida pelo microbioma pode alterar o metabolismo e promover ganho de peso: a *hiperpermeabilidade intestinal*, também chamada de "vazamento intestinal".

Vamos analisar um intestino que *não* "vaza" – um intestino sadio e impermeável. Esse intestino recebe alimentos parcialmente digeridos do estômago e extrai seus nutrientes em quantidades microscópicas. Os nutrientes atravessam o revestimento da parede intestinal, chamado *epitélio*, sendo liberados na corrente sanguínea, através da qual são transportados para todo o corpo.

Para que esse processo funcione corretamente, as paredes intestinais precisam das *junções oclusivas* ("*tight junctions*"). As células epiteliais devem ficar bem juntas umas das outras, de modo que apenas quantidades microscópicas de nutrientes possam passar.

Quando o espaço entre essas junções aumenta, o intestino se torna hiperpermeável, permitindo que alimentos parcialmente digeridos atravessem o epitélio, o que não deveria acontecer. Quando o sistema imunológico detecta esses intrusos, não percebe que se trata apenas de alimentos parcialmente digeridos; ele os considera invasores tóxicos e se mobiliza para o ataque.

O sistema imunológico também desenvolve *anticorpos* para que, da próxima vez, possa reconhecer cada um dos intrusos. É como se o corpo fizesse uma lista de possíveis perigos: laticínios, soja, glúten, ovos...

Agora temos dois problemas: o sistema imunológico reage negativamente a um alimento que, de outra maneira, seria saudável; e o intestino com permeabilidade aumentada não funciona tão bem como deveria. Se você consumir alimentos reativos com muita frequência, seu sistema imunológico ficará permanentemente em alerta, e a consequência será um estado de "inflamação crônica leve". Segue-se resistência à insulina, juntamente com um metabolismo que armazena gordura, excesso de gordura corporal, aumento de peso e ameaça de diabetes.

Para piorar a situação, a própria inflamação pode produzir hiperpermeabilidade intestinal. E a gordura abdominal é inflamatória, assim como toda essa insulina extra que você coloca no seu organismo. E coloque ciclo vicioso nisso!

Eis aqui outro ciclo vicioso: os anticorpos que o sistema imunológico cria são programados para procurar um invasor específico – por exemplo, laticínios. Se seu sistema imunológico criar uma quantidade muito grande de anticorpos "antilaticínios", na verdade você vai sentir vontade de comer laticínios, *porque os anticorpos os estão caçando*. Eles querem destruir esses alimentos, e você quer comê-los, mas tanto você quanto seus anticorpos estão atrás de determinado alimento que, por causa da reação do sistema imunológico, poderá fazê-lo engordar, desenvolver certos sintomas e ter mais inflamações.

É por isso que muitos dos meus pacientes se sentem prisioneiros do próprio apetite e do desejo de comer determinados alimentos. Eles têm predisposição para sentir vontade de comer os alimentos errados. A parte nociva do seu microbioma quer doces, amidos e gorduras prejudiciais. Seu sistema imunológico cria anticorpos que precisam de certos alimentos, mas que reagem exageradamente a esses mesmos alimentos. Os sinais da leptina são desligados, de modo que eles nunca se sintam saciados, enquanto os sinais de grelina são ligados, para que sempre se sintam famintos. Se houver também crescimento excessivo de levedura – uma consequência comum do desequilíbrio do microbioma –, a levedura do organismo deles também vai provocar desejo por açúcar.

Felizmente, você pode reverter esse processo e deixar de sentir esse desejo incontrolável por comida. Se tirar alguns alimentos da sua alimentação, pelo menos temporariamente, você ajudará a reduzir a inflamação e se livrará dos anticorpos; se reparar suas paredes intestinais, todo o seu organismo entrará nos eixos novamente.

Além de todas as outras funções, o microbioma é fundamental para uma parede intestinal forte. Na verdade, as pesquisas demonstraram que, sem um microbioma sadio, o epitélio não funciona, permanecendo em estado de semilatência. E, como 70% do sistema imunológico está no epitélio, por consequência, ele também não vai funcionar. Novamente: o segredo é um microbioma sadio.

OBTENÇÃO DE ENERGIA

O microbioma não influencia apenas o sistema imunológico, mas também o sistema digestório, ajudando a determinar quantas calorias extraímos dos alimentos e bebidas que ingerimos. Algumas bactérias extraem mais energia dos alimentos que outras. Essa é uma das razões pelas quais uma pessoa engorda "só de olhar", enquanto outra pode comer sobremesa três vezes por semana e não engordar um grama sequer. Um microbioma equilibrado vai ajudá-lo a extrair a quantidade certa de calorias dos alimentos que você consome e, no final, manter um peso saudável com apenas 70% de adesão à dieta.

ÁCIDOS GRAXOS DE CADEIA CURTA: ESTÍMULO METABÓLICO

Os ácidos graxos de cadeia curta (AGCCs) não têm um nome exatamente glamoroso, mas são uma das armas mais poderosas do seu microbioma para combater a gordura, preservar sua saúde e acelerar seu metabolismo.

Os AGCCs são produzidos quando as bactérias do microbioma se alimentam de oligossacarídeos, as fibras presentes em várias hortaliças que chegam "não digeridas" ao cólon. Quando você come cebola, alho-poró e aspargos (os Superalimentos do Microbioma), é como se enviasse o jantar para o microbioma, onde as fibras são fermentadas pelas bactérias. Entre os subprodutos dessa fermentação, os AGCCs, estão o acetato (ácido acético), o butirato (ácido butírico), o complexo vitamínico B e a vitamina K. Você precisa ingerir uma quantidade suficiente de oligossacarídeos e outros prebióticos para manter as bactérias benignas do microbioma bem alimentadas e felizes.

O butirato é uma espécie de medicamento metabólico milagroso. Ele melhora a sensibilidade à insulina, ao mesmo tempo que aumenta o gasto energético – a quantidade de gordura que é queimada como energia. Além disso, modula o sistema imunológico para protegê-lo de infecções e doenças, enquanto mantém a integridade do epitélio, impedindo, assim, o desenvolvimento de hiperpermeabilidade intestinal. Níveis elevados de butirato também conferem proteção contra inflamações.

Estudos de Vanguarda: Microbioma e Perda de Peso

Várias pesquisas mostraram que os prebióticos favorecem o microbioma e, portanto, produzem estímulo metabólico.

- A administração de probióticos a camundongos aparentemente *deteve* o aumento de peso. O probiótico também ajudou a reduzir a inflamação e a melhorar as junções oclusivas nas paredes epiteliais.
- Outros estudos também revelaram que os ácidos graxos de cadeia curta detêm a inflamação de várias maneiras, ao mesmo tempo que protegem as paredes epiteliais.
- 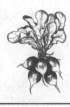 A vitamina B, subproduto da microbiota que fermenta as fibras vegetais, parece diminuir a hiperpermeabilidade intestinal.
- O ácido acético melhora significativamente a função epitelial e diminui a resistência à insulina, enquanto ajuda as pessoas a perder peso e a reduzir seus níveis de colesterol e triglicérides.

O acetato também reduz inflamações. E ambos os compostos aumentam a função mitocondrial. A mitocôndria é a parte da célula onde a energia é produzida e a gordura é queimada. A inflamação pode facilmente danificar mitocôndrias vulneráveis e, no final, levar ao armazenamento de gordura.

Portanto, ao afetar as mitocôndrias, os ácidos graxos de cadeia curta ajudam seu metabolismo de duas maneiras. Em primeiro lugar, ativam a queima de gordura das mitocôndrias. Em segundo, ajudam as mitocôndrias a se recuperar da inflamação para que possam queimar mais gordura. Se quiser um estímulo metabólico, melhore seu microbioma, para que ele possa produzir mais desses medicamentos maravilhosos para o emagrecimento!

MUDE SEU MICROBIOMA... E SEU METABOLISMO

Em setembro de 2013, a revista *Science* publicou um estudo fascinante que demonstrava o poder extraordinário que o microbioma tem de mudar o metabolismo. Gostaria de descrever esse estudo em detalhes, pois ele fornece evidências contundentes de que um microbioma nocivo é praticamente garantia de aumento de peso, enquanto um microbioma sadio predispõe a um peso ideal e saudável. Se você se sente frustrado com a rapidez com que parece engordar ou por não poder sair nem um pouquinho do seu regime rigoroso, este estudo esclarece que, se seu microbioma estiver sadio, o metabolismo trabalhará a seu favor, e não contra você.

Vanessa K. Ridaura, aluna de pós-graduação da Faculdade de Medicina da Universidade de Washington, em St. Louis, realizou um estudo para analisar até que ponto o microbioma influencia a tendência de engordar ou emagrecer de uma pessoa. Para se certificar de que a genética não teria influência, ela selecionou quatro pares de irmãs gêmeas que, por definição, tinham os mesmos genes. Porém, em cada par de gêmeas, uma das irmãs era magra, e a outra, obesa. Mesmos genes, microbiomas diferentes – peso diferente.

Em seguida, Vanessa transplantou um pouco de matéria fecal (porque as fezes contêm bactérias intestinais) dessas mulheres em camundongos criados em ambientes livres de germes e que, portanto, não tinham um microbioma próprio. Os camundongos que receberam transplante das gêmeas obesas se tornaram obesos; os que receberam transplante das gêmeas magras permaneceram magros.

Se tivesse encerrado o estudo nesse ponto, Vanessa já teria dado um grande passo no sentido de demonstrar que um microbioma sadio pode contribuir para a manutenção de um peso saudável, enquanto um microbioma em desequilíbrio tem uma grande tendência a produzir obesidade. Mas ela foi além. Colocou camundongos dos dois grupos – os que tinham recebido transplantes "magros" e os que tinham recebido transplantes "obesos" – na mesma área. Quando conviviam com os camundongos "magros", os camundongos que tinham recebido transplantes "obesos" *não se tornaram obesos*.

Por quê? Porque, como o experimento de Vanessa confirmou e outros experimentos também demonstraram, compartilhamos nosso microbioma com as pessoas que encontramos, e mais ainda com as pessoas mais íntimas. Durante a convivência, as pessoas trocam bactérias o tempo todo. Por exemplo, em um estudo realizado com duas equipes de *roller derby*, um esporte sobre patins, o microbioma dos membros de cada uma das equipes tinha certa semelhança.

No experimento de Vanessa Ridaura, um microrganismo específico, do gênero *Bacteroides*, passou dos camundongos que tinham recebido transplante "magro" para os camundongos que haviam recebido transplante "obeso". Aparentemente, os *Bacteroides* protegeram os camundongos com transplante "obeso" da obesidade.

Um aspecto fascinante do estudo é que a colonização não funcionou na direção oposta. Os camundongos que tinham recebido transplante "obeso" não transmitiram suas bactérias "produtoras de gordura" para os camundongos "magros".

Essa é uma notícia bastante promissora! Embora um microbioma em desequilíbrio possa produzir consequências tão desastrosas para nosso peso e saúde, é relativamente fácil subjugar as bactérias ruins e favorecer as bactérias benéficas. Os bandidos perdem, os mocinhos vencem e a obesidade é derrotada.

Mas eis aqui o segredo: no experimento de Vanessa, os camundongos tiveram de fazer uma alimentação correta. Para resistir aos perigos do microbioma "obeso" – o microbioma que, mantidas todas as demais condições, produziria obesidade após o transplante –, eles tinham de fazer uma alimentação rica em fibra e relativamente pobre em gorduras prejudiciais.

Isso faz todo o sentido do mundo quando nos lembramos dos estudos de Dandona e Cani. O tipo errado de bactéria se alimenta de gorduras prejudiciais – é por isso que os participantes do estudo de Dandona apresentaram níveis elevadíssimos de inflamação logo depois de tomar o café da manhã gorduroso. O tipo certo de bactéria se alimenta de fibras, um potente prebiótico. E é por isso que os participantes do estudo de Dandona e os camundongos do estudo de Cani conseguiram resistir às endotoxinas inflamatórias quando receberam alimentos que nutriam as bactérias benignas – suco de laranja, no caso de Dandona, e oligossacarídeos, no caso de Cani.

Em outras palavras, ao alimentar os camundongos com a própria versão da Dieta do Microbioma, Vanessa assegurou a resistência deles aos perigos das bactérias ruins ao alimentar as bactérias boas.

É por esse motivo que não quero que você conte calorias na Dieta do Microbioma, e é por isso também que você vai conseguir manter uma adesão de apenas 70% à dieta depois que seu microbioma estiver em forma. Desde que esteja consumindo os superalimentos favoráveis ao seu microbioma e não esteja consumindo uma quantidade muito grande de alimentos prejudiciais a ele, poderá comer à vontade, e até exagerar um pouco, e ainda assim continuar magro. Os problemas surgem – não importa a quantidade de calorias que esteja ingerindo – quando você alimenta as bactérias ruins e mata de fome as bactérias boas. É por isso que até mesmo pessoas que têm uma alimentação relativamente saudável às vezes têm dificuldade para emagrecer; por mais saudável que seja a alimentação delas, não estão alimentando as bactérias boas como deveriam. E é por isso também que algumas pessoas parecem ter certa margem de liberdade para comer mais e, mesmo assim, continuam magras. Como estão alimentando suas bactérias boas, elas também evitam inflamações e, em consequência, o círculo vicioso que descrevi anteriormente neste capítulo.

A DIETA QUE MUDARÁ SUA VIDA

Eu considero a Dieta do Microbioma o caminho que conduz à saúde. Além de ajudar a emagrecer, ela tem poderes curativos extraordinários para todo tipo de doença. Quando você equilibrar seu microbioma, sua pele vai adquirir um novo brilho, seu cabelo ficará mais saudável e você terá muita energia. Além disso, seu humor vai melhorar – um microbioma sadio combate a ansiedade e a depressão. Seu cérebro também ficará mais focado e superaguçado – um microbioma sadio elimina a mente turva.

O reequilíbrio do microbioma também ajuda a prevenir ou até mesmo a reverter algumas doenças como artrite reumatoide, lúpus, esclerose múltipla e outros quadros autoimunes. Ele age contra dores de cabeça, dores articulares, dores musculares e fadiga. Um microbioma sadio pode ter até efeitos protetores contra o câncer.

Outro aspecto maravilhoso da Dieta do Microbioma é que ela vai transformar sua relação com a comida, com o seu apetite e talvez até mesmo com sua própria identidade. Você se livrará automaticamente do desejo de comer certos alimentos, do apetite incontrolável e da sensação desanimadora de que continuará gordo ou de que vai recuperar o peso perdido não importa o que faça. Em vez disso, você se sentirá no controle e reconectado com as próprias sensações naturais de fome e saciedade.

DIETA DO MICROBIOMA

FASE 1: OS QUATRO Rs

Restabeleça a saúde intestinal para emagrecer de maneira saudável

Esta fase da Dieta do Microbioma baseia-se no protocolo que os médicos usam para restabelecer a saúde intestinal de seus pacientes, chamado de os Quatro Rs:

Os Quatro Rs

▶ **Remover** as bactérias nocivas e eliminar os alimentos que promovem o desequilíbrio do microbioma.

▶ **Repor** o ácido gástrico e as enzimas digestivas necessárias para uma ótima digestão.

▶ **Reinocular** *probióticos* (bactérias intestinais) e *prebióticos* (alimentos e suplementos que nutrem essas bactérias e as mantêm saudáveis).

▶ **Reparar** o revestimento das paredes intestinais, que provavelmente ficaram hiperpermeáveis e estão liberando alimentos parcialmente digeridos para a corrente sanguínea – com consequências desastrosas.

Nesta fase da Dieta do Microbioma, você vai evitar açúcar, ovos, soja, glúten, leite e derivados. Vai evitar também corantes e conservantes artificiais, enquanto ingere alimentos curativos que contêm *inulina*, *arabinogalactanas* e *fruto-oligossacarídeos* (FOS). Entre os alimentos selecionados estão os Superalimentos do Microbioma: aspargo, cenoura, alho, alho-poró, quiabo, cebola, rabanete e tomate, bem como os Supercondimentos do Microbioma, cúrcuma e canela.

Você também vai restabelecer o equilíbrio intestinal com a proporção correta de gorduras saudáveis ômega 3 e ômega 6, consumindo castanhas e pastas de castanhas (amêndoa, macadâmia, caju), sementes e pastas de sementes, linhaça e óleo de linhaça, óleo de girassol e azeite de oliva. Além disso, focará em proteínas de alta qualidade, carboidratos ricos em fibras e muitas frutas e hortaliças frescas de qualidade. Por fim, tomará probióticos, prebióticos e os Supersuplementos do Microbioma, necessários para nutrir seu microbioma, curar o intestino e promover sua saúde.

FASE 2: ESTÍMULO METABÓLICO

Reequilibre seu microbioma para estimular o metabolismo

Nesta fase, você poderá comer uma variedade maior de alimentos, inclusive ovos; iogurte de leite de ovelha e cabra, além de quefir (bebida parecida com iogurte feita de leite fermentado); e cereais integrais sem glúten, como trigo-sarraceno, arroz integral e arroz selvagem. Continuará a consumir os Superalimentos e Supercondimentos do Microbioma e a tomar probióticos, prebióticos e os Supersuplementos do Microbioma.

Você aprenderá também que, em menos de 24 horas, o estresse é capaz de provocar um grande desequilíbrio no microbioma. Para ajudar a aliviar o estresse, sugiro que faça uma breve meditação antes de cada refeição; que aprenda técnicas para uma alimentação focada; e que tente usufruir ao máximo os prazeres sensoriais da comida em cada refeição, ou até mesmo em cada lanche.

FASE 3: MANUTENÇÃO VITALÍCIA

Mantenha um peso saudável pelo resto da vida

Nesta fase final da Dieta do Microbioma, estabeleço parâmetros básicos para equilibrar seu microbioma e manter seu intestino em forma. Além disso, explico que, depois que sua saúde intestinal tiver sido restaurada, você só precisará manter essa dieta por 70% do tempo! Poderá acrescentar algumas porções das formas mais saudáveis de glúten: pães integrais e de grãos germinados e quantidades moderadas de cevada, triguilho, trigo em grão e painço. E, cerca de 30% do tempo, poderá comer outros alimentos, inclusive doces de vez em quando.

Descobri que, quando atingem esta fase da dieta, meus pacientes não sentem mais desejo de comer certos alimentos, não têm elevação nem queda da taxa de glicose no sangue nem os outros problemas biológicos que fazem tantas pessoas saírem do regime e recuperarem o peso perdido a duras penas. Com a saúde intestinal restaurada e o microbioma reequilibrado, eles não têm mais compulsão alimentar, e comem aquilo que o corpo precisa e deseja. É praticamente como se tivessem despertado um "nutricionista interno", pois procuram instintivamente os alimentos de que precisam para permanecer saudáveis, cheios de energia e em forma.

Quando se conscientizar da outra ecologia que existe dentro do seu corpo, sua visão da própria identidade também poderá mudar. Você vai ter a oportunidade de sentir a sensação de conexão com a ecologia interna e a ecologia externa – a sensação de que todas as criaturas estão profundamente conectadas entre si e com o planeta.

Mas, primeiro, o mais importante. Apresentei aqui um apanhado geral sobre as três fases da Dieta do Microbioma. Explicarei cada uma delas em detalhes nas três seções deste livro. Como você pode ver, a dieta toda se baseia no reequilíbrio do microbioma e na restauração da saúde intestinal. Seu metabolismo nunca mais será o mesmo!

SEGUNDA PARTE

OS QUATRO Rs: RESTABELEÇA SUA SAÚDE INTESTINAL PARA EMAGRECER DE MANEIRA SAUDÁVEL

CAPÍTULO 3

REMOVER

Os Quatro Rs
▼ **Remover da alimentação** tudo o que impede um equilíbrio microbiano saudável ou compromete a saúde intestinal: • o ácido clorídrico é muito importante para a digestão; • as enzimas – protease, lipase, amilase e dipeptidil peptidase 4 (DPP-4) – auxiliam na digestão de vários tipos de alimentos; • alimentos inflamatórios, alergênicos ou reativos, como ovos, soja, glúten, leite e derivados, além de produtos feitos com esses alimentos; • gorduras prejudiciais: gorduras trans e gorduras hidrogenadas; • conservantes e aditivos alimentares; • adoçantes artificiais; • toxinas ambientais. **Remover do intestino** os parasitas e a proliferação desproporcional dos tipos errados de bactérias, quadro conhecido como *disbiose*, e romper o *biofilme* que protege as leveduras e os tipos errados de bactérias usando os seguintes compostos naturais: • berberina, absinto (*Artemisia absinthium*), ácido caprílico, extrato de semente de toranja (*grapefruit*), alho, óleo de orégano. ▷ Repor ▷ Reinocular ▷ Reparar

Margo estava frustrada. Não entendia por que eu queria que ela cortasse tantas "opções saudáveis" da sua alimentação.

Como expliquei à minha paciente, a Fase 1 da Dieta do Microbioma é uma adaptação própria de um protocolo que os médicos especializados em medicina funcional usam: os Quatro Rs. Com essa abordagem, eu a ajudaria a equilibrar seu microbioma e a restaurar sua saúde intestinal. Faríamos as quatro etapas simultaneamente ao longo das três semanas de duração da Fase 1.

Eu lhe disse que a parte de "remoção" desse protocolo tinha dois componentes:

- **remover da alimentação** tudo o que impede o equilíbrio microbiano saudável ou compromete a saúde intestinal;
- **remover do intestino** os parasitas e a proliferação desproporcional dos tipos errados de bactérias, quadro conhecido como *disbiose*, e romper o *biofilme* que protege as leveduras e os tipos errados de bactérias.

Grande parte desse protocolo fazia sentido para Margo. Mas, quando comecei a citar os alimentos que ela teria de evitar durante as três semanas seguintes, ela hesitou.

– O senhor quer que eu evite ovos, soja, glúten e laticínios? – perguntou ela, descrente. – Nunca ouvi falar numa coisa dessas. Tudo bem, talvez o glúten... Já ouvi falar de dieta sem glúten e da dieta com pouco carboidrato, e entendo que o senhor não quer que eu coma muito pão. Mas nunca ouvi falar de uma dieta em que não se possa comer nem clara de ovo! Nem iogurte desnatado! Nem tofu! Não acredito que essas coisas façam mal para a saúde; *todo mundo* sabe que são saudáveis! E não têm nenhuma caloria!

Expliquei a Margo que não estávamos contando calorias, mas escolhendo alimentos capazes de reequilibrar seu microbioma e restaurar sua saúde intestinal. Aqueles catorze quilos que ela não tinha conseguido perder desde o nascimento do primeiro filho me diziam que ela tinha dois problemas: desequilíbrio do microbioma e hiperpermeabilidade intestinal. E ambos a deixavam propensa a ter inflamações e um metabolismo que armazenaria e reteria cada grama de gordura pelo resto da vida.

Uma vez *restaurado o equilíbrio do microbioma* e *eliminada a hiperpermeabilidade intestinal*, seria possível "redefinir" o metabolismo para queimar gordura, e não armazená-la. Esse era meu objetivo com Margo.

Portanto, na Fase 1, não estava preocupado em contar calorias, tampouco em controlar a ingestão de gorduras e carboidratos; meu interesse era fazer com que Margo evitasse qualquer tipo de comida que alimentasse suas bactérias nocivas e provocasse uma reação de seu sistema imunológico.

A Fase 1 contribuiria significativamente para reequilibrar o microbioma e corrigir o problema de hiperpermeabilidade intestinal de Margo, o que, por sua vez, acalmaria seu sistema imunológico. Dessa forma, quando passasse para a Fase 2, ela poderia acrescentar quantidades moderadas de cereais integrais sem glúten à sua dieta: quinoa,

---

Como Alimentos "Saudáveis", Porém Reativos, Promovem Ganho de Peso

Os alimentos reativos "vazam" pelas paredes intestinais.

⬇

O sistema imunológico entra em alerta:
produz anticorpos e envia "substâncias químicas assassinas"

⬇

Os anticorpos geram vontade de comer certos alimentos.

⬇

As substâncias químicas produzem inflamação.

⬇

A inflamação leva ao armazenamento, e não à queima, de gordura.

arroz integral e espelta. Muito provavelmente, poderia adicionar ovos também – não apenas as claras, mas o ovo inteiro, que é muito saudável, sobretudo ovo orgânico ou caipira. E ainda quantidades moderadas de laticínios, principalmente produtos feitos de leite de ovelha e de cabra. E, quando atingisse a Fase 3, quatro semanas depois, seu microbioma e sua saúde intestinal estariam muito melhores, de modo que nesse ponto ela poderia comer as formas mais saudáveis de glúten: pães integrais e de grãos germinados, e quantidades moderadas de cevada, triguilho, trigo em grãos e painço.

Porém, antes que esses alimentos pudessem ajudar Margo, tínhamos de reequilibrar seu microbioma e restaurar sua saúde intestinal. É por isso que na Fase 1 eu queria que ela cortasse alguns alimentos aparentemente saudáveis: ovos, leite e derivados, soja, glúten e cereais.

Margo ainda relutava em retirar tantos alimentos aparentemente saudáveis da alimentação. Então, fui retirando um a um.

OVOS E LATICÍNIOS

Se você está acima do peso há algum tempo e não consegue emagrecer, pode ser que tenha hiperpermeabilidade intestinal e, consequentemente, uma inflamação sistêmica.

Se tiver, é bem provável que seu sistema imunológico esteja reagindo exageradamente aos alimentos parcialmente digeridos que "vazam" pelas paredes intestinais. Sem fazer exames, é impossível saber quais são os alimentos que estão desencadeando uma reação. No entanto, os quatro alimentos reativos mais comuns são ovos, laticínios, soja e glúten; portanto, são eles que eu gostaria que você cortasse pelo menos nas três primeiras semanas.

Expliquei a Margo que o sistema imunológico dela estava reagindo exageradamente ao leite e seus derivados, mesmo em quantidades mínimas. Uma colher de leite desnatado no café da manhã ou um pouquinho de queijo ralado sobre a salada seria suficiente para desencadear uma reação significativa do sistema imunológico quando passasse por suas paredes intestinais.

Algumas reações imunológicas são fortes e imediatas. Outras, como muitas intolerâncias alimentares, ocorrem depois de várias horas ou até mesmo vários dias. Por esse motivo, às vezes, é difícil associar os sintomas a um alimento ingerido, principalmente quando se acredita que o alimento seja saudável. Porém, mesmo quando os sintomas são leves, a reação imunológica subjacente cria problemas significativos para o metabolismo e o peso corporal, sobretudo quando essa reação é continuamente desencadeada pela ingestão persistente de alimentos reativos.

Portanto, quando Margo ingeria uma quantidade mínima de leite ou derivados de leite, seu sistema imunológico acabava destruindo as moléculas desses alimentos que fossem detectadas e ela desenvolvia alguns sintomas, como acne, dor de garganta, distensão abdominal e gases, além de dor articular. (A página 50 traz uma lista mais completa dos possíveis sintomas, que podem ser tanto de desequilíbrio do microbioma como de hiperpermeabilidade intestinal, pois os dois problemas quase sempre andam juntos.)

Além disso, a inflamação sistêmica de Margo induzia seu pâncreas a liberar quantidades excessivas de insulina, o que, por sua vez, levava o organismo a armazenar a gordura, em vez de queimá-la. Portanto, até mesmo uma quantidade mínima de leite – insignificante em termos de calorias ou de teor de gordura, mas incrivelmente significativa como fator desencadeante imunológico – podia praticamente impedi-la de emagrecer.

Da mesma forma, até mesmo uma quantidade ínfima de ovo contido em um molho ou tempero de salada dispararia os alarmes de Margo. Seu sistema imunológico trataria o vestígio de ovo como um "invasor tóxico", destruindo-o com substâncias químicas poderosas e produzindo uma cascata inflamatória que, no final, levaria ao armazenamento de gordura.

Quando a reação imunológica está em andamento, todos os esforços para perder peso são em vão. Mesmo que você consiga emagrecer alguns quilos, é quase certo que vai recuperá-los se ainda tiver problema de hiperpermeabilidade intestinal e um sistema imunológico hiper-reativo.

Assim, antes de reintroduzir ovos e laticínios na dieta de Margo, tínhamos de tratar sua hiperpermeabilidade intestinal e "redefinir" seu sistema imunológico. Tínhamos de cortar totalmente esses alimentos da sua dieta – até mesmo nas quantidades mais ínfimas –, para que não sobrasse nenhum anticorpo "antilaticínios" ou "antiovos" no seu organismo.

A certa altura, disse a Margo que ela *poderia* comer ovos e laticínios novamente, principalmente produtos de leite de cabra e ovelha, que a maioria das pessoas tem mais facilidade de digerir do que os produtos de leite de vaca. Quando seu intestino estivesse saudável, seu sistema imunológico deixaria de reagir exageradamente a essas opções que, sob outros aspectos, são saudáveis. Se mantivéssemos esses alimentos fora de seu organismo por tempo suficiente, no final, seu sistema imunológico deixaria de produzir anticorpos contra eles. Não haveria mais inflamação nem armazenamento excessivo de gordura.

E, como vantagem adicional, ela não sentiria mais desejo de comer certos alimentos. Sem os anticorpos contra ovos e laticínios produzidos pelo sistema imunológico, Margo não se sentiria mais viciada nesse tipo de comida. Com um microbioma equilibrado e um sistema imunológico saudável, seus níveis de grelina (o hormônio que regula a fome) e leptina (o hormônio que regula a saciedade) também voltariam a ter um equilíbrio saudável. Consequentemente, Margo só sentiria fome quando de fato precisasse se alimentar e ficaria saciada depois de ter ingerido os alimentos de que seu corpo necessitava. Por fim, não sentiria mais que seu apetite estava totalmente fora de controle.

SOJA

Expliquei a Margo que a soja era outro fator desencadeante comum de reações do sistema imunológico e hiperpermeabilidade intestinal. Mas, mesmo depois que o organismo dela estivesse saudável, não queria que ela comesse grandes quantidades de soja, que costuma promover desequilíbrio nos níveis de hormônios da tireoide e tem efeitos imprevisíveis sobre o estrogênio.

Depois que o sistema imunológico de Margo estivesse saudável e seu problema de hiperpermeabilidade intestinal tivesse sido eliminado, ela não teria mais intolerância à soja. Porém, por causa dos possíveis efeitos sobre os níveis hormonais da tireoide, queria que a soja ficasse fora de sua dieta.

A propósito, a soja processada é adicionada a um número surpreendente de alimentos, devido a seu grande efeito conservante. Ela está presente em chocolates, cereais, hambúrgueres e uma enorme variedade de produtos de panificação, além de outros alimentos comercializados. Portanto, outro perigo de se consumir alimentos processados é que, ao fazê-lo, estamos ingerindo uma quantidade excessiva de soja.

GLÚTEN

O glúten, como disse a Margo, representava um tipo de dificuldade ligeiramente diferente para o organismo dela. Mas, repito, não estava preocupado com as calorias, e sim com a composição química.

O glúten é uma forma de proteína encontrada no trigo, no centeio, na cevada e em outros cereais. É usado também com frequência como conservante, podendo ser encontrado em qualquer tipo de produto de panificação ou alimento processado, como *ketchup*, molho de soja, molhos de salada, molhos de carne, sopas enlatadas, embutidos e frios. Praticamente todos os produtos com baixo teor de gordura contêm glúten, para melhorar sua textura, inclusive sorvete *light*. Em geral, os fabricantes adicionam quantidades significativas de glúten às refeições prontas, a pratos congelados e alimentos *fast-food*, pois o glúten aumenta a vida útil desses produtos. O glúten também pode ser encontrado em artigos de higiene pessoal, como creme dental, xampu e hidratante corporal, e esses produtos aumentam sobremaneira a exposição ao glúten, independentemente de ser absorvido através do intestino, das mucosas orais ou dos poros da pele.

Nós reagimos ao glúten de maneiras distintas. Cerca de 1% da população apresenta reação extrema ao glúten, conhecida como doença celíaca. Se Margo estivesse incluída nesse 1%, eu teria dito que ela deveria evitar o glúten pelo resto da vida. Se você acha que tem doença celíaca, deve consultar imediatamente um médico e fazer os exames apropriados.

Mas mesmo quem não tem doença celíaca pode ter intolerância ao glúten, assim como a ovos, laticínios e soja. Isso acontece porque o glúten desencadeia a produção de *zonulina*. A zonulina é uma substância química que abre as junções oclusivas das paredes intestinais. Quando você ingere glúten em quantidades moderadas – digamos, uma porção de torradas ou macarrão duas vezes por semana –, seu organismo tem a oportunidade de estreitar essas junções oclusivas e conservar a saúde intestinal. Mas, quando você é continuamente exposto ao glúten, não apenas de pães e macarrão, mas também de todos os alimentos industrializados e produtos de higiene pessoal, suas junções oclusivas permanecem abertas, causando hiperpermeabilidade intestinal.

Em consequência, o glúten pode passar para a corrente sanguínea, desencadeando uma reação imunológica, fazendo-o desenvolver anticorpos contra o glúten e deixando-o em um estado inflamatório de baixa intensidade constante. E, como você bem se lembra, inflamações quase sempre resultam em aumento de peso.

Como você pode ver, eu me preocupo muito mais com a reação do sistema imunológico do que com as calorias ou até mesmo com os carboidratos. É por isso que restringir o glúten não é suficiente na primeira fase da Dieta do Microbioma – é preciso eliminá-lo totalmente da alimentação. Você não está diminuindo a ingestão calórica nem o consumo de carboidratos; está, sim, evitando uma reação imunológica. Para que seu sistema imunológico se acalme e pare de reagir exageradamente, é preciso deixá-lo descansar.

Por esse motivo, falei a Margo que começaríamos a Dieta do Microbioma eliminando totalmente o glúten, e que evitaríamos o glúten na Fase 1 e na Fase 2. Entretanto, na Fase 3, ela poderia reintroduzir pequenas quantidades de glúten na dieta, pois a essa altura seu sistema imunológico e sua saúde intestinal estariam suficientemente restabelecidos, em parte porque o recém-restaurado microbioma também estaria dando suporte extra a todo o organismo. Se você tiver boa saúde intestinal e microbiana, pode consumir glúten com segurança duas ou três vezes por semana. Mas, se tiver uma doença autoimune ou propensão a ansiedade e depressão, deve evitar totalmente o glúten.

CEREAIS

Na maioria das pessoas, os cereais sem glúten – quinoa, arroz integral e espelta – não desencadeiam intolerâncias alimentares. Mesmo quando esses cereais passam através das paredes intestinais, em geral o sistema imunológico não reage. Mas, como vimos no Capítulo 2, as bactérias ruins adoram açúcares e amidos dos cereais, mesmo dos integrais. E eu não queria que Margo comesse nada que pudesse alimentar as bactérias ruins – eu desejava, na verdade, matá-las de fome.

Quando Margo passasse para a Fase 2, seu microbioma estaria muito mais equilibrado, com uma população crescente de bactérias boas. Nesse ponto, a ingestão de cereais integrais iria nutrir essas bactérias boas, que se beneficiariam das fibras e de outros nutrientes.

Naquele momento, porém, Margo estava apenas começando a Fase 1, e seu microbioma ainda estava repleto de bactérias ruins. Essas bactérias se beneficiariam excessivamente até mesmo dos cereais integrais, e Margo poderia obter fibras e nutrientes com nossos Superalimentos do Microbioma. Era melhor evitar os cereais na Fase 1 e deixar que o reequilíbrio tivesse início!

AÇÚCAR

De maneira geral, Margo entendia por que o açúcar não era uma opção saudável para quem faz regime. Mas eu queria que ela encarasse essa decisão sob o ponto de vista de substâncias químicas, e não de calorias.

O açúcar apresenta dois grandes problemas para qualquer pessoa que esteja tentando emagrecer. Um deles é que eleva muito rapidamente os níveis de glicose no sangue, desencadeando uma inundação de insulina. Como vimos, o excesso de insulina predispõe à resistência insulínica e também ao armazenamento de gordura.

O outro problema é que o açúcar alimenta as bactérias nocivas do microbioma. Depois que você passar para a Fase 3, poderá manter apenas 70% de adesão à dieta e, de vez em quando, consumir quantidades moderadas de açúcar – digamos, uma sobremesa uma ou duas vezes por semana. Porém, enquanto estiver tentando restaurar o equilíbrio do seu microbioma e redefinir seu metabolismo, evite doces e farinhas refinadas, para não alimentar inadvertidamente as bactérias ruins.

ADOÇANTES ARTIFICIAIS

Se eu tivesse de escolher os dez maiores mitos sobre dieta e saúde, a teoria de que adoçantes artificiais são bons substitutos para o açúcar certamente figuraria nessa lista. Os adoçantes artificiais criam diversos problemas para a saúde e para o peso. O aspartame se degrada em componentes prejudiciais, como o formaldeído, que é altamente cancerígeno. Algumas pesquisas associaram a sucralose a leucemia.

Além disso, a sucralose pode elevar os níveis de açúcar no sangue, bem como de insulina, e, em consequência, predispor ao risco de resistência à insulina e ganho de peso. E todos os adoçantes artificiais podem causar *desregulação calórica*. Inicialmente, nosso organismo é programado para associar doçura a uma grande quantidade de calorias e, portanto, para ficar "cheio" rapidamente com a ingestão de doces. Quando comemos doces sem calorias, ele aprende a romper essa conexão, o que nos faz continuar famintos mesmo depois de consumir muitas calorias.

Desse modo, os pesquisadores associaram adoçantes artificiais a ganho de peso, mais fome, vontade irresistível de comer certos alimentos e até mesmo depressão. Em setembro de 2013, uma revisão da literatura científica publicada na revista *Obesity Reviews* mostrou que os substitutos do açúcar também exercem impacto sobre o microbioma; talvez por isso tenham esses outros efeitos negativos.

Agora você entende por que eu gostaria que você evitasse permanentemente os adoçantes artificiais? Entretanto, o Lakanto, feito de um álcool de açúcar e sem calorias, é um substituto saudável quando consumido com moderação. Ele não eleva os níveis de glicose nem de insulina. É granulado, de modo que pode ser usado para adoçar o café ou o chá, ou como adoçante culinário. O Lakanto pode ser adquirido facilmente pela internet.

GORDURAS PREJUDICIAIS

Uma das melhores coisas que você pode fazer por seu microbioma e sua digestão é eliminar as gorduras prejudiciais da alimentação. Por gorduras prejudiciais eu me refiro particularmente às *gorduras trans* e às *gorduras hidrogenadas*.

Essas duas formas de gordura foram inventadas basicamente para aumentar a vida útil dos produtos. Não são alimentos naturais e não colaboram conosco *nem* com nosso microbioma. São incompatíveis com nossa fisiologia, "bagunçam" as enzimas digestivas e promovem inflamação, que, como vimos, pode resultar em aumento de peso. Essas gorduras artificiais também podem levar à produção de radicais livres, que acabam com a saúde das células.

Para compreender o verdadeiro dano causado por essas gorduras, lembre-se de que toda célula do seu corpo é envolvida por uma *membrana*, uma parede celular, encarregada de duas funções importantes. Por um lado, a parede celular deve permitir a entrada de nutrientes na célula, para que ela seja nutrida. Por outro, deve evitar que as toxinas penetrem na célula, para protegê-la.

Como a parede celular é feita de gordura, ela precisa de gorduras saudáveis para exercer suas funções. Portanto, se você consumir gordura trans ou hidrogenada, não terá mais uma parede celular sadia para regular o que entra e sai das células. Tampouco terá digestão, queima de energia ou queima de gordura eficientes.

Em um nível ainda mais profundo, tudo o que penetra nas suas células afeta seu DNA, o ácido genético que ajuda a determinar quem você é. Se suas membranas celulares não estiverem sadias, seu DNA ficará exposto aos tipos errados de influência, minando sua saúde e predispondo-o à pior, e não à melhor, versão da sua herança genética.

Como vimos no Capítulo 2, as gorduras prejudiciais também alimentam os tipos errados de bactérias, os microrganismos nocivos que produzem endotoxinas, causam inflamações e induzem o organismo a armazenar gordura. A ingestão de gorduras prejudiciais pode, quase instantaneamente, desequilibrar o microbioma e levar ao ganho de peso.

A boa notícia é que a ingestão de gorduras boas mantém as paredes celulares em ótimas condições. O ideal é um equilíbrio correto de ômega 3 (presente no óleo de peixe, no óleo de linhaça, em castanhas e sementes) e ômega 6 (a forma mais saudável de gordura encontrada no azeite de oliva e no abacate). Nas Fases 1 e 2 da Dieta do Microbioma, você incluirá gorduras saudáveis em sua alimentação, de modo que, quando estiver elaborando o próprio plano alimentar, na Fase 3, já estará acostumado a comer de maneira a manter suas células em condições ideais.

ADITIVOS E CONSERVANTES

O glúten é um importante aditivo/conservante encontrado em todos os alimentos industrializados. Outro é o xarope de milho com alto teor de frutose, um adoçante perigoso que alimenta as bactérias ruins, desregula os hormônios que modulam a fome e a saciedade, e tira o apetite por alimentos mais saudáveis.

Outros aditivos e conservantes químicos aumentam o prazo de validade e melhoram a cor, o sabor e a textura dos alimentos, mas também sobrecarregam o fígado, que tem de removê-los da corrente sanguínea, o que o torna menos eficiente na metabolização da gordura. Embora não tenham sido feitos estudos aprofundados sobre o assunto, desconfio de que esses componentes artificiais dos nossos alimentos também possam promover o desequilíbrio do microbioma.

BACTÉRIAS NOCIVAS

Se você está com excesso de peso e não consegue emagrecer, seu microbioma atual não é seu amigo. Não importa a dieta que você faça, o microbioma do seu corpo atualmente está determinado a fazê-lo armazenar gordura. É claro que você pode restringir a ingestão calórica, cortar os carboidratos refinados, evitar açúcar ou fazer outra mudança potencialmente saudável, e seu microbioma vai fingir que colabora com você por algumas semanas, ou até mesmo alguns meses. Mas, no final, ele sabe que vai vencer, predispondo-o a ficar com fome o tempo todo, a comer demais e a consumir alimentos ricos em gordura, amido e açúcar que ele tanto deseja.

Níveis alterados de insulina, glicose, leptina e grelina – determinados por um microbioma em desequilíbrio – são o motivo pelo qual muitas pessoas que fazem regime para emagrecer sentem fome, ficam insatisfeitas com sua alimentação supostamente saudável e recuperam todo o peso perdido. Para que você possa atingir e manter para sempre um peso sadio, precisará *remover* as bactérias nocivas que invadiram seu microbioma.

Vou dar um rápido exemplo de como as bactérias nocivas podem alterar seu microbioma para promover o ganho de peso. Pesquisadores de Xangai estudaram camundongos criados para resistir à obesidade. Esses camundongos permaneceram magros mesmo quando foram alimentados com uma ração altamente calórica. Tinham o tipo de genes que a maioria de nós invejaria.

Porém, quando se inocularam a esses camundongos geneticamente magros bactérias conhecidas como *enterobactérias* – microrganismos frequentemente encontrados em seres humanos com excesso de peso –, eles engordaram. A enterobactéria era mais poderosa que os genes da "magreza".

Tenho de admitir que fiquei particularmente entusiasmado ao ler sobre esse estudo, pois eu já estava ciente dos perigos da enterobactéria. Havia feito exame de fezes em muitos dos meus pacientes com excesso de peso para ver se tinham sido colonizados por esse microrganismo, e, na maior parte dos casos, a resposta era afirmativa. Quando eliminei a enterobactéria do organismo deles, começaram imediatamente a perder peso.

Os pesquisadores de Xangai confirmaram minha observação. Um deles afirmou que a enterobactéria "pode contribuir para o desenvolvimento da obesidade em seres humanos".

FUNGOS, PARASITAS E LEVEDURAS

Fungos e parasitas atrapalham a digestão e podem promover o desequilíbrio do microbioma. O excesso de levedura no microbioma também o faz ficar em desequilíbrio, levando à vontade de comer doces e amidos.

Um exemplo comum é a candidíase, infecção fúngica causada pelo *Candida albicans*, que provoca vários sintomas dentro e fora do intestino: distensão abdominal, gases, constipação, diarreia e desconforto abdominal, bem como erupções cutâneas, candidíase vaginal, fadiga, mente turva, ansiedade, depressão, dores musculares e articulares, fome excessiva e desejo intenso de comer doces, para citar apenas alguns casos.

A presença de parasitas é bastante comum e, infelizmente, muitas vezes difícil de diagnosticar por meio de exame de fezes. Os parasitas também podem causar sintomas semelhantes aos da candidíase.

É comum portadores de doenças autoimunes também terem candidíase e/ou parasitose. Felizmente, seja qual for o diagnóstico, a solução é a mesma: romper o biofilme que protege a levedura e remover os parasitas com o auxílio de compostos naturais. Para fazer tudo isso, sugiro o uso dos seguintes compostos naturais: berberina, absinto, ácido caprílico, extrato de sementes de toranja, alho e óleo de orégano.

Você encontrará mais detalhes sobre esse assunto na seção sobre Superalimentos do Microbioma (página 187).

TOXINAS AMBIENTAIS

As toxinas ambientais têm tantos efeitos inter-relacionados sobre o organismo que é difícil saber por onde começar. Eis aqui uma lista parcial.
As toxinas ambientais:

- prejudicam o sistema endócrino – os hormônios –, podendo afetar o metabolismo e o peso corporal;
- produzem inflamações ao estressar o sistema imunológico, o que, repito, pode afetar o metabolismo e o peso corporal; e
- sobrecarregam o fígado, principal órgão de desintoxicação, que tem de filtrá-las da corrente sanguínea. Consequentemente, o fígado metaboliza gordura com menos eficiência, o que também afeta o metabolismo e o peso corporal.

Embora tenham sido realizadas poucas pesquisas sobre o efeito das toxinas ambientais no microbioma, acredita-se que os microrganismos que colonizam nosso intestino reajam de maneira diferente às toxinas, aos metais pesados e às culturas geneticamente modificadas em comparação a como reagem com os alimentos, a água e o ar não adulterados existentes em nosso planeta nos últimos vários milhões de anos. Sabemos que as toxinas ambientais predispõem ao desenvolvimento de inflamações e, possivelmente, de doenças autoimunes, como artrite reumatoide, esclerose múltipla, lúpus e fibromialgia. Portanto, é bem provável que promovam também o desequilíbrio do microbioma, ao mesmo tempo que causam grandes transtornos para o sistema imunológico.

Há duas maneiras pelas quais você pode se defender das toxinas ambientais. Uma delas é fazendo o possível para comer produtos orgânicos, beber água filtrada, evitar ar poluído e usar cosméticos e produtos de limpeza doméstica que não contêm substâncias químicas tóxicas. Eu o aconselho a fazer o melhor que puder. Mas, de um ponto de vista realista, até que os seres humanos decidam coletivamente pôr em ordem a ecologia do nosso planeta, isso é tudo o que está ao seu alcance.

Remova, o Máximo Possível, Estes Perigos do seu Microbioma

- Aditivos e conservantes.
- Antibióticos – obviamente às vezes eles são vitais para sua saúde, mas evite o uso excessivo e tome sempre probióticos quanto estiver usando antibióticos.
- Cloro.
- Toxinas ambientais.
- Estresse excessivo e contínuo.
- Organismos geneticamente modificados (OGMs).
- Higienizador para as mãos, exceto quando absolutamente necessário – seu corpo precisa ser exposto a mais bactérias.
- Metais pesados, como o mercúrio encontrado em muitos peixes grandes. Para informações atualizadas sobre os peixes mais seguros para consumo, visite o site disponível em: <http://epi.publichealth.nc.gov/oee/mercury/safefish.html> (acesso em: 27 jun. 2016).
- Carnes de animais tratados de forma desumana ou criados de maneira não orgânica. Esses animais são alimentados com ração modificada geneticamente e estão repletos de substâncias químicas relacionadas ao estresse, por causa do seu tratamento desumano. Até recentemente, recebiam antibióticos, e, mesmo depois que as normas do Food and Drug Administration (FDA) norte-americano entraram em vigor, ainda há fontes significativas de antibióticos em sua alimentação. Afinal de contas, 80% de todos os antibióticos nos Estados Unidos são consumidos nos alimentos; portanto, é pouco provável que as restrições do FDA norte-americano resolvam esse problema.
- Anti-inflamatórios não esteroides (Aines), como aspirina e ibuprofeno, exceto quando absolutamente necessários. Apesar de reduzirem a inflamação, esses medicamentos também ferem a sensível mucosa do intestino e, portanto, prejudicam o microbioma, acarretando mais inflamação e, mais tarde, aumento de peso.
- Alimentos industrializados.
- Açúcar e carboidratos refinados.
- Gorduras trans e hidrogenadas.

A outra maneira é melhorar sua ecologia interna, tornando-a mais robusta e mais sadia, para poder se defender contra qualquer coisa que venha de fora. Melhorar seu microbioma e sua saúde intestinal através do protocolo dos Quatro Rs na Fase 1 é um excelente ponto de partida.

PARE DE CONTAR CALORIAS E DE SE SENTIR CULPADO

Uma das descobertas mais animadoras da ciência do microbioma é a maneira como ele transforma nossa relação com perda de peso e obesidade. A teoria do microbioma representa uma verdadeira mudança de paradigma, que nos dá a oportunidade de acabar com concepções errôneas, com as ideias equivocadas que tantos de nós temos sobre alimentação e dietas de emagrecimento.

Muitos pacientes chegam ao meu consultório sentindo-se culpados e envergonhados por não conseguirem emagrecer ou evitar o sobe e desce do ponteiro da balança. Consideram sua experiência um fracasso ou uma prova de que são preguiçosos, gulosos, comilões ou, de certa forma, inferiores às pessoas magras que conhecem, sobretudo as que podem comer uma fatia de pizza ou uma sobremesa calórica sem engordar.

Gostaria que eles – e você – compreendessem que esse sentimento de culpa não tem razão de ser. Seu microbioma é mais forte do que você, e o processo inflamatório que ele desencadeia tem grandes consequências para seu metabolismo e peso, bem como para seus níveis de energia, foco, concentração e humor. Fadiga, mente turva, ansiedade e depressão com frequência acompanham um microbioma em desequilíbrio e um sistema digestório inflamado, e isso também não é culpa sua. Esses são os subprodutos inevitáveis do desequilíbrio de seu organismo. Reequilibre sua biologia, e muitos desses problemas desaparecerão. Se realmente precisar efetuar mudanças em sua vida, essa revitalização lhe dará a energia, a motivação e a autoconfiança de que precisa para fazê-lo.

Não será fácil entender a profunda influência que sua biologia tem sobre você, principalmente se estiver se sentindo ansioso, deprimido ou exausto. Porém, depois de concluir a Fase 1 da Dieta do Microbioma, você ficará impressionado ao constatar que se sente muito diferente apenas porque toda a química de seu organismo começou a mudar.

Portanto, pare de pensar que é culpado pelo que está acontecendo com seu corpo – isso só servirá para fazê-lo se sentir ainda pior, minar ainda mais sua energia e fazer com que uma mudança genuína pareça ainda mais difícil de alcançar. Esqueça os conselhos alheios sobre alimentação, confie no próprio instinto e deixe sua ecologia interna falar por você.

CAPÍTULO 4

REPOR

Os Quatro Rs

▷ Remover

▼ **Repor o ácido gástrico e as enzimas** digestivas necessários para a decomposição eficaz dos alimentos. Caso contrário, alimentos mal digeridos poderão atravessar a parede intestinal, desencadeando uma reação do sistema imunológico, causando assim inflamações e, em consequência, aumento de peso.
- O ácido clorídrico é indispensável à digestão.
- As enzimas – protease, lipase, amilase e dipeptidil peptidase 4 (DPP-4) – ajudam na digestão de vários tipos de alimentos.

▷ Reinocular

▷ Reparar

Zoe era uma mulher de cinquenta e poucos anos, bonita, alta, e que há anos tentava perder cinco quilos "excedentes". Desde que entrara na menopausa, disse ela, sem meias palavras, "tudo ficou uma droga", e ela tinha engordado mais sete quilos.

– Estou ficando cada vez mais gorda – disse ela –, e estou com medo de não parar mais. Não mudei minha alimentação, mas, de repente, meu metabolismo simplesmente ficou fora de controle. Já tentei fazer mais exercícios, mas isso só serve para me deixar com mais fome. Ninguém acredita em mim, dr. Kellman! Todo mundo acha que estou comendo muito ou que não estou fazendo ginástica, mas na verdade eu não mudei nada na minha vida. Mesmo assim, continuo engordando.

Eu disse a Zoe que acreditava nela. Já havia tratado centenas de pacientes que tinham me contado a mesma história. De repente – talvez depois de dar à luz, fazer um tratamento com antibióticos ou entrar na menopausa ou andropausa (alteração hormonal masculina associada ao envelhecimento) –, os hábitos alimentares que tinham funcionado a vida toda não funcionavam mais. Em muitos casos, a pessoa estava ligeiramente acima do peso, mas, de uma hora para outra, havia começado a engordar com muito mais facilidade e rapidez, sem saber como reverter a situação. Em geral, como no caso de Zoe, antes esses pacientes engordavam um pouquinho, faziam regime e bastante exercício, perdiam os quilos extras, ficavam em forma durante algum tempo e depois voltavam a engordar. A certa altura, porém, além de não conseguir mais perder os quilos extras, começavam a engordar cada vez mais.

Zoe suspirou aliviada quando eu disse que ela não era a única a ter esse problema. A sensação de que o próprio metabolismo fora sequestrado dela mesma era bem comum. Quando seu microbioma fica em desequilíbrio e induz uma alteração metabólica, *existe* outra força que afeta sua relação com os alimentos. Os níveis de leptina e grelina, os hormônios que controlam a sensação de fome e saciedade, também ficam desregulados, e seu apetite, assim como seu metabolismo, parecem estar nas mãos de uma força desconhecida.

Pedi a Zoe que descrevesse o que acontecia durante e após uma refeição normal. Enquanto conversávamos, ela se deu conta de que há muito tempo apresentava sintomas digestivos que não havia associado ao seu problema de peso. Ela contou que sempre se sentia "empanturrada" depois de comer, como se a comida permanecesse tempo demais no estômago. Contou também que tinha problemas frequentes de gases e distensão abdominal durante três a quatro horas depois da refeição.

Eu lhe expliquei que esses problemas provavelmente eram causados por falta de enzimas digestivas e de ácido gástrico. O ácido gástrico decompõe os alimentos para que possam passar para o intestino delgado, onde são decompostos ainda mais, pelas enzimas digestivas, em componentes suficientemente pequenos para serem absorvidos.

A maioria das pessoas, como disse a Zoe, não digere devidamente os alimentos por causa de deficiência de enzimas, ácidos ou ambos. Essa deficiência contribui para o desenvolvimento da hiperpermeabilidade intestinal e também sobrecarrega o sistema digestório.

É por isso que o segundo componente do protocolo dos Quatro Rs para a saúde intestinal é *Repor*: repor as enzimas e o ácido gástrico necessários para uma boa digestão. Felizmente, é muito fácil fazer isso. Como você verá no cardápio da Fase 1 (página 213), basta ingerir enzimas digestivas em todas as refeições e lanches, bem como comprimidos de ácido clorídrico, para ajudá-lo a complementar seu ácido gástrico.

Zoe compreendeu imediatamente por que as enzimas eram importantes. Mas estava relutante em relação a tomar ácido clorídrico, pois seu médico havia lhe receitado Omeprazol, um inibidor da bomba de prótons que reduz a produção de ácido gástrico.

– Por que preciso de mais ácido gástrico? – perguntou ela. – Tinha muita azia antes de começar a tomar Omeprazol, mas agora estou bem!

– Pode ser que você não tenha azia no momento – respondi. – Mas o inibidor da bomba de prótons na realidade está piorando sua digestão. Esse fato pode até estar relacionado ao seu aumento de peso.

Zoe estava mais confusa do que nunca, então eu lhe dei uma explicação detalhada.

REPOR: ÁCIDO GÁSTRICO

Quando engolimos algum alimento, ele passa da boca para o esôfago e, depois, para o estômago. O estômago produz ácido clorídrico, para dissolver as proteínas do alimento, e também *pepsina*, enzima digestiva que auxilia na digestão.

Porém, quando o estômago não produz ácido suficiente, essa fase do processo digestivo fica bastante comprometida. Níveis reduzidos de ácido gástrico podem prejudicar a absorção dos nutrientes, bem como de vitamina B_6, folato (outra forma importantíssima de vitamina do complexo B), cálcio e ferro. Níveis insuficientes de ácido gástrico também predispõem à *disbiose*, o desequilíbrio bacteriano do microbioma.

Na verdade, paradoxalmente, muitas vezes a causa da azia são os níveis baixos de ácido gástrico. Essa desagradável sensação de queimação após a refeição não é causada por excesso de ácido, mas sim por sua deficiência.

Como se dá isso? Bem, essa queimação é provocada por refluxo ácido, um quadro chamado doença do refluxo gastroesofágico (DRGE). Quando os níveis de ácido gástrico estão baixos, o trânsito do bolo alimentar é mais lento, produzindo uma sensação de empachamento. Em vez de ser propelido para o intestino delgado, o conteúdo estomacal retorna ao esôfago, junto com um pouco de ácido, que tende a queimar. A solução não é reduzir ainda mais a quantidade de ácido, mas sim aumentá-la, para que o bolo alimentar seja empurrado para a frente, em vez de retornar.

Queimação nem sempre indica quantidade insuficiente de ácido. Algumas pessoas *realmente* têm excesso de ácido, e também sintoma de azia. Porém, na maioria das vezes, azia e refluxo ácido são indícios de quantidade insuficiente de ácido gástrico. Na Fase 1 da Dieta do Microbioma, explico como repor o ácido gástrico – naturalmente.

REMOVER: INIBIDORES DA BOMBA DE PRÓTONS

A essa altura, você deve estar se perguntando: se pouco ácido gástrico causa azia, por que medicamentos que reduzem a quantidade de ácido, como antiácidos e inibidores da bomba de prótons, combatem a azia? A resposta é que os medicamentos *realmente* combatem a azia provocada pelos ácidos que retornaram ao esôfago, porque reduzem a quantidade *desse* ácido. Porém, ao reduzir a quantidade de ácido, também prejudicam a digestão. Em minha opinião, é mais ou menos como tentar acabar com uma dor de cabeça decepando a cabeça da pessoa – bom, a dor vai sumir, mas provavelmente haverá outros problemas!

Na verdade, uma das razões do atual desequilíbrio do microbioma é o uso excessivo e generalizado de antiácidos e inibidores da bomba de prótons. Os fabricantes desses medicamentos fizeram uma campanha de marketing extraordinária, tendo obtido muito sucesso na venda de seus produtos. Mas não conseguiram melhorar nossa saúde de modo geral – muito pelo contrário. Algumas pessoas de fato

---

Sinais de Deficiência de Ácido Gástrico

- alergias alimentares
- azia
- distensão abdominal
- eructação
- excesso de gases na parte superior do intestino
- flatulência logo após as refeições
- indigestão
- intestino preso
- náusea após a ingestão de suplementos
- rosácea, indicada por dilatação dos vasos sanguíneos no nariz e nas maçãs do rosto
- sensação de empachamento após as refeições, como se a comida não estivesse sendo digerida

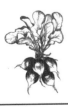

precisam de alívio para azia ou refluxo ácido de vez em quando, mas esses medicamentos são necessários no curto prazo. No longo prazo, entretanto, prejudicam o microbioma e todo o processo digestivo.

Não se trata apenas de digestão. O ácido clorídrico também mantém as bactérias e leveduras nocivas longe de nosso organismo. Portanto, se você não tiver ácido clorídrico suficiente, vai desequilibrar ainda mais seu microbioma. Talvez seja por isso que o uso de inibidores da bomba de prótons tenha sido associado ao aumento de alergias e infecções, inclusive pneumonia:

microbioma em desequilíbrio + digestão comprometida = dificuldades imunológicas, aumento de peso e outros sintomas

Como se isso não bastasse, em dezembro de 2013, a revista *Journal of the American Medical Association* publicou um artigo baseado em um grande estudo realizado com mais de 25 mil pacientes. Esse estudo constatou que as pessoas que tomam inibidores da bomba de prótons por mais de dois anos têm 65% a mais de probabilidade de ter deficiência de vitamina B_{12}. A associação era mais forte em pacientes com menos de 30 anos. O déficit de vitamina B_{12} foi associado a anemia, fadiga, perda de memória, mente turva e outras disfunções cerebrais.

Portanto, se você tomar antiácidos regularmente ou fizer uso prolongado de inibidores da bomba de prótons, poderá desenvolver problemas significativos. Pare de tomar esses medicamentos e siga o protocolo que apresento na Fase 1 para repor seu ácido gástrico naturalmente. (Consulte o médico antes de suspender o uso de qualquer medicação prescrita, inclusive inibidor da bomba de prótons.)

REPOR: ENZIMAS

Depois que passam do estômago para o intestino delgado, os alimentos são decompostos ainda mais pelas enzimas digestivas, para que seus nutrientes possam ser absorvidos na corrente sanguínea. No entanto, com uma quantidade insuficiente de ácido gástrico, o intestino

> **Causas da Deficiência de Ácido Gástrico**
>
> - álcool
> - antibióticos, que promovem o desequilíbrio do microbioma
> - cafeína
> - desequilíbrio do microbioma – sobretudo falta de *H. pylori*
> - estresse, principalmente estresse crônico
> - hipotireoidismo
> - nicotina

delgado não recebe a devida sinalização para produzir essas enzimas, e essa é outra razão pela qual provavelmente você precise de ácido clorídrico extra e de suplementos enzimáticos.

Agora, imagine só o que mais estimula o intestino delgado a produzir enzimas digestivas! Se você acha que é o microbioma, acertou. Mas um microbioma doente ou em desequilíbrio não emite esse sinal indispensável. Por conseguinte, sua digestão fica comprometida. Você não retira todos os nutrientes dos alimentos que ingere, e, se tiver hiperpermeabilidade intestinal, os alimentos mal digeridos atravessarão a parede intestinal, desencadeando outra resposta inflamatória do sistema imunológico.

Quando expliquei todo esse processo a Zoe, ela entendeu por que uma quantidade insuficiente de ácido gástrico, bem como de enzimas, poderia ser a causa de seus problemas de peso. Ela seguiu o segundo componente do protocolo dos Quatro Rs apresentado na página 91 para repor as enzimas e os ácidos gástricos, juntamente com o restante do programa da Fase 1. Para sua surpresa, observou uma diferença imediata na maneira como se sentia após as refeições, embora não soubesse que tinha problemas digestivos antes. Sua experiência foi parecida com a de muitos dos meus pacientes. Às vezes, as coisas melhoram antes mesmo que você perceba o quanto estavam ruins!

MUDAR: SUA ATITUDE EM RELAÇÃO À COMIDA

No capítulo anterior, pedi que você parasse de contar calorias e de se sentir culpado por sua abordagem em relação à perda de peso. Neste capítulo, gostaria que mudasse sua atitude em relação à comida. Em vez de encará-la como inimiga, comece a cultivar um profundo apreço e gratidão pela experiência maravilhosa de se alimentar.

Afinal de contas, comer é um dos grandes prazeres da vida. Pense em como é bom morder uma maçã azedinha e crocante; saborear um delicioso filé de peixe grelhado temperado com limão; bebericar uma xícara de chá aromático ou um café fresquinho. Lembre-se de como é gostoso se reunir com os amigos para comer, curtir um jantar romântico com um novo amor, preparar uma refeição em família. Em seu nível mais primitivo, o alimento é nossa conexão básica com o planeta.

Falaremos mais sobre alimentação focada e prazerosa na Terceira Parte deste livro. Enquanto isso, se ficar tentado a encarar a comida como inimiga, a contar as calorias de tudo o que põe na boca ou a pensar em restrição alimentar como sendo algo "bom", e em comer bem como sendo algo "ruim", eu o aconselho a mudar de atitude. Quanto mais saborear os alimentos e valorizar a generosidade do planeta, mais probabilidade terá de fazer opções alimentares verdadeiramente saudáveis e nutritivas. Depois de tratar pacientes com excesso de peso durante anos, percebi que comer com pressa ou em circunstâncias estressantes e insatisfatórias desempenha um papel significativo no aumento de peso, enquanto uma alimentação focada, prazerosa e satisfatória pode fazer uma enorme diferença para a perda de peso. Portanto, enquanto estiver repondo as enzimas e os ácidos gástricos que estão faltando, aproveite para mudar sua atitude em relação à comida.

CAPÍTULO 5

REINOCULAR

Os Quatro Rs
▷ Remover
▷ Repor
▼ **Reinocular-se com:**
• **Probióticos** – as bactérias benignas que colonizam o intestino. Você pode tomar suplementos em cápsulas ou comer alimentos fermentados que contêm bactérias vivas: chucrute cru, *kimchi* e vegetais fermentados durante toda a Dieta do Microbioma; e quefir e iogurte de leite de cabra ou ovelha nas Fases 2 e 3.
• **Prebióticos** – os alimentos e suplementos que ajudam as bactérias benéficas a proliferarem. Você pode tomar suplementos em cápsulas ou comer os Superalimentos do Microbioma, que são ricos em fibras: aspargos, cenoura, alho, alho-poró, cebola, rabanete e tomate.
▷ Reparar

Tara, diretora de criação de uma agência de publicidade, sempre tinha procurado fazer uma alimentação saudável e se manter em forma. Ela achava que a boa aparência era importante em sua profissão, sobretudo em uma empresa como a dela, que tinha muitos clientes da mídia e do mundo da moda. Rodeada de atrizes e modelos magérrimas, Tara sempre ficava insegura com o próprio corpo, mas sabia que tinha um peso saudável, um guarda-roupa estiloso e muita energia.

Então, certo dia, depois de receber visitas no dia de Ação de Graças, ela pegou uma infecção de ouvido de sua sobrinha preferida. Com o auxílio de antibióticos, Tara se recuperou rapidamente e não pensou mais no assunto – até que, para sua grande tristeza, começou a engordar.

O médico que receitou os antibióticos não acreditou na queixa de Tara de que, de alguma maneira, os medicamentos tinham sido os responsáveis por seu aumento de peso. Ele insistiu em dizer que ela devia estar comendo mais ou fazendo menos exercícios. Tara procurou mais dois ou três médicos por causa de seu misterioso problema de peso, mas nenhum deles acreditou que os antibióticos pudessem ter alguma relação com o aumento de peso. A única recomendação era para "comer menos", "fazer mais exercícios" e talvez "experimentar um daqueles programas de dieta com grupos de apoio ou de refeições prontas". Como ela parecia muito aborrecida com seu peso, um dos médicos lhe receitou antidepressivos.

Quando me procurou, Tara estava desesperada. A essa altura, não estava preocupada apenas com o aumento de peso, mas também com outros sintomas: mente turva, falta de energia e insônia.

– Nunca tive esses problemas antes – disse ela. – Parece que estou ficando maluca!

Eu lhe garanti que não estava ficando maluca; pelo contrário, vinha sofrendo o efeito nocivo dos antibióticos sobre seu microbioma. Afinal de contas, os antibióticos são concebidos para matar microrganismos, mas muitas vezes eles não sabem *quais* microrganismos matar – nesse caso, os nocivos, que haviam causado a infecção de ouvido de Tara, ou os benéficos, que mantinham seu peso sob controle, seus níveis elevados de energia e sua mente aguçada e focada.

Eu disse a Tara que muitos de meus pacientes haviam passado pela mesma experiência que ela, e também que inúmeras pesquisas científicas confirmavam a existência de uma relação entre antibióticos e ganho de peso. Sabemos que os fazendeiros usam deliberadamente esses medicamentos para engordar vacas, porcos, frangos e perus. Portanto, é evidente que existe uma ligação! Eu a tranquilizei, afirmando que poderíamos corrigir o problema facilmente com a Dieta do Microbioma, que, na Fase 1, incluía uma reinoculação com *probióticos* e *prebióticos*.

Tara ficou animada com a perspectiva de retornar ao seu peso saudável, bem como de recuperar os níveis de energia e clareza e acuidade mentais. Sobretudo, ficou aliviada por saber que realmente tinha alguma coisa errada com seu metabolismo, algo que poderia ser corrigido de uma vez por todas.

– O fato de saber que há uma boa razão para fazer essa dieta vai me ajudar a segui-la à risca – disse ela. – Pelo que o senhor está dizendo, durante a maior parte da minha vida, meu microbioma estava em boa forma, mas depois entrou em desequilíbrio. Nunca mais quero passar por isso novamente!

Se Tiver de Tomar Antibióticos...

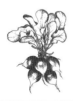

Às vezes os antibióticos são a resposta necessária e muito bem-vinda a uma doença. Mas eles também podem causar danos significativos ao microbioma. Se tiver de tomar antibióticos, não deixe de seguir minhas recomendações sobre probióticos e prebióticos (página 97). Faça isso independentemente de querer ou não emagrecer; caso contrário, os antibióticos poderão fazê-lo *engordar*, além de prejudicar sua saúde de outras maneiras.

REINOCULAR PARA CRIAR DIVERSIDADE

Nos últimos anos, os cientistas perceberam a enorme importância da diversidade. Biodiversidade, a presença de diversos tipos de vida, parece ser essencial à saúde de qualquer ecossistema, e com o microbioma não é diferente. Quanto mais espécies de bactérias nosso microbioma contiver, provavelmente mais sadio seremos.

Uma das razões da grande importância da diversidade é que o microbioma desempenha muitas funções. Um microbioma com composição diversificada deve ter uma quantidade maior das espécies certas de bactérias, para que possa desempenhar bem cada uma de suas funções. Como entramos em contato com vários tipos de ambientes – e vários tipos de alimentação – ao longo da vida, um microbioma diversificado estará muito mais bem equipado para nos proteger de qualquer ameaça que possa surgir, extrair a maior quantidade possível de nutrientes de qualquer fonte alimentar e lidar com novas doenças.

Uma função importante do microbioma é nos proteger de *patógenos*: bactérias, fungos ou vírus nocivos à saúde. Portanto, um microbioma diversificado é capaz de fornecer proteção contra um número maior desses perigos.

Por exemplo, o *Lactobacillus casei* cepa gg, microrganismo usado pelo setor de laticínios na maturação do queijo *cheddar*, também se constitui um composto que oferece proteção contra várias doenças gastrointestinais. Portadores da doença de Crohn que recebem esse tipo de bactéria apresentam melhora da função imunológica.

Outra espécie dessa bactéria, conhecida como *Lactobacillus plantarum*, cepa número 14, reduz o tamanho das células adiposas e promove a perda de peso.

Outra espécie de bactéria, a *Bifidobacterium*, também parece proteger contra infecções intestinais, bem como melhorar e modular a resposta imunológica, por meio de inúmeros mecanismos. Além disso, essas bactérias ajudam a impedir a atividade enzimática que pode causar câncer. As bifidobactérias ajudam ainda o organismo a produzir vitaminas.

Eis aqui algumas das outras funções que várias espécies desempenham no microbioma:

- produzem ácidos graxos de cadeia curta (AGCCs), que, como vimos, são necessários para manter a saúde intestinal, combater inflamações e promover a perda de peso. Os AGCCs também ajudam a proteger contra o câncer de cólon;
- melhoram a saúde e aumentam a força das paredes intestinais, ajudando a impedir o desenvolvimento de hiperpermeabilidade intestinal e, em consequência, previnem inflamações. No final, isso impede o aumento de peso prejudicial e contribui para a manutenção de um peso saudável;
- mantêm coesas as células no revestimento das paredes intestinais, evitando, assim, o aumento da hiperpermeabilidade intestinal;
- aumentam a absorção de nutrientes;
- degradam as toxinas;
- amenizam ou impedem o desenvolvimento de doenças autoimunes, como artrite reumatoide, lúpus e esclerose múltipla.

Como médico, eu me interesso particularmente por esse último aspecto, pois sei que as abordagens convencionais para combater transtornos autoimunes são bastante problemáticas. Os portadores de doenças autoimunes em geral tomam medicamentos fortes para suprimir ou modular o sistema imunológico, medicamentos esses que muitas vezes apresentam pouca eficácia e produzem graves efeitos colaterais. Fico empolgado quando imagino que, em vez de depender de esforços infrutíferos de laboratórios farmacêuticos no sentido de curar uma doença, podemos contar com a sabedoria milenar da própria natureza para nos ajudar a equilibrar o organismo e, dessa forma, recuperar a saúde.

REINOCULAR PARA ATINGIR E MANTER UM PESO SAUDÁVEL

Como vimos no Capítulo 2, vários estudos demonstraram que, quando recebem probióticos, os participantes perdem peso e têm suas medidas reduzidas, pois a gordura desaparece. Vale ressaltar que a gordura perdida costuma ser a *gordura visceral*, a gordura perigosíssima que envolve os órgãos internos e deixa o abdome protuberante.

A gordura visceral não é apenas antiestética, mas também prejudicial. Quando a inflamação induz o corpo a acumular gordura visceral, ela gera um verdadeiro círculo vicioso:

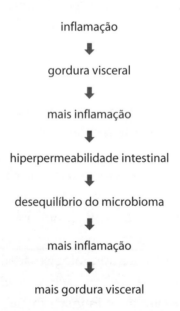

Perder essa gordura visceral, algo que os probióticos ajudam a fazer, é a melhor forma de emagrecer, e também a mais saudável.

Quando isso acontece, esse círculo vicioso se transforma em um "círculo virtuoso":

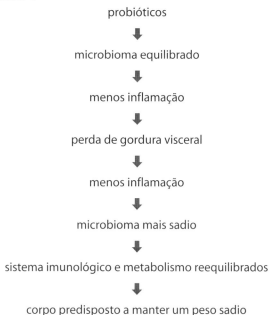

REINOCULAR COM ALIMENTOS FERMENTADOS

Alimentos fermentados, como chucrute, *kimchi*, vegetais fermentados, iogurte e quefir, são probióticos naturais. Eles contêm as próprias culturas vivas de bactérias, que suplementam as bactérias saudáveis do microbioma.

Como os alimentos fermentados são uma excelente maneira de reabastecer o microbioma de bactérias, incluí várias porções de *kimchi*, chucrute e vegetais fermentados em toda a Dieta do Microbioma, além de suplementos de probióticos, e, na Fase 2, acrescentei pratos preparados com quefir ou iogurte.

Considero significativo o fato de que praticamente todas as culturas do mundo tenham a própria maneira de preparar alimentos fermentados. Em minha opinião, esse reconhecimento quase universal revela o importante papel que esse probiótico natural desempenha na

> **Quais Tipos de Probióticos nós Precisamos?**
>
> - *Bifidobacterium*
> - *Bifidobacterium bifidum*
> - *Bifidobacterium breve*
> - *Bifidobacterium lactis*
> - *Bifidobacterium longum*
> - *Lactobacillus acidophilus*
> - *Lactobacillus bulgaricus*
>
> - *Lactobacillus casei gg*
> - *Lactobacillus sporogenes*
> - *Lactobacillus thermophilus*
> - *NCFM*
> - *Lactobacillus plantarum*
> - *Saccharomyces boulardii*
>
>
>
> Para obter mais informações sobre a escolha de um suplemento de probiótico, consulte a página 188.

saúde. Você poderá ler mais sobre alimentos fermentados no Capítulo 11 – "Superalimentos do Microbioma".

REINOCULAR COM PREBIÓTICOS

Fala-se muito sobre probióticos, mas e quanto aos prebióticos? Como vimos, os probióticos são as bactérias vivas que reabastecem nosso microbioma. Os probióticos naturais são encontrados em alimentos fermentados, como chucrute, *kimchi*, vegetais fermentados, iogurte e quefir, ou consumidos na forma de comprimidos. Prebióticos, em contrapartida, são os alimentos que nutrem as bactérias saudáveis: fibras vegetais encontradas nos Superalimentos do Microbioma, como aspargo, cenoura, alho-poró, cebola, rabanete e tomate.

Na verdade, eu prefiro prebióticos a probióticos, pois eles nutrem as bactérias benéficas que já existem no microbioma. Para repovoar um lago poluído, não basta apenas jogar os peixes dentro dele; é preciso também limpar a água, e, quase espontaneamente, a população de peixes começa a se multiplicar.

Os prebióticos podem causar a perda de peso, e demonstrou-se que eles ajudam a prevenir, e até mesmo a reverter, a esteatose hepática não alcoólica, doença caracterizada por acúmulo de gordura no fígado. Isso é importante para a perda de peso, pois um fígado sobrecarregado de gordura não poderá ajudá-lo a emagrecer.

Além disso, os prebióticos ajudam a superar a resistência à insulina, que, como veremos em capítulos posteriores, contribui diretamente para o aumento de peso. Por fim, as pessoas que tomam prebióticos têm cintura mais fina e índice de massa corporal (IMC) mais baixo, o que significa que possuem também menos gordura na cintura em relação ao restante do corpo.

Quais Tipos de Prebióticos nós Precisamos?

Eis uma lista com alguns importantes prebióticos:
- arabinogalactanas, encontradas na cenoura, no kiwi, no rabanete e no tomate, bem como na casca do lariço (*Larix occidentalis*);
- inulina, encontrada no alho e na cebola.

RELAÇÃO COM A COMIDA

A maior parte dos livros de dietas fala somente sobre o que comer. Mas eu quero também que você pense em *por que* e *como* está comendo. Afinal de contas, sua relação com a comida é um aspecto fundamental de sua relação com a vida. Ambos estão estreitamente inter-relacionados; na verdade, sua relação emocional com o "por que" e "como" você come pode mudar a maneira como seu organismo metaboliza os alimentos, a ponto de fazer uma diferença significativa no peso corporal.

Para ilustrar esse ponto, vou contar duas histórias impressionantes, dois relatos de experimentos fortuitos, porém cientificamente confiáveis.

O primeiro ocorreu durante um estudo realizado na Universidade Estadual de Ohio sob a direção de dois cientistas, Ronald Glaser e Janice Kiecollt-Glaser. Ambos queriam mostrar que, quando os coelhos eram submetidos a determinada dieta, seus níveis de colesterol subiam.

O experimento realmente comprovou a hipótese dos pesquisadores, mas apenas em cerca de metade dos coelhos. A outra metade manteve níveis saudáveis de gordura no sangue, embora comessem exatamente a mesma ração dos outros coelhos.

Os cientistas ficaram perplexos, mas a solução do mistério se provou surpreendentemente simples. O assistente de laboratório que alimentava os coelhos sempre alisava e acariciava os bichinhos das gaiolas mais baixas, mas não conseguia alcançar os coelhos das gaiolas mais altas. Assim, os coelhos de cima recebiam ração, mas não amor, e seus níveis de colesterol subiam. Os coelhos de baixo recebiam ração e amor, e seus níveis de colesterol permaneciam saudáveis.

Repito: os coelhos receberam a mesma ração. A única diferença entre os dois grupos foi o amor.

O segundo "experimento" foi realizado na Alemanha, após a Segunda Guerra Mundial. Dois orfanatos estaduais eram administrados de maneira idêntica: as crianças das duas instituições recebiam a mesma alimentação, eram atendidas pelos mesmos médicos e recebiam o mesmo tratamento físico em todos os aspectos. No entanto, a diretora de um dos orfanatos era uma mulher fria e crítica, que evitava ter contato com as crianças, a não ser para apontar seus defeitos, na maioria das vezes em público. A diretora do outro orfanato era afetuosa e confortava as crianças quando choravam, brincava sempre com elas e demonstrava carinho e preocupação.

Embora as crianças dos dois orfanatos tivessem o mesmo tratamento *físico*, as que recebiam melhor tratamento *emocional* se desenvolveram. Elas cresceram mais e ganharam mais peso, o que, nesse caso, era ótimo! Aparentemente, o amor, por si só, tinha feito com que ficassem mais altas e mais encorpadas que as outras.

Se estiver imaginando que isso possa ter sido mera coincidência, ou talvez consequência de outras diferenças preexistentes entre os dois grupos, existe comprovação científica de que o tratamento dispensado pelas diretoras foi o fator preponderante. Aconteceu de a diretora fria e crítica deixar o orfanato e ser substituída pela diretora afetuosa. Assim que ela chegou, os órfãos começaram a crescer mais e a ganhar o tão necessário peso, enquanto os órfãos que ficaram sem sua querida diretora passaram a crescer em um ritmo muito mais lento. O tratamento afetuoso foi a única variável neste experimento.

Inúmeros estudos experimentais confirmaram que, quando são tratados com carinho, os animais se desenvolvem. Estudos realizados com vítimas de queimaduras, alcoólatras, idosos que vivem em asilos, bebês prematuros, tuberculosos, pacientes com artrite, tuberculose e doença cardíaca também confirmaram esses resultados. O poder do amor é uma força extraordinária para a saúde.

No Capítulo 7, falarei mais sobre o impacto do estresse sobre o peso, e no Capítulo 8 darei várias sugestões específicas para que você possa transformar sua experiência estressante e insatisfatória com a alimentação em uma experiência relaxante, prazerosa e amorosa. Por ora, gostaria apenas de lembrá-lo de que comida é muito mais que um punhado de substâncias químicas e nutrientes; cada bocado o envolve em uma relação com os legumes, as verduras, as frutas e os animais que você consome, e também com o alimento, o ar, a água e o solo que os nutrem.

Para digerir e metabolizar os alimentos, centenas de processos intricados têm de entrar em ação no organismo – hormônios, enzimas, músculos, ácidos –, ao lado do ato coletivo de trilhões de criaturas minúsculas que nem sequer são humanas, mas que trabalham juntas em seu benefício. A verdadeira nutrição é resultado desse conjunto de interações dinâmicas, bem como das interações dinâmicas entre fazendeiros, animais, plantas, solo, água, ar, rodovias, caminhoneiros, quitandeiros, funcionários, empresas de refrigeração, hidrelétricas etc., etc.

Como o microbioma demonstra, nunca somos somente "nós". Somos sempre mais que nós – trilhões de criaturas a mais! O fato de você se tornar consciente dessas interações dinâmicas e abordá-las com espírito de amor, gratidão e apreço poderá exercer um impacto dinâmico em seu metabolismo, no peso corporal e em sua saúde. Portanto, enquanto estiver se reinoculando com prebióticos e probióticos, lembre-se também de se reinocular em meio a essas poderosas conexões.

CAPÍTULO 6

REPARAR

Os Quatro Rs
▷ Remover
▷ Repor
▷ Reinocular

▼ **Reparar a parede e o revestimento intestinal** ingerindo alimentos e tomando suplementos que contribuam para a saúde intestinal.
• **Reduzir a inflamação** com *butirato, quercetina* e *curcumina*, encontrada na *cúrcuma*, um dos Supercondimentos do Microbioma.
• **Restaurar a integridade intestinal** com o aminoácido *glutamina* e minerais curativos como zinco, entre muitos outros.
• **Reconstituir o importantíssimo revestimento das paredes intestinais** com alimentos ricos em *inulina, arabinogalactanas* e *fruto-oligossacarídeos (FOS)*:
    alho   cenoura
    alho-poró   rabanete
    aspargo   tomate
    cebola

(continua)

> **Os Quatro Rs**
>
> **Restabelecer o equilíbrio intestinal** com a proporção correta de gorduras saudáveis ômega 3 e ômega 6:
> - castanhas e pastas de castanhas: amêndoa, macadâmia e caju;
> - sementes e pastas de sementes: pasta de semente de girassol;
> - linhaça e óleo de linhaça;
> - óleo de girassol;
> - azeite de oliva.

Shoshana era uma dedicada professora do ensino médio que tinha 40 anos, dois filhos e um casamento feliz. Quando foi ao meu consultório pela primeira vez, estava uns dez quilos acima do peso, mas, enquanto conversávamos, percebi que essa era a menor de suas preocupações.

Shoshana descreveu inúmeros sintomas que tinham começado a se acumular havia vários meses: dores de cabeça persistentes, gases e distensão abdominal, menstruação abundante com fortes cólicas, insônia e mente turva quase constante, que lhe causava tontura e dificuldade de concentração.

– Simplesmente não consigo raciocinar – desabafou Shoshana. – É como se meu corpo estivesse totalmente fora de controle – acrescentou. – Não sei o que está acontecendo, mas espero que o senhor possa me ajudar, dr. Kellman, pois até agora ninguém conseguiu.

Eu suspeitava que a causa dos dez quilos extras de Shoshana, que ela tinha adquirido ao mesmo tempo que surgiam esses dolorosos sintomas, era a mesma de todos os outros problemas. Depois que chegaram os resultados dos exames, minhas suspeitas se confirmaram.

– Shoshana – eu lhe disse –, todos os seus problemas estão relacionados. Todos os sintomas são causados por um sistema imunológico hiper-reativo, ativado continuamente por um problema chamado hiperpermeabilidade intestinal.

Eu lhe expliquei o padrão que já vimos aqui: um microbioma em desequilíbrio fragilizou suas paredes intestinais, que começaram a permitir a passagem de alimentos parcialmente digeridos, provocando uma reação de seu sistema imunológico. Em pouco tempo, o sistema imunológico de Shoshana havia produzido anticorpos contra alguns desses alimentos; isso queria dizer que seu sistema imunológico reagia toda vez que ela ingeria tais alimentos. A inflamação se espalhou por todo o seu organismo, predispondo-a a engordar, causando-lhe assim problemas hormonais e digestivos, e transtornos para seu sistema nervoso, além do sistema imunológico. Todos os seus sintomas, inclusive o aumento de peso, eram consequência da maior permeabilidade de suas paredes intestinais.

Para resolver os problemas de Shoshana, precisaríamos restaurar sua saúde intestinal e reparar as paredes do intestino, bem como restabelecer o equilíbrio de seu microbioma. Como ela não havia falado nada sobre seu peso, decidi não tocar no assunto também. Em vez disso, sugeri que fizesse a Dieta do Microbioma, pois seria a maneira mais eficaz de reequilibrar seu microbioma, restabelecer a saúde intestinal, reparar suas paredes intestinais e eliminar aqueles sintomas.

Dito e feito: quando Shoshana concluiu a Fase 1, a maior parte dos sintomas tinha diminuído ou desaparecido. Além disso, para sua surpresa e satisfação, ela também havia perdido vários quilos.

– Eu nem estava tentando emagrecer! Não estava sequer *planejando* fazer regime – exclamou ela. – Achei que era normal engordar com a idade.

Na verdade, se você não cuidar do seu microbioma, terá mais facilidade para engordar com o passar dos anos. Porém, isso não acontece por causa do processo de envelhecimento por si só, mas sim porque as agressões à sua saúde vão se acumulando. A combinação de alimentação inadequada, toxinas ambientais, o estresse normal da vida e, talvez, um ou mais tratamentos com antibióticos destrói as bactérias saudáveis e beneficia as bactérias nocivas. No final, o microbioma fica tão desequilibrado que começa a deflagrar inflamações, que geram outros problemas. Nos ciclos viciosos que conhecemos tão bem, um microbioma desequilibrado e um sistema digestivo inflamado acabam provocando uma série de outros problemas, inclusive o aumento de peso. E as coisas tendem a piorar. (Para observar a lista de sintomas de hiperpermeabilidade intestinal, veja o quadro da página 50, que traz uma relação dos sintomas de desequilíbrio do microbioma. Como desequilíbrio do microbioma e hiperpermeabilidade intestinal geralmente andam juntos, a lista de sintomas é a mesma.)

Esse processo, porém, não é inevitável. Não é porque você está ficando mais velho que precisa ter menos saúde. Se você contribuir para o equilíbrio de seu microbioma, conseguirá manter sua energia e vitalidade, a clareza de pensamento e um peso saudável, não importando sua idade.

Shoshana descobriu essa verdade seguindo a Dieta do Microbioma e vendo seus sintomas desaparecerem com os quilos indesejados. Ao restabelecer sua saúde intestinal e restaurar as paredes do intestino, Shoshana conseguiu recuperar a boa saúde e o peso saudável que havia tido durante toda a juventude. E, sem que esperasse, ainda ganhou uma pele radiante, cabelos brilhantes e um ar saudável. Quando o microbioma está em equilíbrio e o sistema digestório encontra-se em boa forma, isso se reflete na sua aparência!

REPARAÇÃO DA INTEGRIDADE INTESTINAL

Há duas partes do sistema digestório que precisam ser reparadas: as *microvilosidades* e as *junções oclusivas*. Ambas fazem parte do *epitélio*, o revestimento do intestino delgado.

As junções oclusivas, como já vimos, são imprescindíveis para evitar o problema de hiperpermeabilidade intestinal. São elas que mantêm as células epiteliais suficientemente unidas umas às outras, de modo que apenas nutrientes microscópicos possam passar. Se as junções oclusivas ficarem frouxas, fragmentos maiores de alimentos mal digeridos poderão atravessá-las, causando hiperpermeabilidade intestinal e todos os problemas decorrentes dela.

Microvilosidades são projeções finas e alongadas da camada epitelial da mucosa. Penso nelas como lindas árvores balançando ao sabor da brisa. Sua função é captar os nutrientes e atraí-los para a parede epitelial, para que possam ser absorvidos.

Em um intestino saudável, as microvilosidades são flexíveis e robustas. Mas, em um sistema digestório deficiente, em geral elas ficam atrofiadas. A restauração das microvilosidades é um aspecto fundamental para melhorar a saúde do sistema digestório. (Para observar a lista de todos os fatores que podem comprometer a integridade intestinal, veja o quadro da página 86.)

E Quanto aos Exames?

Alguns médicos recomendam testes para detecção de intolerâncias alimentares, por meio de exame de sangue ou da chamada dieta de exclusão, em que determinados alimentos são excluídos da alimentação por três semanas ou mais e, depois, reintroduzidos lentamente, um a um, para identificar quais são bem tolerados. Em geral, em uma dieta de exclusão, quando ainda existe sensibilidade a um alimento, a reação à sua reintrodução é muito mais forte.

Não sou um grande fã, nem do exame de sangue nem da dieta de exclusão. Segundo minha experiência, as intolerâncias alimentares podem mudar com rapidez nos dois sentidos: você pode logo desenvolver uma hipersensibilidade a um alimento que antes tolerava e uma tolerância a um alimento ao qual reagia. Em minha opinião, devemos nos concentrar na fonte do problema: a hiperpermeabilidade intestinal. Se você ficar longe de alimentos potencialmente problemáticos durante três semanas para eliminar a hiperpermeabilidade intestinal, é bem provável que possa reintroduzir muitos alimentos. Esse é o protocolo que sigo com meus pacientes, e o que uso na Dieta do Microbioma.

Porém, se você acha que tem uma grave alergia com sintomas incapacitantes ou que colocam sua vida em risco, precisa procurar um médico e fazer outro tipo de exame: a dosagem de imunoglobulina E (IgE).

Um dos principais objetivos na reparação do intestino é eliminar as reações imunológicas a alimentos que, em outras circunstâncias, seriam saudáveis, principalmente ovos e laticínios.

Em alguns casos, quando desenvolvemos intolerâncias alimentares muito cedo ou durante muitos anos, é praticamente impossível retreinar o sistema imunológico. Mas, muitas vezes, uma vez restaurada a saúde da parede intestinal, é possível impedir que esses alimentos problemáticos acionem o sistema imunológico.

REPARAR O INTESTINO COM MINERAIS E ERVAS

Na Dieta do Microbioma, você vai usar sais minerais e ervas para reparar a parede epitelial, restaurar a saúde das vilosidades e fechar as junções oclusivas. Vamos analisar brevemente alguns dos elementos que ajudarão a reparar seu intestino.

Complexo de zinco e carnosina é uma combinação do mineral zinco e o composto conhecido como carnosina, constituído de dois aminoácidos, beta-alanina e L-histadina. O complexo de zinco e a carnosina restauram a saúde do trato gastrointestinal, oferecendo vários efeitos protetores sobre o cérebro. Tanto quem tem hiperpermeabilidade intestinal como quem tem síndrome do intestino irritável têm deficiência de zinco, assim como os obesos.

As raízes e folhas da alteia (*Althaea officinalis*) contêm *mucilagem*, substância viscosa que, quando misturada com água, forma um tipo de gel que reveste a garganta e a pele para aliviar as mucosas irritadas. Aparentemente, a alteia também é capaz de revestir e aliviar a irritação da mucosa intestinal.

Além disso, a alteia tem propriedades anti-inflamatórias. Ela tem sido usada para tratar diversas doenças, como indigestão, úlceras estomacais e doenças inflamatórias intestinais, como doença de Crohn e colite ulcerativa.

RESTABELECER OS EFEITOS DA INFLAMAÇÃO

Se você tem problema de inflamação há muitos anos – o que ocorre com a maioria das pessoas que fazem dietas de emagrecimento –, precisa de algumas ervas e suplementos adicionais para reduzir a inflamação o mais rápido possível. Além de melhorar sua saúde, eles vão ajudá-lo a manter um peso saudável.

A *glutamina* é um aminoácido importante que ajuda a reparar a parede intestinal. Ela estimula as células do trato gastrointestinal, ajudando todo o sistema digestório a se regenerar.

A *curcumina* é uma potente substância anti-inflamatória encontrada na cúrcuma. É útil também no tratamento de distúrbios gastrointestinais e diabetes, além de reduzir o colesterol.

REPARAR COM BUTIRATO

Butirato, ou ácido butírico, é um componente vital da saúde intestinal. Como vimos, o butirato é um dos mais úteis ácidos graxos de cadeia curta (AGCC). Ele protege contra o câncer, auxilia no funcionamento do sistema imunológico, trata a inflamação e reforça a parede intestinal.

O butirato também tem benefícios significativos relacionados à perda de peso, sendo parte integrante do sistema intestinal, a principal fonte de energia do intestino grosso. O butirato ainda possui propriedades anticancerígenas e anti-inflamatórias. Como vimos, o consumo de prebióticos estimula o microbioma a produzir ácidos graxos de cadeia curta, inclusive butirato, mas recomendo também suplementos de butirato.

Uma de minhas pacientes, Sarah, representa um exemplo extraordinário de como o butirato pode afetar o peso corporal. Quando me procurou, aos quarenta e poucos anos, ela já tinha tentado todas as "últimas novidades" em suplemento do mercado: extrato de café verde, cetonas de framboesa, *Garcinia cambogia*. Cada um deles ajudava um pouco, mas nenhum tinha realmente feito a grande diferença de que ela precisava para perder os catorze quilos a mais que a deixavam deprimida.

Ex-dançarina, Sarah sentia literalmente o "peso" dos quilos extras, principalmente porque tinha adquirido um apetite voraz.

– Ou eu morro de fome e sofro, ou não resisto e engordo – disse ela.

Quando a conheci, ela estava desesperada para encontrar uma solução para emagrecer.

Eu lhe prescrevi alimentos e suplementos curativos, e também suplementos de butirato. Um exame de sangue revelou que Sarah sofria de disfunção mitocondrial; as mitocôndrias são organelas responsáveis pela produção de energia dentro da célula. O butirato, outros suplementos e a Dieta do Microbioma lhe deram o estímulo metabólico de que ela necessitava. Logo Sarah começou a perder peso e, segundo me disse, também o apetite voraz.

Para mim, a história de Sarah exemplifica o princípio fundamental da Dieta do Microbioma: recorrer à sabedoria de cura do próprio corpo e do microbioma, e deixar a natureza realizar sua magia. Por que intervir e impor controle humano sobre um processo que tem evoluído com a própria lógica há milhões de anos? Melhor trabalhar com o microbioma e o corpo, e deixar que a cura aconteça.

RESTABELECER O EQUILÍBRIO INTESTINAL COM GORDURAS SAUDÁVEIS

Uma das melhores maneiras de reduzir a inflamação é com ômega 3, principalmente na forma de óleo de peixe, rico em EPA (ácido eicosapentaenoico) e o DHA (ácido docosa-hexaenoico). Em estudos realizados com animais, o óleo de peixe não apenas reduziu a inflamação intestinal como também ajudou a reparar a mucosa do sistema digestório. As células da mucosa intestinal se regeneram muito rápido – em um ciclo de 24 horas –, portanto, são muito suscetíveis a lesões.

Para que possam se proliferar rapidamente, essas células precisam de nutrição contínua. Os suplementos de óleo de peixe são uma maneira eficaz de nutrir as paredes celulares.

A vitamina B$_5$, ou ácido pantotênico, também parece estar concentrada na mucosa intestinal. Essa vitamina pode ser importante para estimular a regeneração da mucosa intestinal.

MUDAR A SUA RELAÇÃO COM A FOME

Fome é uma palavra forte; portanto, não admira que usemos "fome" como uma metáfora para diversos tipos de desejo. Temos fome de comida, obviamente, mas também temos fome de amor, significado, sucesso, tranquilidade, família, natureza e de um mundo melhor para criar nossos filhos. A maioria de nós está bastante familiarizada com a maneira com que os diferentes tipos de fome podem se tornar confusos. Às vezes pegamos algo para comer quando estamos com necessidade de companhia ou carentes de amor, ou temos fome de sucesso profissional quando o que de fato desejamos é dar um significado à nossa vida.

No meu modo de ver, todos temos vários mundos dentro de nós: o mundo físico, o mundo mental, o mundo emocional, o mundo espiritual. Cada um desses mundos nos leva a ter fome por aquilo que ainda não temos, e cada uma delas pode ser satisfeita de maneira diferente.

Acredito que a fome por significado seja uma das mais profundas e, na nossa vida atribulada, uma das menos reconhecidas. Em contrapartida, todos temos fome por comida, porque o corpo precisa ser alimentado várias vezes ao dia!

A dificuldade, creio, é não supervalorizar um mundo em detrimento do outro. Um dos principais objetivos deste livro é ajudá-lo a mudar sua relação com o mundo físico. Mas, se estiver se sentindo frustrado com problemas de saúde e de peso, poderá encontrar respostas também em alguns dos mundos não físicos.

Uma das melhores maneiras de mudar sua relação com *qualquer* mundo é remover qualquer obstáculo que impeça o fluxo de dar e receber. Se estiver frustrado com sua saúde ou seu peso, analise todos os outros mundos em que você habita: o lar, o trabalho, as amizades, o amor, a comunidade, a espiritualidade. Você sente alguma fome relacionada a um desses mundos que não conseguiu saciar? Há uma maneira de matar essa fome?

Ao mesmo tempo que repara seu intestino, você pode mudar a relação com os outros mundos em que habita. Ironicamente, a mudança dessa relação pode ser a rota para matar sua fome física e saborear ainda mais os alimentos.

TERCEIRA PARTE

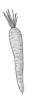

ESTÍMULO METABÓLICO: EQUILIBRE SEU MICROBIOMA PARA "REDEFINIR" SEU METABOLISMO

CAPÍTULO 7

O ESTRESSE PODE FAZÊ-LO ENGORDAR

Jacqueline é especialista em tecnologia da informação (TI). Ama o trabalho que faz e adora "apagar incêndios" de seus importantes clientes. Ela tem um companheiro, com quem vive há cinco anos. Recentemente, os dois decidiram se casar. Com quase 50 anos, Jacqueline ainda mantinha o corpo da época da faculdade, sem nunca ultrapassar dois ou três quilos do seu peso ideal. Sempre procurou ter uma alimentação saudável e uma rotina rigorosa de exercícios.

De repente, a mãe de Jacqueline, uma viúva que morava a cerca de duas horas da sua casa, começou a apresentar uma doença misteriosa, uma forma de demência de difícil diagnóstico. A relação das duas sempre tinha sido tempestuosa, mas Jacqueline amava a mãe e achava muito doloroso assistir ao seu declínio. Além disso, era difícil decidir sobre onde sua mãe devia morar e como cuidar dela, principalmente porque ela insistia em dizer que estava muito bem morando sozinha e ficava furiosa diante da menor insinuação de que talvez precisasse de ajuda.

Jacqueline me procurou porque, de repente, havia começado a engordar misteriosamente.

– Não mudei em nada minha alimentação – disse ela. – Na verdade, por causa de todo o estresse com a doença da minha mãe, estou fazendo *mais* exercício para tentar aliviar a tensão! Isso não faz sentido algum para mim, doutor. O último médico que consultei disse que "faz parte do processo de envelhecimento". Eu não aceito isso, mas o que posso fazer?

Leah, uma moça de vinte e poucos anos, tinha se mudado para Nova York depois de se formar e estava exultante por ter se adaptado rapidamente. Ela adorava a agitação da cidade, mantinha um círculo de amigos da faculdade que também tinham se transferido para Nova York e me disse que seu namoro, que tivera início nos tempos de faculdade, "ia muito bem, obrigada".

O peso de Leah sempre teve altos e baixos. Segundo ela, no ensino médio era um pouco gordinha e precisava se esforçar para resistir à tentação de comer batata frita e sobremesa quando saía com os amigos.

– No primeiro ano de faculdade, em geral, os alunos engordam um pouco – disse ela –, só que no meu caso foram *mais de dez quilos*!

Ela ficou tão frustrada com os quilos extras que abandonou de vez o açúcar, parou de comer pão e nunca mais sequer *olhou* para uma batata!

Aparentemente, essas restrições funcionaram para Leah, que no segundo ano de faculdade atingiu seu peso ideal e conseguiu mantê-lo durante todo o restante do curso e nos primeiros anos em Nova York.

Um dia, Leah recebeu uma promoção e ficou radiante com o aumento de salário e suas novas responsabilidades. Porém, ela trabalhava muito mais, tinha muito mais prazos a cumprir e comandava uma equipe de profissionais que, nas próprias palavras: "nem sempre eram tão eficientes... *ou* tão educados, quando eu tentava fazer com que tivessem um desempenho à altura". Embora Leah insistisse em que sua alimentação era a mesma há cinco anos, seu peso vinha aumentando lentamente; nos últimos dois meses, havia engordado cinco quilos.

– Estou preocupada, com medo de *continuar* engordando, mas não sei o que fazer para evitar isso – exclamou ela. – Mas não mudei *nada*! Na verdade, no mês passado eu cortei também as massas. Mas, além de não recuperar meu peso antigo, acabei engordando mais alguns quilos! O que é que estou fazendo de errado?

Michelle tinha 36 anos, dois filhos, e trabalhava no período da tarde como escriturária. Ela me procurou porque vinha engordando de forma lenta, porém sistemática, desde o nascimento do primeiro filho.

– Não entendo – disse ela. – Minha alimentação é a mesma de antes da gravidez. É verdade que relaxei um pouco com os exercícios quando meus filhos eram muito pequenos, mas meu marido me deu uma bicicleta ergométrica e, agora que o mais novo está no maternal, eu tenho tempo até para ir à academia. Mas, não importa o que eu faça, continuo a engordar. Estou com catorze quilos a mais do que há cinco anos. Será que vou engordar mais catorze nos próximos cinco?

Will, um quarentão dinâmico e ambicioso, ficava envaidecido por ter engordado menos de cinco quilos desde a época da faculdade, sem, na verdade, fazer regime ou exercícios. Ele trabalhava no departamento de TI de uma grande empresa de Manhattan e gostava muito do que fazia. Casado e feliz com sua namorada dos tempos da faculdade, Will tinha dois filhos adolescentes, que eram motivo de muito orgulho.

Os problemas começaram quando seu filho mais novo, Liam, entrou para o ensino médio. As notas do menino pioraram, ele não saía mais com os velhos amigos e parecia ter dificuldade para fazer novas amizades. Liam dava todo tipo de desculpa possível para não ficar com a família. Seus pais não sabiam mais o que fazer.

Depois de mais ou menos um mês, Will começou a notar que engordava pouco a pouco. Ele cortou a sobremesa, começou a se exercitar na esteira da esposa e até parou de beber a cervejinha de que tanto gostava nas tardes de domingo, enquanto assistia ao futebol. Apesar de todos esses esforços, ele não conseguia perder os quilos extras. Na verdade, o ponteiro da balança continuava a subir. Quando me procurou, Will estava ansioso tanto em relação ao filho quanto em relação a si mesmo.

Jacqueline, Leah, Michelle e Will vivenciavam um fenômeno muito comum: o estresse estava fazendo com que engordassem ou impedindo-os de emagrecer. Há muito tempo os cientistas sabem que o estresse é uma causa importante do aumento de peso, tanto o estresse físico, como dormir poucas horas e pular refeições, como o estresse psicológico, causado por doença na família, prazos apertados, problemas de relacionamento ou com a criação dos filhos. Agora que sabemos mais sobre o microbioma, podemos compreender que o estresse também afeta nossa ecologia interna, ameaçando nossa saúde e nos fazendo engordar.

O estresse promove aumento de peso de várias maneiras:

- **Estresse em excesso eleva os níveis de *cortisol*,** um hormônio associado ao estresse que, nos níveis certos, fornece energia e disposição, mas nos níveis errados estimula o corpo a reter cada grama de gordura, mesmo que a pessoa coma pouco ou faça bastante exercício.
- **Estresse em excesso compromete a integridade intestinal** e contribui para o desenvolvimento da hiperpermeabilidade intestinal, que, como já vimos, produz inflamação – um fator importante na obesidade, no ganho de peso e na retenção de gordura.
- **O estresse altera a composição do microbioma.** Como também vimos, um microbioma em desequilíbrio contribui para inflamações, hiperpermeabilidade intestinal e problemas digestivos. E todos esses fatores exercem estresse ainda maior sobre o corpo.

Todos esses fatores relacionados ao estresse induzem o corpo a armazenar a gordura, em vez de queimá-la. Juntos, criam um círculo vicioso que pode tornar aparentemente impossível perder os quilos indesejados.

A GORDURA NÃO É CULPA SUA, PARTE 2

Sempre digo aos meus pacientes que estão passando por situações estressantes que a gordura não é culpa deles. Vou lhe dizer o mesmo, e pela mesma razão: *sua biologia é induzida a manter o peso sempre que percebe que você está estressado.*

Isso faz sentido se levarmos em consideração que o maior perigo que nossos antigos ancestrais enfrentavam era a falta de alimentos. Em um mundo de subsistência, precisavam de gordura para se proteger do frio e conseguir enfrentar os períodos de escassez de alimentos. O corpo humano passou a reagir a qualquer tipo de estresse – físico ou emocional – retendo gordura, literalmente, para a vida toda.

Como o Estresse Afeta o Sistema Digestório e o Peso Corporal

- Altera as substâncias químicas produzidas pelo estômago, interferindo na digestão.
- Diminui a quantidade de ácido clorídrico (ácido gástrico), interferindo também na digestão.
- Impede o trânsito normal dos alimentos no intestino.
- Provoca hiperpermeabilidade intestinal.
- Altera o fluxo sanguíneo para a mucosa que reveste as paredes intestinais e que absorve os nutrientes.
- Altera o microbioma, causando inflamação, resistência à insulina e ganho de peso.
- Promove a deposição de gordura abdominal, onde ela acarreta os maiores riscos à saúde.
- Afeta o metabolismo do açúcar no sangue, o que leva à vontade de comer alimentos mais doces e gordurosos.
- Aumenta os níveis de cortisol, um dos hormônios do estresse, produzindo resistência à insulina e armazenamento de gordura.
- Reduz os níveis de testosterona e diminui a massa muscular, tornando o metabolismo mais lento.

Não estou lhe dando essas informações para deixá-lo ainda mais estressado! Como você pode ver pelos exemplos de Jacqueline, Leah, Michelle e Will, alguns tipos de estresse são inevitáveis ou até mesmo bem-vindos. Jacqueline decidiu cuidar da mãe, Leah ficou radiante com sua promoção e tanto Michelle quanto Will gostavam de ser pais. Nenhuma dessas pessoas tinha realmente a opção de evitar as situações estressantes que enfrentavam.

Mas isso não significa que eles – nem você – estejam fadados a continuar com excesso de peso. O objetivo não é tentar ter uma vida sem estresse, pois isso é uma fantasia, mas sim descobrir do que seu corpo precisa para se sentir "seguro", em vez de "estressado".

Esta é a boa notícia: *se você der apoio ao seu corpo durante os períodos difíceis, poderá neutralizar a reação do estresse e "redefinir" seu metabolismo para queimar gordura, e não armazená-la.*

A Dieta do Microbioma lhe dará o suporte físico necessário para combater os efeitos do estresse. Se você seguir a dieta – mesmo com a adesão de 70% permitida na Fase 3 –, obterá todos os nutrientes de que precisa para favorecer seu microbioma, seu sistema digestório e seu cérebro. Isso, por sua vez, ajudará a equilibrar a produção de hormônios do estresse, deixando-os nos níveis certos para que você fique cheio de energia e motivado, e não em níveis que induzam seu corpo a aumentar o peso.

Comer sem estresse, algo que explicarei no Capítulo 8, também contribui muito para mudar sua resposta ao estresse, promovendo a saúde do sistema digestório e restaurando o equilíbrio do microbioma.

Vamos analisar todas as maneiras pelas quais o estresse pode engordar. Creio que, depois que você entender o papel do estresse no ganho de peso, não ficará mais frustrado e confuso, observando o ponteiro da balança subir. Em vez disso, se sentirá no controle e animado, confiante de que conseguirá atingir e manter um peso saudável.

ESTRESSE SOCIAL: QUANDO AS CIRCUNSTÂNCIAS DA VIDA CONSPIRAM PARA FAZÊ-LO ENGORDAR

Se você começar a engordar sem ter mudado seus hábitos alimentares ou a rotina de exercícios, poderá facilmente achar que está ficando maluco. Talvez não consiga acreditar que *está* realmente comendo a mesma quantidade de antes, sobretudo porque a família, os amigos e seu médico provavelmente duvidarão da sua palavra. É possível que você passe a rever obsessivamente tudo o que coloca na boca, procurando desesperadamente o "alimento proibido" que, de alguma maneira, causou o problema. Se você costumava comer sobremesa ou um alimento calórico de vez em quando sem engordar, talvez até se sinta culpado, como se de alguma forma houvesse conseguido "se safar" de algo que, agora, não consegue mais.

Mas e se você conseguisse entender o poder que o estresse tem de gerar ganho de peso?

Estudos realizados com animais revelam claramente que o *estresse promove acúmulo de gordura*. Afinal de contas, os animais não comem porque estão solitários ou se sentem apavorados! Psicologia e força de vontade não entram em cena – o único fator é sua biologia. Portanto, quando animais estressados comem demais, têm padrões alimentares prejudiciais ou engordam quando suas calorias são restringidas, podemos ver com bastante clareza que estresse e aumento de peso são uma questão biológica.

Regime Permanente Pode Levar ao Ganho de Peso

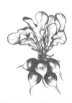

Os esforços para restringir a alimentação podem causar outro tipo de estresse físico e emocional. Alguns estudos indicam que o regime contínuo produz um aumento de até 18% nos níveis de cortisol. O cortisol promove resistência à insulina, que, por sua vez, promove o armazenamento de gordura, principalmente na região abdominal.

Na verdade, inúmeros experimentos mostram que animais submetidos a situações estressantes engordam, mesmo quando continuam a comer exatamente o mesmo tipo de ração que comiam antes e mesmo quando comem a mesma ração dos animais não estressados, que não engordam.

Em 2012 foram realizados tantos estudos sobre estresse e peso, que uma equipe de pesquisadores da Faculdade de Medicina da Universidade de Cincinnati decidiu fazer uma revisão dos estudos realizados com seres humanos e animais sobre a relação entre estresse e obesidade. Os pesquisadores de Cincinnati concluíram que existem de fato muitas evidências de uma ligação entre estresse crônico e gordura abdominal. Descobriram também que, em geral, o estresse muda o tipo de alimento que a pessoa come, levando-a a ter vontade de comer "alimentos saborosos e altamente calóricos".

A maioria de nós sabe que, quando as pessoas se sentem infelizes, ansiosas ou estressadas, muitas vezes procuram alimentos saborosos, em geral ricos em amidos, açúcares e gorduras. Os pesquisadores de Cincinnati mostraram que esse é um padrão observado tanto em animais quanto em seres humanos, o que indica existir uma ligação biológica, e não apenas psicológica, entre o estresse crônico e a vontade de comer alimentos que tendem a resultar no armazenamento de gordura.

Esses achados fazem sentido quando nos lembramos de que, para a maioria dos seres humanos e animais que vivem na selva, o estresse indica uma situação física difícil. Talvez tenham de fugir de predadores; de sair em busca de alimentos, que são escassos; ou de migrar constantemente de um lugar para o outro. Talvez o estresse seja causado por falta de comida, e a ansiedade, por causa dos animais dominantes do grupo, que ficam com a maior parte dos alimentos, deixando o restante sujeito a morrer de inanição.

Isso ainda acontece com os animais selvagens, e certamente aconteceu com os seres humanos durante a maior parte de sua vida no planeta. E, quando seu corpo se sente ameaçado, você come o máximo que pode quando tem oportunidade, sente vontade de comer alimentos que se transformarão em gordura e ajusta o metabolismo de modo a reter essa gordura. Todos esses dispositivos de proteção são acionados quando você não tem certeza de quando poderá comer novamente – embora, é óbvio, não sejam tão úteis para ajudá-lo a lidar com uma mãe doente, um trabalho estressante ou as dificuldades associadas à criação dos filhos!

Em contrapartida, quando seu corpo se sente seguro, você tende a queimar gordura, em vez de retê-la. Seu corpo interpreta "menos estresse" como "mais confiante de que vai obter comida" e "menos propenso a enfrentar desafios físicos que requerem armazenamento de gordura corporal". Portanto, sentir menos estresse transmite ao corpo uma mensagem para queimar gordura, em vez de armazená-la.

Os hábitos alimentares desempenham um papel importante no ganho de peso e, por esse motivo, também foram correlacionados ao estresse. Um estudo realizado em 2010 por outra equipe de pesquisadores da Universidade de Cincinnati, liderada pela dra. Susan J. Melhorn, descobriu que o ganho de peso tinha relação com o estresse social e com alterações metabólicas de longo prazo, que podiam contribuir para o desenvolvimento de obesidade. Esse experimento também analisou hábitos alimentares, observando por que alguns ratos do estudo optavam por fazer pequenas refeições frequentes, enquanto outros preferiam fazer refeições maiores com menos frequência.

Os hábitos alimentares são importantes, pois há muito sabemos que fazer refeições maiores, porém menos frequentes, promove ganho de peso e retenção de gordura corporal, bem como elevação dos níveis de triglicérides e colesterol. Na verdade, se você fizer três grandes refeições por dia, estará mais sujeito a aumento dos níveis de triglicérides e colesterol do que se fizesse cinco refeições menores, mesmo que consuma o mesmo número de calorias. Da mesma forma, você terá menos facilidade de engordar se fizer refeições menores, porém mais frequentes, mesmo que coma mais.

A equipe da dra. Melhorn queria descobrir se havia alguma relação entre estresse e hábitos alimentares. Para isso, dividiram os ratos em colônias, que logo criaram uma hierarquia de um macho dominante e três subordinados.

Enquanto formavam a hierarquia, os ratos comiam menos – e emagreciam. Mas, depois que a hierarquia estava formada, os ratos dominantes comiam mais, e os ratos subordinados comiam menos.

Isso faz sentido. O acesso ao alimento é o benefício mais importante do qual um animal ou um ser humano pode usufruir, portanto, não era de admirar que os animais dominantes tivessem usado seu poder para ganhar maior acesso à comida. Um fato significativo é que os ratos dominantes faziam refeições menores e mais frequentes. Os animais subordinados comiam com menos frequência, mas compensavam isso fazendo refeições maiores quando tinham acesso à comida. Talvez pelo fato de não saber quando poderiam comer novamente, os animais subordinados queriam tirar o melhor proveito nessas ocasiões, comendo o máximo possível e armazenando gordura corporal para o caso de terem de esperar muito tempo até a próxima refeição.

Depois de duas semanas, as colônias foram desfeitas, e os ratos machos foram colocados em gaiolas individuais por três semanas. Durante esse período, puderam se alimentar livremente, sem disputar sua ração com outros ratos.

Tanto os ratos dominantes como os subordinados comeram excessivamente durante o período de três semanas de acesso ilimitado à ração. Porém, os ratos dominantes continuaram a fazer refeições menores e mais frequentes, enquanto os ratos subordinados continuaram a fazer refeições maiores e menos frequentes. Os ratos dominantes engordaram e ganharam massa corporal, mas os ratos subordinados ganharam mais gordura abdominal.

O que podemos concluir desse experimento?

Em primeiro lugar, o estresse e a sensação de estar "no degrau mais baixo" da escala social predispõem sua biologia a optar por refeições maiores e menos frequentes, talvez porque você esteja com medo de ter menos acesso à comida. Lembre-se: esse é um comportamento escolhido pelos ratos, de modo que fatores psicológicos, como preferir uma "comida saborosa", comer demais como "válvula de escape" de sentimentos negativos ou qualquer outra emoção relacionada a comida, na verdade, não entram em jogo. *Biologicamente*, o estresse e a posição de subordinação levaram os ratos a comer de uma maneira que os tornasse mais propensos não apenas a engordar, mas também a acumular gordura abdominal.

Em segundo lugar, a experiência de ser subordinado ou dominante aparentemente produziu alterações metabólicas de longo prazo nos dois grupos de ratos. Mesmo quando tiveram acesso ilimitado à comida sempre que quisessem, os ratos dominantes preferiram o padrão alimentar que os ajudava a resistir ao ganho de peso e os deixava menos propensos a adquirir gordura abdominal. O metabolismo desses ratos tinha se acostumado a esse padrão, e eles o mantiveram mesmo quando as circunstâncias mudaram.

Da mesma maneira, mesmo quando tiveram oportunidade de comer livremente, os ratos subordinados mantiveram os padrões alimentares que adquiriram quando disputavam a comida com os ratos dominantes. Escolheram um padrão alimentar que, em termos biológicos, causava acúmulo de gordura abdominal e elevava os níveis de triglicérides e colesterol. Essas alterações metabólicas basicamente os condenaram a engordar.

Felizmente, ao contrário dos ratos, podemos optar por alterar os hábitos alimentares, contribuir para a saúde de nosso microbioma e mudar a relação que temos com a comida. Mesmo que, assim como Jacqueline, Leah, Michelle e Will, você não possa mudar rapidamente as circunstâncias que vêm deixando-o estressado, você *pode* mudar sua relação com essas circunstâncias. E, o que é mais importante: você pode mudar sua atitude à mesa e o grau de estresse de cada refeição. No Capítulo 8, vou lhe ensinar a mudar essa relação vital, para que também possa induzir seu metabolismo a queimar gordura e, consequentemente, ter um peso saudável.

ESTRESSE, GORDURA E O MICROBIOMA

Um microbioma sadio é fundamental para a manutenção de um peso saudável. Entretanto, o estresse destrói rapidamente muitas das bactérias benéficas de que precisamos. Na verdade, o microbioma é tão sensível que até mesmo 24 horas de estresse podem alterar significativamente sua população.

Isso ocorre porque o tempo de vida dos microrganismos do microbioma é de aproximadamente vinte minutos. Portanto, um dia de 24 horas representa 72 ciclos de vida para eles, o equivalente a 1.500 anos no tempo dos seres humanos!

Ao longo desses 1.500 "anos microbianos", bactérias benéficas morrem e bactérias nocivas tomam seu lugar. Por conseguinte, no espaço de apenas um dia estressante, seu organismo pode deixar de queimar gordura e passar a armazená-la, sobretudo se você não estiver ingerindo os alimentos nem tomando os probióticos que mantêm seu microbioma em equilíbrio.

Toda vez que você desequilibra seu microbioma, enfraquece o sistema digestório, ficando propenso a ter hiperpermeabilidade intestinal e a acumular gordura abdominal. Portanto, quando pensar nos efeitos do estresse, imagine a seguinte cadeia de eventos:

estresse ➡ microbioma desequilibrado ➡ metabolismo desregulado ➡ ganho de peso

Em um estudo fascinante realizado em 2011, um grupo de pesquisadores colocou alguns camundongos na mesma gaiola com outros mais agressivos – uma estratégia inteligente usada pelos cientistas para deixar os camundongos estressados! Os camundongos forçados a lidar com os agressores apresentaram perda de bactérias benéficas, menor diversidade no microbioma intestinal e aumento de bactérias nocivas, o que os deixou mais vulneráveis a infecções e produziu inflamação intestinal. Tudo isso levou diretamente ao aumento de peso.

Todos sabemos que semana de provas é um período estressante para os estudantes universitários. Por esse motivo, é normal que o microbioma dos alunos apresente alteração entre os primeiros dias de aula, relativamente tranquilos, e o período estressante dos exames finais. Com efeito, em 2008, um grupo de pesquisadores australianos realizou um estudo que descobriu exatamente isto: a quantidade de bactérias saudáveis dos alunos era menor durante a semana de provas em relação à do início do semestre.

Eis o que transforma todo o processo em um verdadeiro círculo vicioso: pode ser que um microbioma em desequilíbrio não seja somente o efeito do estresse – mas também a *causa* do estresse. Estudos demonstraram que um microbioma em desequilíbrio pode causar mais ansiedade e depressão. Quando seu microbioma está em desequilíbrio, você simplesmente não se sente bem. E seu corpo pode interpretar isso como um sinal de perigo e, consequentemente, reter gordura.

O CÉREBRO E O BIOMA

Você se lembra de que na Primeira Parte deste livro eu disse que o intestino é, na verdade, um segundo cérebro? Afinal de contas, ele produz muitos dos neurotransmissores de que o cérebro precisa, as substâncias químicas por meio das quais o cérebro regula os pensamentos e as emoções.

Bem, é como se o microbioma fosse o centro de comando desse segundo cérebro. E ele tem um poder extraordinário de influenciar seus pensamentos e sentimentos.

Os trilhões de bactérias que vivem em seu intestino podem fazê-lo sentir vontade de comer doces, amidos e alimentos gordurosos. Podem impedi-lo de raciocinar com clareza, tirar sua concentração e prejudicar sua memória. Podem afetar sua sensibilidade à dor e o tempo de resposta ao estresse. Podem até deixá-lo ansioso e deprimido. Sempre que meus pacientes dizem que "não conseguem raciocinar direito" ou "não conseguem se lembrar de algo", as primeiras coisas que verifico são o equilíbrio microbiano e a saúde digestiva.

Por que as bactérias dentro de você têm tanto poder? Porque elas exercem um impacto tremendo sobre as substâncias químicas que seu cérebro usa para processar pensamentos e emoções. O sistema nervoso, os hormônios e o sistema imunológico estão envolvidos na complexa sinalização química que existe entre cérebro, intestino e microbioma.

Em termos específicos, o microbioma é fundamental na determinação de se seu intestino é capaz de produzir as substâncias químicas certas nas quantidades certas. Desse modo, o desequilíbrio do microbioma desregula o intestino, que, por sua vez, pode produzir sintomas como mente turva, problemas de memória, ansiedade e depressão:

microbioma em desequilíbrio

sistema gastrointestinal deficiente

níveis incorretos de neurotransmissores
(substâncias químicas cerebrais)

sintomas que abrangem dificuldade de raciocínio e alteração de humor

Em contrapartida, quando seu microbioma está equilibrado e o intestino está funcionando no nível ideal, suas substâncias químicas ficam em equilíbrio. Você consegue raciocinar com clareza e se sente calmo, focado, otimista e cheio de energia. Quando surge alguma dificuldade, você sabe que conseguirá superá-la. Quando se depara com um problema, sente-se motivado a enfrentá-lo e consegue resolvê-lo. Quando uma situação estressante requer energia física, mental ou emocional, você é capaz de analisar todos os aspectos da questão, manter uma atitude positiva e reunir a energia necessária para seguir em frente.

microbioma equilibrado

sistema gastrointestinal sadio

níveis corretos de neurotransmissores
(substâncias químicas cerebrais)

raciocínio claro, calma, autoconfiança e níveis elevados de energia

Se precisar enfrentar uma situação estressante, com certeza você vai querer que seu microbioma esteja equilibrado e sadio, tanto para seu bem-estar emocional quanto para não engordar. Afinal de contas, 90% da sua serotonina, a substância química que produz uma sensação de serenidade, otimismo e autoconfiança, é produzida no intestino, e a saúde do microbioma afeta os níveis de serotonina. Sabemos que as bactérias intestinais produzem e reagem a outras substâncias químicas usadas pelo cérebro para criar pensamentos e sentimentos, como a melatonina, que regula o sono; as "substâncias químicas do estresse", dopamina e norepinefrina; e as "substâncias químicas do relaxamento", acetilcolina e ácido gama-aminobutírico (GABA).

INFLAMAÇÃO E O CÉREBRO

Outro fator que pode alterar a química cerebral é a inflamação, causada por hiperpermeabilidade intestinal e desequilíbrio do microbioma. Pessoas com níveis elevados de inflamação podem ser mais suscetíveis a ansiedade e depressão. Na verdade, mais da metade das pessoas que têm distúrbios gastrointestinais crônicos, como colite ulcerativa, doença de Crohn e síndrome do intestino irritável, também apresentam sintomas de estresse, ansiedade e depressão. A síndrome do intestino irritável foi associada ainda a aumento da reação à dor.

Os pesquisadores que estudam o eixo cérebro-intestino-microbioma estão confiantes de que os estudos revelarão outras maneiras pelas quais o microbioma influencia sentimentos, pensamentos e o comportamento.

O PODER DOS PROBIÓTICOS

Se o microbioma tem impacto tão grande sobre a memória, os pensamentos e o humor, então a ingestão de probióticos deveria ter um efeito perceptível sobre a memória, o estresse e outras funções mentais/emocionais.

Em 2010, alguns pesquisadores canadenses alteraram o microbioma de um grupo de camundongos infectando-os com um tipo específico de bactéria inofensiva. Quando esses camundongos foram submetidos a um estresse agudo, em cerca de dez dias apresentaram problemas de memória. Entretanto, esses problemas foram evitados quando os camundongos tomaram uma dose diária de probiótico, que provavelmente ajudou o microbioma deles a restaurar seu equilíbrio saudável. Outros estudos realizados tanto com animais como com seres humanos também demonstraram que os probióticos reduzem a ansiedade, aliviam o estresse e melhoram o humor de pacientes com síndrome do intestino irritável e síndrome de fadiga crônica. Um experimento realizado em 2011 descobriu que um tratamento de trinta dias com probióticos faz seres humanos sadios sentirem menos ansiedade e depressão.

Ainda não conhecemos todos os mecanismos pelos quais os probióticos combatem a depressão, mas os cientistas acreditam que eles reduzem a inflamação e estimulam a produção de *triptofano*, o precursor da *serotonina*. A serotonina é a substância química cerebral que produz sensação de bem-estar, deixando-nos calmos, equilibrados, otimistas e autoconfiantes. Níveis altos de serotonina nos ajudam a combater a depressão. E, obviamente, como 90% da serotonina é produzida no intestino, os probióticos provavelmente ajudam o microbioma a manter a saúde intestinal.

Um estudo realizado em 2013 na Universidade da Califórnia em Los Angeles (UCLA) forneceu mais evidências de que os probióticos melhoram a função cerebral, principalmente em relação a depressão, ansiedade e estresse. Nesse estudo inovador, 36 mulheres entre 18 e 55 anos de idade foram divididas em três grupos. Um grupo tomou um iogurte que continha uma mistura de diversos probióticos. Elas consumiram esse alimento bom para o microbioma duas vezes ao dia, durante quatro semanas.

probióticos ➡ microbioma equilibrado ➡ paredes intestinais mais sadias ➡ mais serotonina ➡ menos ansiedade/depressão

Um segundo grupo consumiu um derivado de leite que tinha aparência e sabor de iogurte, mas não continha probióticos. O terceiro grupo não recebeu nada de especial para comer no experimento.

Em seguida, as mulheres foram submetidas a um exame de ressonância magnética funcional (RMf), com o cérebro em repouso e também durante uma "tarefa de reconhecimento de emoções". Durante essa tarefa, elas visualizavam uma série de fotos de pessoas com expressões de raiva ou medo, e tinham de relacionar essas imagens a outras, de pessoas que exibiam as mesmas emoções.

As mulheres que tinham tomado probióticos ficaram menos estressadas durante o exame e mostraram mais conexões entre as várias regiões cerebrais. Da mesma forma, em outro estudo recente, as pessoas que tomaram probióticos mostraram menos ansiedade, depressão e raiva, bem como mais capacidade de solucionar problemas.

Portanto, aparentemente, o microbioma é um mediador da resposta ao estresse e também de outras funções do cérebro. Com um microbioma saudável, você é capaz de reagir melhor a situações difíceis, com menos estresse. Isso é importante para o humor, a função mental e a perda de peso, porque, como vimos, o estresse promove o armazenamento de gordura. Sendo assim, essa é mais uma maneira pela qual um microbioma equilibrado o ajudará a atingir um peso saudável.

microbioma saudável → resposta mais sadia ao estresse → menos substâncias químicas do estresse → menor predisposição a armazenar gordura

A DIETA QUE DÁ PODER

A relação entre estresse e peso corporal é complexa, pois existem dois tipos de resposta ao estresse. Um deles é conhecido como reação de "luta ou fuga", ou seja, a maneira como o corpo se mobiliza para empreender esforços extraordinários a fim de atingir determinado objetivo. A origem dessa expressão vem dos nossos ancestrais, que tinham de lutar com os inimigos ou fugir de predadores. Mas, como vimos, esse tipo de resposta ao estresse também pode estar relacionado a um esforço prolongado – puxar um barco de pesca emborcado contra as ondas do mar, por exemplo, ou atravessar a tundra para encontrar uma nova casa.

No estresse do tipo "luta ou fuga", hormônios como cortisol, adrenalina e dopamina servem como uma maneira de mobilizar nossos recursos. Essa resposta envia força adicional aos músculos e torna nossa respiração mais profunda, para que possamos suportar batimentos cardíacos mais rápidos e maior fluxo sanguíneo. Tenho uma visão otimista da reação de "luta ou fuga", pois esperamos com ela ser capazes de fugir dos predadores, derrotar inimigos ou conseguir melhorar nossa vida.

Mas existe outra resposta, mais mortal, ao estresse crônico: a *resposta de derrota*. Quando somos submetidos a um estresse aparentemente interminável, às vezes não temos vontade de lutar ou fugir. Em vez de mobilizar o corpo e as emoções para um esforço extraordinário, preparamo-nos para enfrentar os duros golpes que, segundo acreditamos, inevitavelmente virão.

Seja por causa de um emprego difícil, repleto de tarefas frustrantes e um tratamento abusivo por parte do chefe, ou de insatisfação com o relacionamento amoroso, com os amigos ou com a vida social, essa sensação de derrota e desmoralização cria outro tipo de resposta ao estresse, uma resposta com consequências ainda mais graves para o ganho de peso. Essa resposta foi associada à retenção de gordura corporal, principalmente no abdome, ao lado de obesidade e supressão do sistema imunológico.

Muitas pessoas chegam ao meu consultório sentindo-se totalmente "impotentes". Elas acham que o "sistema" – seja lá o que isso signifique – é indiferente, impermeável e muito mais poderoso que elas. Sentem-se desvalorizadas. Acreditam que seu verdadeiro eu foi soterrado sob uma grossa camada de derrota. Têm a sensação de que estão sendo vencidas por forças muito mais poderosas do que elas – a economia, a cultura, a mídia, dificuldades no trabalho, pressões familiares – e que não há nada que possam fazer.

Esses sentimentos são particularmente problemáticos no que se refere aos alimentos. Se você se sente impotente, como vai desafiar a cultura de alimentos prejudiciais à saúde na qual vivemos, em que tantos produtos são processados, embalados e conservados; em que tantos produtos são geneticamente modificados; em que glúten, milho, adoçantes e gorduras nocivas são adicionados a quase tudo? Essa sensação de derrota leva as pessoas a tão somente "seguir o roteiro", consumindo os alimentos convenientes – fáceis de obter, fáceis de encaixar na rotina diária, fáceis de pegar no supermercado ou de pedir no restaurante mais próximo.

Estamos rodeados de produtos alimentícios prejudiciais à saúde, em bistrôs sofisticados e lanchonetes, em empórios de luxo e supermercados populares. Não importa se você está adquirindo produtos finos ou mais baratos; existe uma quantidade enorme de produtos alimentícios repletos de gordura prejudicial, açúcar, xarope de milho com alto teor de frutose, soja processada e glúten. Produtos destituídos de nutrientes e de frescor. Produtos que o fazem ter uma vontade incontrolável de comer; que causam inflamações e o mantêm permanentemente com fome, mesmo enquanto continua a engordar.

Como driblar essa poderosa cultura alimentar com suas opções sedutoras e prejudiciais?

Segundo minha experiência, para ter uma alimentação sistematicamente saudável, você precisa entrar em contato com seu poder interior – o poder que você adquire quando conhece seu verdadeiro eu. Quando você acessa seu verdadeiro eu, acessa também sua verdadeira fome. Você sabe perfeitamente do que seu corpo precisa e também aquilo que deseja nos níveis emocional e espiritual. Seu verdadeiro eu o leva a saciar cada tipo de fome com aquilo que ela realmente deseja. Sim, às vezes é fome de comida. Mas às vezes o que você deseja mesmo é um pouco de paz, um abraço, uma aventura emocionante ou uma sensação mais profunda de conexão com algo maior do que você mesmo.

Quando você reequilibra sua ecologia interna, todo o seu organismo também se equilibra. Você entra mais em contato com seu corpo, suas emoções e seu poder mental. Você tem a oportunidade de descobrir o que de fato acha delicioso – não as opções processadas, embaladas e prontas das gigantescas indústrias alimentícias, mas sim seu gosto pessoal. E tem energia, mental e emocional, para buscar o que lhe é verdadeiramente importante.

CAPÍTULO 8

COMER SEM ESTRESSE PODE AJUDÁ-LO A EMAGRECER

Johnetta era uma mulher exuberante de quase 50 anos. Em sua primeira consulta, ela disse que sempre tinha sido uma "mulherona": com vozeirão, presença marcante, manequim GG. Mas estava preocupada com sua saúde, pois tinha antecedentes familiares de diabetes por parte de pai e de cardiopatia por parte de mãe.

Quando soube dos princípios da Dieta do Microbioma e quais seriam os alimentos que deveria consumir durante as duas primeiras semanas da Fase 1, Johnetta disse:

– Não vou mentir para o senhor, doutor. Não vai ser fácil.

Ela detestava a ideia de abrir mão dos pratos gordurosos típicos da culinária do sul dos Estados Unidos aos quais estava habituada. Criada em Atlanta, Johnetta associava esse tipo de comida a aconchego familiar, momentos felizes e amor. Macarrão com molho de queijo, purê de inhame com açúcar mascavo, ensopado de couve com presunto e frango frito eram os pratos de sua infância. E, embora pudesse comer alguns desses pratos nas Fases 2 e 3, com apenas 90% e

70% de adesão à dieta, respectivamente, ela ainda ficava triste por ter de mudar radicalmente a alimentação.

– Bem – perguntei depois de refletir por um momento –, *o que mais* você associa a essas refeições familiares?

– Não entendi – respondeu ela.

Eu refiz a pergunta:

– Não era somente a comida que tornava aqueles momentos especiais. O que mais fazia essas refeições em família serem tão agradáveis?

Aos poucos, o rosto de Johnetta se iluminou. Ela descreveu as risadas e as piadas em volta da mesa, a sensação de segurança e amparo que ela sentia quando criança, a sensação de que o mundo estava repleto de pessoas que a amavam e que cuidariam dela. Ela também gostava de brincar e fazer molecagens com os primos nos almoços de domingo. Lembrava-se até dos conselhos que os primos mais velhos haviam lhe dado quando ela começou a se interessar por garotos.

Pedi a Johnetta que falasse sobre outras refeições que ela considerava especiais. Ela então descreveu um jantar à luz de velas em um restaurante de Paris com o "amor da minha vida" *na época*. Os dois tinham conversado por horas a fio enquanto saboreavam pratos deliciosos.

– Parece tão brega – disse ela com um suspiro. – Mas foi *tão* especial!

Ela também se lembrava de um bar que ficava perto do seu primeiro emprego, onde ela e duas colegas de trabalho se reuniam às sextas-feiras no final da tarde para beliscar e tomar vinho, enquanto desabafavam sobre os problemas no emprego e conversavam sobre "trabalho, amor, família" e muito mais!

– Então – falei para Johnetta –, a comida era uma parte da refeição, mas *com quem* você comia, *como* comia e o que acontecia *enquanto* comia eram igualmente importantes.

Todas as refeições que ela havia descrito eram uma "forma descontraída de comer", totalmente diferente de comer com pressa, enquanto trabalhava ou quando estava ansiosa. Falei a Johnetta que, independentemente de estar sozinha ou acompanhada, ela poderia criar um ambiente descontraído durante a refeição, um ambiente sem estresse, no qual se sentisse conectada com o amor e o prazer em sua vida e desfrutasse ao máximo a comida. Eu lhe disse que comer com descontração, sem estresse, era tão importante para sua perda de peso quanto os alimentos propriamente ditos.

Como vimos no Capítulo 7, a existência de uma conexão entre comida e estresse foi demonstrada cientificamente em inúmeros estudos realizados com animais. Trata-se de um fato biológico que confirmei várias vezes com meus próprios pacientes. Comer com estresse leva ao ganho de peso. Comer sem estresse ajuda a perder peso. É bem simples.

Existem três maneiras de reduzir o estresse durante as refeições:

- comer com atenção;
- sentir gratidão e dar valor aos alimentos;
- comer com amor.

Cada uma dessas três maneiras é apropriada para situações distintas. E todas elas podem ajudá-lo a atingir e a manter um peso saudável.

COMER COM ATENÇÃO

O conceito de *comer com atenção*, ou "alimentação consciente", baseia-se nos ensinamentos de Buda. Concentrar a atenção em uma única coisa, naquilo que se está fazendo naquele exato momento, faz parte do princípio budista de viver plenamente o momento presente. Em vez de deixar a mente vagar pelo futuro, que não pode ser verdadeiramente conhecido, ou pelo passado, que jamais poderá ser mudado, devemos vivenciar plenamente cada momento – totalmente conscientes, totalmente presentes.

Não é preciso ser budista para tirar proveito desse ensinamento. Reflita por um momento em como essa atitude difere daquela que a maioria de nós leva para a mesa, sobretudo quando comemos sozinhos. Nós nos distraímos com a televisão ou com um livro, ou então voltamos os pensamentos para os problemas do trabalho, questões de relacionamento ou outros tópicos estressantes. Às vezes até trabalhamos durante a refeição, sem prestar atenção ao que estamos comendo; sem sentir sabores, texturas e o aroma dos alimentos; sem usufruir do prazer de comer. Fazemos a mesma coisa quando tomamos café ou chá – em vez de usar essas bebidas aromáticas para criar um minioásis de prazer e relaxamento, nós as usamos para conseguir cumprir um prazo ou chegar ao fim de mais uma reunião.

Em contrapartida, quando comemos com atenção, com o pensamento focado, vivenciamos plenamente todos os prazeres da refeição que está diante de nós: o sabor levemente ácido e crocante da maçã, o delicioso aroma do endro em uma substanciosa sopa de beterraba (*Borsch*), o sabor verdejante e terroso de uma salada de espinafre. Quando mastigamos devagar, sentimos o sabor dos alimentos. Ao engolir, temos a sensação de estar saciados e satisfeitos. Sentimos o calor reconfortante dos alimentos no estômago e a mente mais aguçada. As delícias sensoriais dos alimentos e o prazer quase lascivo de mastigar, engolir e digerir são tão gratificantes que transformam toda a experiência gastronômica.

Acredito piamente que, depois que tiver começado a nutrir seu microbioma, comer com atenção talvez seja a segunda arma mais poderosa na sua luta para ter um peso saudável. Essa atitude diminui o estresse, e isso é bom para o microbioma.

Comer atentamente também baixa os níveis de cortisol, revertendo o padrão metabólico de armazenamento de gordura abdominal. Níveis mais baixos de cortisol criam menos inflamação, que, como vimos, predispõe o corpo a armazenar gordura, em vez de queimá-la.

Por fim, dessa forma comemos menos, porque nos sentimos mais satisfeitos a cada bocado. Alimentamos não só o nosso corpo, mas também nossos sentidos e emoções. Como estamos obtendo mais satisfação em todos os aspectos, precisaremos de uma quantidade menor de comida.

Em geral, quando sentimos fome, vamos direto à geladeira, sem nos dar o trabalho de nos perguntar se estamos famintos por comida ou, talvez, por companhia, consolo ou significado. Quando comemos com foco, conscientes, saboreando cada bocado, só sentimos fome de comida quando realmente precisamos nutrir o "eu" físico, e fome de algo mais quando outra parte de nós está faminta. Essa conscientização do tipo de fome que estamos sentindo nos ajuda a atingir o peso ideal, ao mesmo tempo que deixamos de sentir que não temos controle sobre a fome e nossa vontade de comer.

SENTIR GRATIDÃO E DAR VALOR AOS ALIMENTOS

Quando penso no mundo em que minhas próprias filhas vão crescer, não consigo deixar de ficar triste por saber que muitas crianças hoje em dia não têm ideia de onde vêm os alimentos. Para muitas, os alimentos são produtos embalados vendidos em supermercados. Não passa pela cabeça dessas crianças que as hortaliças foram plantadas e cultivadas por um agricultor, nem que as frutas tiveram de ser colhidas, estocadas e transportadas até nós, para que pudéssemos comê-las.

Sentir-se grato pelos alimentos que você come e valorizar todos os aspectos que os fizeram chegar à sua mesa é uma excelente maneira de aliviar o estresse e também de alterar os processos químicos que ocorrem no organismo após a refeição. Lembre-se de que seu objetivo é reduzir os níveis de cortisol e produzir uma resposta física saudável à degustação, mastigação, deglutição e digestão. Se, antes de comer, você se concentrar durante alguns instantes nos alimentos que está prestes a ingerir e avaliar todo o trajeto que percorreram até chegar ao seu prato, vai tornar suas reações químicas a esses alimentos mais calmas e agradáveis. Ao diminuir os hormônios do estresse, você estimula sua química corporal a produzir uma sensação de saciedade quando já comeu o suficiente, e também a queimar gordura, em vez de armazená-la.

Como vimos no Capítulo 7, a resposta de estresse é uma alteração bioquímica que ocorre dentro do corpo, semelhante aos processos pelos quais passam camundongos, ratos e macacos. Quando ficam estressados ou se sentem em uma posição de "subordinação", os animais engordam – adquirindo, especificamente, gordura abdominal.

Além disso, eles desenvolvem padrões metabólicos que os levam a ficar sempre famintos, a comer demais e a continuar a ganhar peso. Como isso é o que acontece com os animais, sabemos que se trata de uma resposta biológica, e não necessariamente psicológica.

Porém, apesar de sermos animais, não somos *apenas* animais! Ninguém jamais pediria a um camundongo que se sentisse grato por sua ração, tampouco esperaria que um macaco valorizasse o trabalho que o agricultor teve para cultivar uma banana. No entanto, podemos levar conosco para a mesa um sentimento de gratidão e apreciação. Desse modo, fazemos nosso corpo deixar de lado, pelo menos temporariamente, o estresse e o sentimento de subordinação na vida, alterando, assim, os níveis de cortisol e auxiliando nossa digestão, com o alívio do estresse de nosso sistema imunológico e consequente estímulo do metabolismo.

Se estivéssemos na selva, talvez nos sentíssemos gratos pelo processo evolutivo, que predispõe o corpo a reter gordura sempre que se sente estressado, ameaçado ou socialmente subordinado. Mas, como não estamos na selva, podemos ser gratos por termos os recursos mentais e emocionais para alterar esses padrões biológicos! Sentir gratidão e valorizar os alimentos que consumimos parece uma ideia piegas e sentimental, mas eu lhe garanto que não é! Trata-se de uma maneira cientificamente comprovada de alterar a resposta do cortisol, que, como vimos no Capítulo 7, faz animais estressados engordarem mesmo quando consomem exatamente a mesma ração de outros animais que não estão estressados.

O PARADOXO FRANCÊS

Enquanto a epidemia de obesidade aumenta cada vez mais, continuamos procurando uma explicação para o chamado paradoxo francês. A refeição francesa típica contém manteiga, farinha, açúcar, sal, molhos gordurosos, pão crocante, uma bela sobremesa e, é claro, uma ou duas taças de vinho. No entanto, os franceses, de modo geral, têm um peso saudável. Por quê?

Há anos nutricionistas e pesquisadores tentam matar essa charada, e foram propostas diversas teorias. Tenho certeza de que muitas delas têm mérito, mas sei que pelo menos um dos fatores importantes é a atitude dos franceses em cada refeição.

Os franceses comem devagar, mastigando e saboreando os alimentos. Mesmo quando comem em restaurantes de *fast-food*, levam mais tempo, por exemplo, do que um norte-americano comum. Em geral, comem acompanhados, em uma atmosfera de sociabilidade, curtindo o bate-papo, a intimidade com a família ou a companhia dos amigos.

Se você puder comer com as pessoas que ama e descobrir uma maneira de tornar essas refeições uma ocasião para desfrutar a companhia delas, poderá se beneficiar de pelo menos um aspecto do "paradoxo francês". Em outras palavras, essa é outra maneira de mudar a resposta ao estresse, que leva à retenção de gordura e ao aumento de peso. Fazer das refeições um momento de amor e prazer é um importante recurso para transformar sua química corporal e estimular seu metabolismo.

UM *TOUR* GUIADO PELO SISTEMA GASTROINTESTINAL

Saber qual é o percurso que os alimentos fazem do seu prato até o seu peso o ajudará a se concentrar nas sensações enquanto estiver comendo, mastigando e digerindo, o que aumentará sua conscientização e seu prazer à mesa. Portanto, vamos analisar em detalhes o que acontece quando você pega, por exemplo, uma fatia de maçã.

A primeira coisa a observar é que a digestão começa no cérebro. Você vê a fatia de maçã, cheira sua fragrância suave, e sente a textura macia e irregular entre os dedos. Essas experiências sensoriais começam no cérebro e são suficientes para fazer com que todo o sistema digestório se prepare para desempenhar suas funções. Quando falamos em cheiro *de dar água na boca*, não se trata de uma simples metáfora, mas sim de uma descrição literal da realidade. Um aroma – na verdade, a mera ideia de comida – pode desencadear uma resposta das glândulas salivares, que preparam o corpo para absorver os nutrientes que se aproximam.

Vou lhe mostrar exatamente o que quero dizer. Ao ler estas páginas, faça uma breve pausa para evocar os aromas, os sabores e as texturas de sua comida preferida. Traga ela à vida, com todos os detalhes sensoriais possíveis. Imagine-a na sua frente, antes de começar a comê-la. Lembre-se do seu sabor e do seu aroma. Sinta a textura e a temperatura dos alimentos em sua boca.

Se você realmente trouxe seu prato predileto à mente, vai observar que sua boca se enche de água, o estômago quase ronca, e você começa a sentir fome de verdade. Esse é o poder do cérebro sobre o sistema digestório. Quando seu cérebro antevê a perspectiva de comida, real ou imaginária, a boca se enche de água, produzindo enzimas salivares que começarão a decompor os alimentos assim que chegarem à sua boca. Essas enzimas são uma parte importante do processo digestivo, como vimos no Capítulo 4, e também ajudam a matar qualquer bactéria estranha que não pertença ao seu organismo.

Ao mesmo tempo, o sistema digestório também começa a produzir enzimas, enquanto os hormônios, inclusive os responsáveis pela sensação de fome e saciedade, passam a fluir. Em períodos de estresse, o sangue flui para os músculos externos – braços e pernas –, para que você possa lutar ou fugir. Em contrapartida, quando o cérebro prevê a ingestão de alimentos, o sangue flui para dentro, ajudando o estômago a receber os alimentos, e as paredes intestinais, a permitir a passagem dos nutrientes. É por isso que não é uma boa ideia comer quando você está estressado: seu sangue ficará dividido entre ajudá-lo a digerir os alimentos e ajudá-lo a agir. Quando os alimentos entram no seu corpo, você precisa que todos os seus recursos sejam mobilizados para auxiliar na digestão.

Na verdade, o sistema nervoso contém dois importantes subsistemas: um para ajudar o corpo a agir e outro para ajudá-lo a descansar. O sistema nervoso *simpático*, que produz a resposta de estresse, predispõe o corpo a lutar ou fugir. O sistema nervoso *parassimpático*, que produz resposta de relaxamento, predispõe o corpo a "repousar e digerir".

O corpo humano não foi feito para digerir os alimentos em modo de "luta ou fuga", como fica claro pelo fluxo sanguíneo e pelos hormônios associados a essa resposta. O estresse faz o coração disparar, bombeando sangue rapidamente para todo o corpo, e nos prepara para agir com rapidez e vigor a fim de lidar com uma necessidade ou perigo.

O relaxamento, ao contrário, torna mais lento nossos batimentos cardíacos, baixa a pressão arterial e nos leva a absorver calmamente os nutrientes dos alimentos que ingerimos. É no estado parassimpático também que a cura acontece. É o "tempo ocioso" de que precisamos para recuperar, rejuvenescer e restaurar o corpo depois dos esforços da resposta ao estresse.

Pode ser difícil ativar o sistema nervoso parassimpático, sobretudo diante de um estresse crônico persistente. É por isso que recomendo esperar alguns momentos antes de comer e tentar conscientemente mudar de um sistema para o outro. As técnicas descritas mais adiante neste capítulo podem ajudá-lo a fazer isso.

COMER DEVAGAR E SE SENTIR SACIADO

Assim que você leva o alimento à boca, começa a mastigar, o que libera mais saliva. A *amilase*, uma enzima presente na saliva, ajuda seu corpo a se preparar para digerir carboidratos – cereais, hortaliças, frutas e doces.

Quanto mais você mastigar os alimentos, mais preparados eles ficarão para a digestão. A maioria de nós não mastiga bem os alimentos; é como se, na busca por gratificação imediata, tentássemos tão somente engoli-los inteiros. Mas uma das melhores coisas que você pode fazer pelo seu peso, bem como pela sua saúde, é comer mais devagar. E uma das melhores maneiras de comer mais devagar é mastigar mais os alimentos.

Mastigar bem os alimentos pode ajudá-lo a perder peso de várias maneiras. Em primeiro lugar, os níveis de hormônios que sinalizam a saciedade, como a leptina, só atingem seu ápice entre vinte e quarenta minutos depois que você começou a comer. Se comer rápido demais, levará seu corpo a deixá-lo comer em exagero. Essa mesma reação também predispõe o corpo a armazenar gordura, em vez de queimá-la. Essas podem ser boas estratégias para quem vive em uma cultura em que há escassez de alimentos e você nunca sabe quando vai comer novamente, mas é uma péssima ideia para qualquer um que queira emagrecer. Se comer devagar, é muito mais provável que não coma mais do que seu corpo realmente precisa, pois terá mais tempo para se sentir saciado.

O PODER DA MASTIGAÇÃO POSITIVA

A própria mastigação também tem grande capacidade de aliviar o estresse, como mostraram vários estudos. A maioria desses estudos relaciona-se ao ato de mascar chiclete, mas, de qualquer maneira, o princípio é o mesmo.

Um estudo realizado por um grupo de pesquisadores da Universidade de Swinburne, em Melbourne, Austrália, descobriu que mascar chiclete reduzia os níveis de cortisol. Lembre-se de que o cortisol está associado à resposta de "luta ou fuga". Fico pensando se mascar chiclete não leva o corpo a passar dessa resposta de "luta ou fuga" para a resposta de "repouso e digestão". Pode ser que, ao mastigar mais os alimentos, você esteja dando tempo para que seu organismo mude de

Por Que Comer sem Estresse Ajuda a Perder Peso	
Sistema nervoso simpático	**Sistema nervoso parassimpático**
• "luta ou fuga"	• "repouso e digestão"
• o sangue flui para os membros	• o sangue flui para os órgãos digestivos
• estresse crônico leva ao armazenamento de gordura	• o fato de comer relaxado interrompe o estresse crônico e leva à queima de gordura

estressado para relaxado, o que também o ajudaria a deixar de armazenar gordura para passar a queimá-la.

A HISTÓRIA DO ESTÔMAGO

Depois da mastigação vem a deglutição, quando os alimentos passam para o esôfago e, depois, para o estômago. No estômago, eles se juntam com o ácido clorídrico e a enzima conhecida como pepsina.

Os carboidratos começam a ser decompostos pela saliva, já na boca. Mas as proteínas e as gorduras só começam a ser digeridas no estômago, pelo ácido gástrico. Quando o ácido gástrico separa as moléculas de proteína, a pepsina rompe as ligações entre os aminoácidos, tornando as cadeias proteicas mais curtas e mais digeríveis.

O ácido clorídrico também mata os microrganismos. Assim como a saliva é a primeira linha de defesa contra as bactérias nocivas, o ácido gástrico é a segunda. Esse ácido é fundamental para evitar a proliferação excessiva de bactérias nocivas e, portanto, ajuda a manter o equilíbrio do microbioma.

Quando você está estressado ou com o microbioma em desequilíbrio, seus níveis de ácido gástrico diminuem. Isso atrapalha a digestão e também permite que bactérias nocivas comecem a colonizar seu sistema digestório. Portanto, eis aqui outro círculo vicioso:

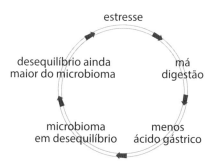

Como vimos no Capítulo 4, níveis baixos de ácido gástrico também podem estressar o sistema digestório, desencadear a produção de cortisol, tornar o metabolismo mais lento e levar o corpo a armazenar gordura, em vez de queimá-la. Além disso, podem causar refluxo ácido, que muitos médicos tratam equivocadamente com antiácidos ou inibidores da bomba de prótons. Como você não tem ácido gástrico suficiente para digerir adequadamente os alimentos, parte deles fica no estômago, em vez de passar para o intestino delgado. Esses alimentos mal digeridos refluem para o esôfago, junto com um pouco de ácido, causando uma sensação de queimação, ou azia.

Muitos médicos receitam, erroneamente, antiácidos ou inibidores da bomba de prótons para reduzir o ácido gástrico, que acreditam estar em excesso. Mas não raro o verdadeiro problema é a *quantidade insuficiente* de ácido gástrico. É por isso que recomendo ácido clorídrico ou vinagre de maçã nas duas fases da Dieta do Microbioma, para que os alimentos sejam bem digeridos.

INTESTINO DELGADO E CÓLON

Do estômago, os alimentos passam para o intestino delgado. Embora o intestino delgado seja perfeitamente enrolado na cavidade abdominal, esticado, ele teria de cinco a seis metros de comprimento. Dentro de suas várias dobras existem bilhões de microrganismos, uma parte do seu microbioma, que ajudam a absorver os nutrientes.

Dentro do intestino delgado são produzidos dois hormônios extraordinários: o PYY e GLP-1.

O nome desses hormônios não é tão memorável, mas o efeito deles certamente é. O GLP-1 faz você se sentir saciado por mais tempo após uma refeição. Portanto, se você se pergunta por que sente fome pouco depois de comer, pode ser devido à produção insuficiente de GLP-1. Se seu microbioma estiver em desequilíbrio, ele não poderá ajudar o intestino delgado a produzir esse hormônio fundamental, e você terá a impressão de que sua fome está fora de controle, assim como acontece com muitos dos meus pacientes. O GLP-1 também protege os neurônios cerebrais, ajudando a impedir o desenvolvimento de demência, além de contribuir para o bom funcionamento do cérebro.

O peptídeo YY, ou PYY, é produzido no intestino delgado e no cólon, e também responde à presença de alimentos fazendo com que você sinta menos fome. Ele evita que seu estômago se esvazie rápido demais, de modo que você se sinta saciado por mais tempo, digerindo assim os alimentos com mais eficiência e absorvendo mais seus nutrientes. Além disso, protege o cérebro do alumínio, que pode provocar vários tipos de problema.

Outro aspecto de extrema importância do intestino delgado é sua parede epitelial, ou epitélio. Essa parede é revestida por milhões de minúsculas vilosidades, pequenas projeções de aproximadamente um milímetro de comprimento. As vilosidades balançam para trás e para a frente, como juncos em um lago, empurrando os nutrientes dos alimentos para a parede epitelial. As células dessa parede passam esses nutrientes para a corrente sanguínea, que os transporta para todas as partes do corpo.

Apesar de desempenhar uma função muito importante, a parede epitelial só tem a espessura de uma célula. Essas células estão constantemente morrendo e sendo substituídas rapidamente por novas. Na verdade, o tempo de vida de uma célula epitelial é de apenas 24 horas. Isso significa que você precisa nutrir seu corpo constantemente para manter a parede intestinal em boa forma.

O estresse compromete a integridade dessas células, tornando difícil manter a parede epitelial forte e sadia. Essa é uma maneira pela qual o estresse contribui para o desenvolvimento da hiperpermeabilidade intestinal, que, como vimos, pode levar ao ganho de peso.

O microbioma também é muito importante para a manutenção da saúde das paredes intestinais; na verdade, essa é uma de suas principais funções. Portanto, quando o estresse prejudica o microbioma, as paredes intestinais sofrem e, repetindo, você pode engordar.

Depois que os nutrientes foram extraídos dos alimentos ingeridos, a porção não digerida passa para o cólon ou intestino grosso. Esses restos incluem fibra, a parte das frutas, hortaliças e cereais que não conseguimos digerir, mas que fornecem nutrição indispensável para o microbioma. Por isso a fibra é um prebiótico de suma importância.

Os microrganismos presentes no cólon fermentam essa fibra para produzir os ácidos graxos de cadeia curta, como butirato e acetato, fundamentais para a redução de peso. O microbioma do cólon também produz vitaminas do complexo B e vitamina K.

Em geral, achamos que somos seres sólidos e estáveis. Mas na verdade estamos em constante mudança. Os glóbulos vermelhos vivem menos de quatro meses. As células epiteliais vivem menos de um dia. As bactérias no microbioma vivem apenas vinte minutos. Nosso corpo está sempre em transformação. Ele precisa continuar crescendo e mudando, ou morrerá.

O que mantém esse processo extraordinário de crescimento e mudança? Os alimentos. Precisamos ingerir alimentos constantemente para que nosso corpo tenha as substâncias necessárias para manter as células, reparar os ossos, músculos e órgãos, e energizar o cérebro.

É por isso que é tão importante ingerir alimentos que nutram todas as partes do corpo, inclusive, obviamente, o microbioma. É por isso também que precisamos proteger o processo de digestão, não permitindo que seja prejudicado pelo estresse, que altera o equilíbrio químico do corpo e nos impede de obter os nutrientes de que precisamos. Comer estressado é uma das principais razões pelas quais tantos norte-americanos estão com excesso de peso, porém malnutridos.

Por essa razão, deixe o estresse para a reação de "luta ou fuga" e, enquanto estiver comendo, passe para o modo de "repouso e digestão". Seu corpo todo agradecerá, e você enfim será capaz de atingir e manter um peso saudável.

SISTEMA DE APOIO PARA COMER SEM ESTRESSE

Sei que muitos de vocês estão lendo este livro apenas porque querem emagrecer. Não que estejam necessariamente interessados em uma mudança de atitude.

Acreditem em mim: eu entendo. Mas, como cientista e médico, tenho de informar que o fato de passar a comer sem estresse fará uma grande diferença no seu peso.

Portanto, eis aqui algumas sugestões que poderão ajudá-lo a mudar de atitude. Você não tem de adotar todas elas. Escolha uma ou duas, que você acha que podem funcionar para você, e tente praticar

---

O Que Você Deve ou Não Fazer para Comer sem Estresse

- **NÃO coma enquanto trabalha.** Faça uma pausa e crie uma atmosfera de gratidão, apreciação e prazer (as dicas a seguir trarão algumas sugestões a esse respeito).
- **NÃO pule refeições nem lanches.** Seu corpo precisa se alimentar a cada quatro horas. Pular refeições estressa o organismo, aumenta os níveis de cortisol e predispõe o corpo a armazenar gordura.
- **MASTIGUE bem os alimentos.** Tente mastigar cada bocado pelo menos vinte vezes antes de engolir. Essa pode parecer uma enorme mudança e, a princípio, algo praticamente impossível. Mas tente – você ficará impressionado ao ver que sente muito mais prazer nas refeições *e* que vai ser muito mais fácil emagrecer!
- **SABOREIE os alimentos.** Em uma cultura de abundância, é fácil não dar valor aos alimentos. Mas ter sempre comida para matar a fome é um verdadeiro privilégio. Sinta o sabor, a textura e o aroma dos alimentos. Isso o ajudará a se beneficiar do "paradoxo francês" e a perder peso com mais facilidade.
- **CONCENTRE-SE na refeição que está fazendo ou coma em boa companhia.** Estudos mostram que, quando as pessoas comem assistindo à TV, tendem a comer mais, pelo simples fato de não estarem prestando atenção. Faça as refeições de modo que a comida ou a companhia de pessoas queridas seja o principal foco naquele momento. Sua resposta ao estresse vai diminuir, e você vai emagrecer.

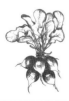

pelo menos uma delas todos os dias enquanto estiver fazendo a Dieta do Microbioma. Posso lhe garantir que fará uma grande diferença.

SABOREIE CADA BOCADO

Experimente dedicar uma refeição inteira simplesmente a saborear a comida. Coma em um lugar que tenha uma atmosfera serena, tranquila, talvez com música de fundo. Acenda uma vela. Arrume uma mesa bonita, com um vaso de flores ou outro enfeite que agrade ao olhar.

Coma devagar; não tenha pressa. Mastigue pelo menos vinte vezes cada bocado. Depois que tiver feito esse exercício uma ou duas vezes, aumente para trinta vezes. Veja quanto tempo consegue manter cada bocado dentro da boca. Veja quanto sabor, aroma, textura, calor ou frio você consegue obter de cada molécula de alimento.

AGRADEÇA

Seja qual for sua bagagem cultural ou convicções atuais, você só tem a ganhar ao reservar um momento para apreciar a refeição que está prestes a fazer. Se pertence a alguma religião, pode recorrer às "graças" ou "bênçãos" dela. Ou então pense apenas em tudo o que é necessário para que essa comida chegue à sua mesa: as pessoas que plantaram, colheram, transportaram e venderam os alimentos para você, e o solo, a água, os nutrientes e as bactérias que permitiram seu crescimento. Se for comer carne, reconheça a criatura que deu sua vida para que você pudesse se nutrir. Agradeça a tudo e todos que contribuíram para que você pudesse saborear essa refeição.

Se "gratidão" soa muito sentimental, concentre-se em conscientização e reconhecimento. Ao comer os alimentos que estão à sua frente, você assume seu lugar em uma teia de relacionamentos – com outros seres humanos, com as plantas e os animais, com o sol, os oceanos e o solo deste planeta. Sinta a conexão com essa rede mais ampla e, depois, pense em como usará os alimentos que está prestes a consumir. O fato de fazer uma pausa para visualizar esses relacionamentos e pensar na própria contribuição terá efeito significativo na sua resposta ao estresse, na sua digestão e no seu peso.

VALORIZE SEU MICROBIOMA!

Quando olhar os alimentos que está prestes a comer, pense no microbioma que em breve o ajudará a digeri-los. Em vez de apenas apreciar a beleza de determinado alimento ou imaginar que ele deve ser delicioso, pergunte-se: Será que ele será saudável para mim? Será que vai contribuir para melhorar minha saúde intestinal? Será que vai nutrir e equilibrar meu microbioma?

QUANDO TIVER DE COMER COM PRESSA

Mesmo que às vezes tenha de comer em circunstâncias estressantes – durante o trabalho, com pessoas que você considera difíceis ou em um curto espaço de tempo –, você pode assumir o controle de seu processo digestivo e eliminar o estresse da refeição em menos de sessenta segundos. Antes de dar a primeira garfada, pare, respire fundo, solte o ar lentamente e faça uma das coisas a seguir:

- Imagine de onde vieram os alimentos e agradeça rapidamente às pessoas, aos animais, às plantas e aspectos da natureza que contribuíram para essa refeição.
- Pense no que você vai fazer com a energia que obterá desses alimentos. Ofereça os alimentos a uma boa causa ou a alguém que você ama.
- Inspire enquanto conta lentamente até quatro, prenda a respiração pelo mesmo tempo e depois expire devagar, enquanto conta até oito. O fato de levar o dobro do tempo para expirar do que levou para inspirar ativará automaticamente seu sistema nervoso parassimpático.
- Visualize seu sistema nervoso simpático – sua resposta atual de "luta ou fuga". Agradeça ao corpo por lhe proporcionar

uma ótima maneira de responder ao estresse, mas instrua-o a mudar momentaneamente para o sistema nervoso parassimpático, que governa a resposta de "repouso e digestão". Diga a seu corpo: "Você poderá retornar ao sistema nervoso simpático depois que eu terminar de comer, mas, para ter uma ótima digestão, quero que o sistema nervoso parassimpático assuma o controle enquanto eu estiver comendo".

Provavelmente você não está acostumado a encarar os alimentos dessa maneira, mas lembre-se de todos aqueles estudos com animais mencionados no Capítulo 7. Comer estressado predispõe o corpo a reter gordura, e comer relaxado predispõe o corpo a queimar gordura. Leve seu corpo a queimar gordura encontrando maneiras de passar rápida e eficientemente do modo de "luta ou fuga" para o modo de "repouso e digestão". Isso fará uma grande diferença para seu intestino, sua saúde e seu peso.

ENCONTRANDO À MESA UM SENTIDO PARA A ALIMENTAÇÃO

Bem ou mal, nós, seres humanos, temos uma relação complicada com os alimentos. Ao contrário dos animais – até mesmo os mais estressados! –, comemos quando não estamos com fome, criamos alimentos que não são saudáveis para nós e "engolimos" a comida enquanto dirigimos, assistimos à TV ou trabalhamos.

Os rituais e costumes relacionados a alimentos têm muitas fontes e servem a muitos propósitos; porém, como médico, fico impressionado ao ver que um de seus maiores benefícios é nos ajudar a mudar do sistema nervoso simpático para o parassimpático; a passar de "luta ou fuga" para "repouso e digestão". Fico impressionado também com a maneira como nos ajudam a encontrar um sentido para o ato de comer. Estou convencido de que a necessidade de encontrar um sentido para as coisas é uma das mais profundas necessidades de todos os seres humanos.

Já tratei de milhares de pacientes ao longo dos anos: quando alimentação e sentido andam juntos, as pessoas sempre emagrecem. Quando meus pacientes saboreiam cada bocado sem pressa, comem menos, pois estão dando tempo para que a "sensação de saciedade" promovida pela leptina entre em ação. Quando meus pacientes comem em uma atmosfera de conexão e amor, digerem melhor os alimentos e queimam mais gordura, pois estão dando o melhor suporte possível ao sistema digestório e evitando a resposta ao estresse à base de cortisol, que predispõe seu corpo a estocar gordura.

Quando o ato de comer passa a sempre ter um sentido, deixamos de sentir desejo de comer certos alimentos. Aos poucos, começamos a ter vontade de comer apenas aqueles alimentos que verdadeiramente satisfazem nosso corpo e nos colocam na rota da saúde e do bem-estar.

CAPÍTULO 9

COMO CRIAR O METABOLISMO DE UMA PESSOA MAGRA

Quando Susannah entrou no meu consultório, a primeira coisa que ela me contou é que estava muito desanimada.

– Vim aqui porque sei que o senhor ajudou minha amiga Nikki a emagrecer – disse Susannah. – Ela me falou que durante anos tentou tudo quanto é dieta, mas que a sua funcionou, e me fez prometer que eu iria pelo menos tentar. Mas tenho de ser honesta: não acho que vai adiantar.

Perguntei a Susannah por que ela estava tão pessimista. Não fiquei surpreso com a resposta, pois já tinha ouvido a mesma coisa de muitos outros pacientes ao longo dos anos.

– Veja bem – disse ela –, todo mundo na minha família é gordo. Meus pais são obesos. Minha irmã é mais gorda que eu, e meu irmão, apesar de malhar o tempo todo, é enorme. Meus avós são gordos, assim como todo mundo dos dois lados da minha família. Essa é a nossa natureza. Acho que todos nós temos genes de obesidade, e simplesmente não há nada que possamos fazer a esse respeito.

Muitos dos meus pacientes estão convencidos de que seu problema de peso tem um componente genético, e eu não duvido disso. Sabemos que os genes estão relacionados ao peso e ao formato do corpo, e isso com certeza pode ter um grande efeito sobre nosso metabolismo.

– Porém – como disse a Susannah –, os genes são apenas parte da história, e nem são a parte mais importante.

Em primeiro lugar, como vimos em capítulos anteriores, a epigenética, uma ciência em plena expansão, mostra que podemos exercer um enorme impacto na maneira como nossos genes se expressam. Se você tem predisposição genética para diabetes, por exemplo, pode "baixar o volume" desses genes evitando açúcar e alimentos ricos em amido, fazendo bastante exercício e, é claro, contribuindo para o equilíbrio de seu microbioma.

Da mesma forma, se você tem predisposição para engordar, pode "baixar o volume" desses genes estimulando seu metabolismo. Depois que você passa a apoiar seu microbioma, o metabolismo fica automaticamente mais acelerado.

Mas o que é ainda melhor, expliquei a Susannah, é que não temos de contar somente com os *nossos* genes; os genes do microbioma também podem nos ajudar a mudar nosso destino genético.

Afinal de contas, apenas uma ínfima porção do material genético do nosso corpo nos pertence. O número de genes do microbioma é 150 vezes maior do que o número de genes do genoma humano. Quando reformulamos a composição genética *deles*, mudamos nossa capacidade de perder peso. Você gostaria de ter o metabolismo do seu amigo magro, que come sobremesa várias vezes por mês e ainda assim mantém um peso saudável? O segredo é dar apoio ao microbioma. Os genes do microbioma podem ajudá-lo a transformar seus genes.

COMO A DIETA DO MICROBIOMA REFORMULA SEUS GENES

Disse a Susannah que uma maneira de alterar a composição genética do nosso microbioma é ingerindo alimentos que favoreçam as bactérias benéficas e evitando alimentos que favoreçam as bactérias nocivas. Os alimentos errados podem promover inflamação em um prazo de mais ou menos cinco horas, enquanto os alimentos certos podem promover uma resposta sadia com a mesma rapidez.

Por que a dieta reformula tão rapidamente o microbioma? Porque uma bactéria vive apenas vinte minutos. Cinco horas equivalem a quinze vidas microbianas ou, em termos humanos, mais de mil anos. Nesse espaço de tempo, a população de microrganismos pode passar de nociva a benéfica, ou vice-versa.

Para melhorar ainda mais a situação, os microrganismos do microbioma podem trocar genes entre si. Isso lhes dá uma flexibilidade extraordinária – para o genoma deles e também para o nosso.

Por esse motivo, falei a Susannah, a Dieta do Microbioma a ajudaria não apenas a emagrecer, mas também a mudar seu destino genético. Ela poderia transformar todo o seu metabolismo, deixando para trás o metabolismo familiar e mudando por completo o funcionamento de seu corpo. Em vez de ser alguém que aparentemente engordava só de olhar para a comida, Susannah poderia ter o metabolismo das amigas que ela tanto invejava, mantendo uma adesão de apenas 70% à dieta, sem jamais engordar.

Susannah ficou cética, o que era compreensível, mas concordou em tentar a Dieta do Microbioma. Ela seguiu a Fase 1 ao pé da letra, evitando açúcar, alimentos reativos, cereais e leguminosas que poderiam alimentar as bactérias nocivas, e consumiu vários alimentos curativos, que davam apoio às bactérias saudáveis.

Para seu espanto, perdeu três quilos em três semanas – mais do que tinha conseguido perder com qualquer uma das dietas anteriores. Então, quando começou a Fase 2, Susannah ficou dividida. Ansiava pela maior variedade de alimentos que prescrevo para a Fase 2, mas estava apreensiva, com medo de seguir a dieta apenas durante 90% do tempo.

– O senhor *tem certeza* de que posso comer o que quiser durante 10% do tempo? – perguntou ela. – Não acredito que não vou recuperar os quilos perdidos.

– Bem, não quero que você coma exatamente *tudo* o que quiser – respondi. – Prefiro que evite permanentemente gorduras trans e gorduras hidrogenadas, porque elas são muito prejudiciais à saúde. Apesar de não ser o fim do mundo se você ingerir essas gorduras a cada dois ou três meses, o ideal é que escolha outros alimentos para os seus 10%. Mas a resposta é sim: você pode comer o que quiser em 10% do tempo. Seu metabolismo mudou; você realmente alterou seu destino genético! Por que não experimenta e vê como funciona? Se achar que está engordando ou deixando de emagrecer, pode voltar a fazer um regime mais rigoroso.

Da próxima vez que vi Susannah, ela tinha concluído as quatro semanas da Fase 2 e estava pronta para passar à Fase 3. Continuava a emagrecer, de forma lenta e sistemática, e estava muito animada com sua nova maneira de se alimentar, que a deixava mais satisfeita, mais saciada e com mais energia. A pele estava radiante, e seu cabelo, mais farto. Além disso, ela me contou que não tinha pegado nenhum resfriado durante todo o inverno, o que, no caso dela, era algo totalmente inusitado!

Todos esses efeitos colaterais, eu lhe disse, eram um testemunho de como o microbioma pode transformar nosso corpo, metabolismo e peso.

COMO REDEFINIR SEU METABOLISMO DANDO APOIO À TIREOIDE

Uma das razões pelas quais muitas vezes as pessoas engordam ou têm dificuldade para emagrecer é a quantidade insuficiente de hormônios da tireoide. Seu corpo precisa desses hormônios para regular o metabolismo, promover um bom funcionamento intestinal e manter a pele, o cabelo e as unhas saudáveis.

A glândula tireoide produz dois tipos de hormônio, conhecidos como T3 e T4. Apenas cerca de 10% a 20% do que essa glândula produz é T3, a forma ativa do hormônio tireoidiano. O restante é T4, um hormônio inativo que tem de ser convertido em T3 para que possa ter algum efeito sobre o corpo.

Aproximadamente 20% do seu T4 é convertido em T3 dentro do trato intestinal, mas só quando você tem um microbioma sadio. Portanto, quando a Dieta do Microbioma reequilibrar seu microbioma, ela também vai "reinicializar" sua produção tireoidiana.

Outra porção de T4 é convertida no fígado. De modo que, se seu fígado não estiver funcionando de maneira adequada, você terá baixos níveis de T3, a forma ativa do hormônio da tireoide. E por que seu fígado não estaria funcionando como deveria? A culpada, mais uma vez, é a inflamação.

Portanto, repetindo: um microbioma em desequilíbrio cria um círculo vicioso:

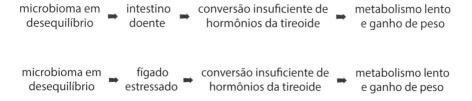

Em contrapartida, um microbioma equilibrado cria um círculo virtuoso:

MICROBIOMA E DOENÇAS AUTOIMUNES

Muitos de meus pacientes me procuraram depois de passar por outros médicos que não conseguiram estabelecer um diagnóstico para eles. Esse era o caso de Nishi. Ela estava cerca de dezoito quilos acima do peso – que tinha adquirido ao longo dos últimos cinco ou seis anos –, mas para ela o peso era secundário. Estava muito mais preocupada com as dores articulares, a fadiga e os níveis perturbadoramente altos de proteína C reativa (PCR) e interleucina 6 (IL-6), dois clássicos marcadores de inflamação.

Níveis elevados de PCR colocavam Nishi sob o risco de ter uma doença cardíaca, e as dores articulares e a fadiga indicavam que ela tinha algum tipo de doença autoimune, talvez artrite reumatoide. Mas ela não se encaixava no perfil clássico de artrite reumatoide.

Nishi havia lido que muitos portadores de doença autoimune são intolerantes ao glúten, e por esse motivo tinha cortado por completo esse item de sua alimentação. Porém, segundo ela, essa mudança não tinha feito nenhuma diferença nos sintomas. Na verdade, os exames de Nishi revelaram que ela não tinha intolerância ao glúten. Então, qual seria a causa daqueles sintomas?

Já vi muitas pessoas na mesma situação de Nishi: com sintomas que não se encaixavam no perfil de doenças conhecidas, e um aumento de peso misterioso e frustrante. Comecei a lhe dar os suplementos que costumo prescrever para equilibrar o microbioma: probióticos, prebióticos e ácidos graxos de cadeia curta, inclusive butirato. Além disso, fiz com que seguisse a Dieta do Microbioma, repleta de alimentos curativos. Expliquei que o estresse prejudica o microbioma e o processo digestivo, e lhe passei minhas sugestões sobre comer sem estresse.

Como falei, Nishi não estava preocupada em emagrecer. Mas, quando retornou ao consultório três semanas depois da consulta inicial, além de os sintomas terem diminuído, ela tinha perdido três quilos e meio. Na Fase 2 da Dieta do Microbioma, perdeu mais nove quilos. Além disso, sua energia tinha voltado, os marcadores de inflamação tinham diminuído, e as dores articulares, desaparecido.

Inúmeras evidências indicam que a cura do sistema digestório pode ajudar os pacientes com doença autoimune, inclusive artrite reumatoide, lúpus, esclerose múltipla, fibromialgia e tireoidite de Hashimoto. Nenhuma pesquisa relacionou especificamente o microbioma a essas doenças, mas lembre-se de que 70% do sistema imunológico está logo abaixo da parede epitelial, e que o microbioma ajuda a reconstruir essa parede. Como o microbioma também contribui para a saúde do sistema digestório, acredito que exista uma conexão. Também já constatei em muitos pacientes que o reequilíbrio do microbioma reduz os sintomas de doenças autoimunes. Se a perda de peso sem esforço for outro efeito colateral, tanto melhor!

O METABOLISMO DE UMA PESSOA MAGRA

Quantas vezes você não olhou para um amigo ou colega que parecia poder comer o que quisesse e, ainda assim, manter a linha? Não estou falando de pessoas que malham como loucas ou que caem na "farra alimentar" e depois fazem greve de fome. Estou falando de pessoas que aparentemente têm uma alimentação saudável, comem sem grandes preocupações e, de vez em quando, cometem uma extravagância.

O que faz essas pessoas aparentemente abençoadas manterem um peso saudável, mesmo que periodicamente – ou até mesmo com frequência – cometam excessos? Sim, os genes têm certa participação. Mas, como vimos no caso de Susannah, nosso destino genético pode ser extraordinariamente maleável.

Em minha opinião, essas pessoas abençoadas com um metabolismo vigoroso têm um microbioma bem equilibrado, ao qual dão apoio ingerindo alimentos curativos, que fazem parte da Dieta do Microbioma, enquanto evitam, de modo geral, alimentos ricos em amido, açúcar e gorduras prejudiciais. Sim, de vez em quando elas podem cometer excessos, graças a seu microbioma sadio, que lhes dá essa "margem de liberdade". Você também pode ter essa margem de liberdade.

A verdadeira meta da Dieta do Microbioma é restaurar a saúde de seu corpo de tal maneira, que você possa seguir o comando dele, deixando que lhe diga quando está com fome, de que tipo de alimentos precisa e em que circunstâncias você poderá tirar o melhor proveito de cada refeição. Quando entrar na Fase 2 dessa dieta curativa, eu o convido a saborear cada bocado de comida, sabendo que pode confiar no seu microbioma para manter o peso sob controle.

QUARTA PARTE

MANUTENÇÃO VITALÍCIA: EMAGREÇA E NÃO RECUPERE NUNCA MAIS OS QUILOS PERDIDOS

CAPÍTULO 10

RUMO A UM FUTURO SAUDÁVEL

Depois que você tiver concluído as Fases 1 e 2 da Dieta do Microbioma, seu microbioma deverá estar em um estado de equilíbrio saudável. Espero que também tenha conseguido estabelecer uma nova relação com os alimentos, sem desejos incontroláveis por eles, porém sendo capaz de saborear ao máximo suas refeições!

Em consequência, a Fase 3 da Dieta do Microbioma não tem um cardápio. Quando você atinge essa fase, já sabe como contribuir com seu microbioma; já deu uma chance para seu corpo se livrar da vontade incontrolável de comer e de desequilíbrios hormonais. A essa altura, você sabe do que seu corpo realmente precisa, e é bem provável que tenha começado a sentir vontade de comer esses alimentos, ao mesmo tempo que perdeu o interesse por outros.

Nessa fase, você poderá manter uma adesão de 70% à dieta, o que significa que, das 35 refeições e lanches que você fará durante a semana, dez deles poderão incluir alimentos que tenho lhe pedido para evitar. Eu o aconselho a continuar evitando gorduras trans e hidrogenadas, pois elas são muito prejudiciais à sua saúde, e também organismos geneticamente modificados (Para mais informações sobre eles, veja as páginas 179 e 180.) Além disso, é altamente recomendável que você continue a ingerir alimentos fermentados e curativos, bem como a tomar seus suplementos e probióticos. Quando passar para a Fase 3, encontrará mais algumas diretrizes.

Por fim, quero que você mantenha o compromisso de comer sem estresse, não importa se está tomando um sorvete ou comendo uma porção de *kimchi*, que ajuda o microbioma! Comer sem estresse é mais gostoso e mais saudável do que comer com pressa, portanto o ideal é que você coma sempre assim. Dessa forma, poderá realmente saborear e apreciar a comida, permitindo que o corpo se mantenha no modo de "repouso e digestão", e não no de "luta ou fuga". Isso é essencial para manter a saúde do microbioma e ter um peso saudável.

Além disso, agora você tem mais liberdade, pois seu corpo é seu melhor guia. Você sabe quais são os alimentos que lhe dão prazer; sabe o quanto precisa comer para ficar satisfeito e como seu corpo se sente após uma refeição saudável. Agora você consegue ouvir seu corpo e seu microbioma.

O que isso significa em termos de escolhas alimentares no dia a dia? Significa que, quando você receber sinais de que gostaria de um pouco de cebola frita na sua omelete; de que adoraria comer alguns mirtilos frescos; ou de que não vê a hora de tomar uma canja de galinha quente e reconfortante, poderá confiar nesses sinais. E que, quando receber sinais dizendo que "não tem mal algum comer um pouco de batata frita" ou "hoje posso comer uma sobremesa", você também poderá ouvir esses sinais.

Se continuar a ouvir seu corpo, ouvirá também os sinais que o afastam dos alimentos prejudiciais à saúde. Seu corpo e seu microbioma poderão levá-lo a dizer a si mesmo: "Não quero um lanche rico em amido; prefiro alguma coisa mais fresca!", ou: "Hoje não estou a fim de doce; já comi sobremesa duas vezes esta semana e estou meio enjoado de doce".

Não se esqueça: se tiver de tomar antibióticos, tome também probióticos. E, se comer demais ou sair muito da dieta, volte para a Fase 1 e permaneça nela até se sentir saudável de novo.

Agora que você tem essa nova relação com os alimentos, gostaria de lhe falar sobre alguns aspectos fundamentais que deram base à Dieta do Microbioma – algumas das concepções que nortearam minha abordagem quanto à dieta, aos alimentos e à saúde.

UMA VISÃO MAIS AMPLA: O QUE ESTÁ POR TRÁS DA EPIDEMIA DE OBESIDADE?

Vou ser honesto: embora tenha ajudado muitos pacientes a emagrecer, sempre resisti à ideia de escrever um livro sobre o assunto. Durante muitos anos, tive a impressão de que a maioria das dietas que circulavam por aí tinham pouco a ver com as verdadeiras questões de saúde, e não conseguia ver onde minhas próprias convicções se encaixariam nesse contexto. Para mim, perda de peso e saúde não são coisas distintas – são a mesma coisa. Porém, durante muito tempo, os livros de dieta pareciam enfocar apenas a perda de peso, ignorando aspectos mais profundos.

Ao longo dos últimos anos, no entanto, muitos autores de livros de dieta adotaram uma abordagem mais integrada, tratando não apenas da perda de peso, mas também de questões mais amplas do que o corpo precisa. Pouco a pouco, os melhores livros começaram a abordar as principais questões sobre perda de peso e saúde.

Alguns livros, por exemplo, concentraram-se no problema das inflamações. Outros trataram de intolerâncias alimentares, hiperpermeabilidade intestinal e saúde intestinal. Mesmo assim, nenhuma dessas abordagens nos deu poder suficiente para combater a epidemia de obesidade, que continuava desenfreada, mesmo com as prateleiras abarrotadas de livros de dieta. Na verdade, não entendíamos o que estava acontecendo. Por que tinha havido um aumento tão drástico de resistência à insulina? Por que houvera uma explosão tão grande de intolerâncias alimentares? Por que tantas pessoas afirmavam que, mesmo com uma boa alimentação e exercícios regulares, ainda assim viam o ponteiro da balança subir cada vez mais?

Eu não podia acreditar que a causa dessa epidemia fosse a falta de força de vontade. Para mim, não fazia sentido que, durante milhares de anos, as pessoas tivessem mantido um peso relativamente saudável, sem os recursos de livros de dieta e regimes alimentares, e então, de repente, começassem a ceder a uma vontade irracional de se entregar à comida. Durante milhares de anos neste planeta, os seres humanos tiveram a capacidade biológica de ter hiperpermeabilidade intestinal, problemas intestinais, resistência à insulina e inflamação. No entanto, esses problemas nunca tinham ficado fora de controle – e agora, de repente, estavam. O que havia mudado?

Em minha opinião, a atual epidemia de obesidade é causada por agressões ao microbioma – por parte de toxinas, antibióticos, alimentos prejudiciais à saúde, além de estresse. O microbioma é a causa final por trás de todas as outras causas mencionadas em outros livros de dieta. É verdade que resistência à insulina provoca aumento de peso, mas o verdadeiro culpado pela resistência à insulina é o desequilíbrio do microbioma. É verdade que inflamação e resistência à leptina produzem aumento de peso, mas é o desequilíbrio do microbioma que é o responsável pela inflamação. É verdade que a hiperpermeabilidade intestinal e as intolerâncias alimentares produzem aumento de peso, mas é o desequilíbrio do microbioma que é o responsável pela hiperpermeabilidade intestinal. É verdade que o glúten, em suas novas versões hibridizadas, desaminadas e onipresentes, contribui para o aumento de peso, bem como para o desenvolvimento de hiperpermeabilidade intestinal e de vários outros sintomas, mas o desequilíbrio do microbioma é responsável pelo enfraquecimento das paredes intestinais, que permitem ao glúten ter um efeito tão potente.

Assim como pesquisadores pioneiros como Martin J. Blaser, acredito que a agressão ao microbioma esteja por trás da epidemia de obesidade. Felizmente, agora que compreendemos o problema, podemos solucioná-lo. Contribuindo para o equilíbrio do microbioma por meio de uma alimentação individualizada e de mudanças sociais em nossa ecologia, conseguiremos resolver essa crise.

O MICROBIOMA E A ATUAL CRISE NA ÁREA DA SAÚDE

Hoje em dia, os médicos se veem diante de um tremendo paradoxo. Por um lado, nossa expectativa de vida aumentou muito, e a qualidade de vida das pessoas idosas melhorou significativamente. Quando eu era criança, uma pessoa de 70 anos era considerada velha. Hoje, tem sessentões que correm cinco quilômetros por dia, abrem um novo negócio, iniciam uma nova carreira, começam um novo romance ou reacendem a chama do seu casamento. Essas são vitórias da medicina e da nutrição modernas, frutos de nossa alimentação rica em proteína; do acesso a antibióticos e a outros milagres da medicina.

Por outro lado, houve um aumento de alergias, doenças autoimunes, câncer e diabetes. A incidência de síndrome metabólica – obesidade, hipertensão e resistência insulínica – também está aumentando.

Em minha opinião, a perda de diversidade microbiana está por trás não apenas da epidemia de obesidade, mas também da epidemia de alergias, da explosão de doenças autoimunes, do aumento de casos de câncer e de todas as outras crises na área da saúde. Assim como a destruição das florestas tropicais, as mudanças climáticas, os derramamentos de petróleo e a proliferação de substâncias químicas provenientes de processos industriais ameaçam a ecologia externa do planeta, a perda de diversidade do microbioma ameaça nossa ecologia interna.

Assim como o microbioma está por trás da epidemia de obesidade, acredito que esteja por trás também do aumento vertiginoso nos índices de depressão, ansiedade e outros distúrbios emocionais e cognitivos. Esses são problemas complexos, que têm muitas causas, mas um microbioma em desequilíbrio e um sistema digestório comprometido praticamente impedem o bom funcionamento cerebral. Se você restaurar sua saúde intestinal e equilibrar seu microbioma, terá muito mais chance de pensar com clareza, de se sentir otimista e de ter a energia e a vitalidade às quais tem direito.

Ao longo de todo o livro, vimos que o microbioma afeta diversos sistemas corporais. Apresento em seguida um resumo que deixa bem clara a grande influência que o microbioma exerce sobre nossa saúde global.

ECOLOGIA INTERNA E EXTERNA

Por que, então, temos tantos problemas com o desequilíbrio microbiano? O que aconteceu com nossa ecologia interna?

Para obter uma resposta, creio que devemos analisar a ecologia externa. Os alimentos, a água e o ar estão repletos de toxinas e poluentes que destroem o microbioma, estressam o sistema imunológico e sobrecarregam o trato gastrointestinal.

Uma categoria de toxinas é conhecida como *interferentes endócrinos*, ou *xenoestrogênios*. Trata-se de uma classe de substâncias químicas que imitam os efeitos do estrogênio, produzindo um desequilíbrio hormonal que, entre outras coisas, causa danos ao microbioma.

Não são somente os antibióticos que podem destruir a saúde intestinal; como vimos, a maior parte da carne bovina, suína, ovina, de frango e peru, bem como leite, queijo, iogurte e ovos que consumimos, também estão repletos de antibióticos. Esses medicamentos poderosos são usados para proteger os animais de doenças que ocorrem quando são criados em locais fechados e insalubres, ou então administrados especificamente com o objetivo de engordá-los.

Além disso, as substâncias químicas utilizadas na produção industrial contaminam o lençol freático, o solo e o ar, e essas toxinas causam ainda mais danos à saúde intestinal. Como vimos, o que prejudica o intestino também prejudica o sistema imunológico. Em primeiro lugar, o sistema imunológico fica sobrecarregado por ter de nos proteger contra o ataque desses agressores tóxicos. Em segundo, fica confuso com a presença de toxinas que nunca viu antes.

Portanto, na verdade, treinamos o sistema imunológico para "pirar de vez" e, depois, colocamos uma arma na mão dele. Ele fica fora de controle e sobrecarregado com possíveis alvos. Não admira que

Como o Estresse Afeta o Sistema Digestório e o Peso Corporal

Problemas cognitivos e emocionais
- agressividade
- ansiedade
- autismo
- confusão mental
- demência
- depressão
- dificuldade de raciocínio
- distúrbios de desenvolvimento neurológico
- distúrbios sensoriais
- incapacidade de equilibrar as emoções
- mente turva
- oscilações de humor
- problemas de memória

Problemas digestivos
- cólica intestinal
- colite ulcerativa
- constipação intestinal
- diarreia
- distensão abdominal
- doença de Crohn
- gases
- síndrome do intestino irritável

Problemas imunológicos
- doenças autoimunes, como tireoidite de Hashimoto, esclerose múltipla, artrite reumatoide, lúpus, fibromialgia e síndrome de Sjögren
- função imunológica reduzida

(continua)

> **Como o Estresse Afeta o Sistema Digestório e o Peso Corporal**
>
> **Distúrbios endócrinos**
> - distúrbios do estrogênio e da progesterona
> - hipotireoidismo
> - síndrome do ovário policístico
>
> **Distúrbios metabólicos**
> - diabetes
> - resistência à insulina
> - síndrome metabólica
>
> **Problemas dermatológicos**
> - acne
> - eczema
> - outros tipos de erupção cutânea
> - psoríase
>
> **Outros sintomas e distúrbios**
> - câncer
> - distúrbios cardiovasculares
> - dor articular
> - dor muscular
> - enurese noturna
> - osteoporose
> - perda de densidade óssea
> - queda de cabelo

nosso sistema imunológico comece a atacar nossas próprias células, alimentos saudáveis ou partículas inofensivas de poeira, como acontece com as pessoas que têm asma e alergias relacionadas. Não admira que intolerâncias e alergias alimentares estejam aumentando, enquanto o corpo lida com inflamações sistêmicas. Não admira também que esse nível extraordinário de estresse físico – sem falar nos fatores de estresse psicológicos da vida moderna – agrave a inflamação e predisponha o corpo a armazenar gordura.

Para piorar ainda mais a situação, estamos sendo expostos também a organismos geneticamente modificados (OGMs). Nos Estados Unidos, a maior parte do milho, da soja, da canola, da batata e do algodão foi modificada geneticamente, assim como muitas hortaliças e frutas. Quando comemos alimentos processados, provavelmente ingerimos pequenas doses de milho e soja geneticamente modificados.

O simples fato de misturar os genes já é bem ruim, mas às vezes o processo de modificação genética faz com que o pesticida passe a fazer parte da estrutura genética do alimento. O milho, por exemplo, é modificado com uma toxina para afastar insetos. No entanto, vestígios dessa toxina foram encontrados no leite materno. Como a maior parte do milho é usada para alimentar o gado, é possível que mesmo uma mãe cuidadosa, que se esforce ao máximo para evitar os OGMs, absorva as toxinas relacionadas a eles através da carne e do leite, produtos aparentemente inofensivos.

Outro objetivo das lavouras geneticamente modificadas é fazer com que sejam tolerantes ao glifosato, uma substância química usada em herbicidas. Dessa forma, os agricultores podem pulverizar suas lavouras com glifosato para matar ervas daninhas. Milho, soja, canola, algodão, beterraba-sacarina e alfafa foram modificados dessa maneira.

Mas o glifosato causa um grande estrago no microbioma. Que efeito deve ter na nossa ecologia interna o consumo de alimentos tratados, repetidamente, com essa substância química, ou de produtos provenientes de animais alimentados com milho ou soja revestidos de glifosato?

O mais assustador de tudo é a possibilidade de que alterações genéticas em colheitas de alguma maneira afetem a composição genética do microbioma e, através dele, nossos próprios genes. Os representantes das indústrias insistem em afirmar que isso não é possível, mas existem evidências assustadoras. Um estudo de 2004 publicado pela Academia Nacional de Ciências dos Estados Unidos descobriu que partes do gene alterado na soja geneticamente modificada poderiam ser transferidas para o DNA das bactérias.

Portanto, o que acontecerá se esses genes alterados não forem eliminados junto com as fezes, como garantem os especialistas em engenharia genética? O que acontecerá se, em vez disso, esses genes alterados permanecerem no nosso trato intestinal e se tornarem parte do nosso microbioma? Que efeito isso terá sobre nossos sistemas digestório e imunológico?

O dr. Jack Heinemann, professor de Genética e Biologia Molecular da Universidade de Canterbury, na Nova Zelândia, fez a seguinte afirmação:

> Não tenho a menor dúvida de que a matéria vegetal geneticamente modificada possa ser transferida para animais expostos a rações geneticamente modificadas na alimentação ou no meio ambiente, e de que pode haver uma diferença residual nos animais ou produtos de origem animal em consequência da exposição à ração geneticamente modificada.

Em outras palavras: os genes alterados podem ser transferidos para o nosso microbioma e, consequentemente, *nos* alterar.

Portanto, diante de todas essas agressões – por parte dos interferentes endócrinos, das toxinas e dos genes alterados –, junto com a profusão de antibióticos, nosso microbioma está perdendo sua diversidade com uma rapidez alarmante. O que antes era uma floresta exuberante agora não passa de alguns poucos galhos retorcidos. Se você imaginar a fumaça que paira no ar depois de um incêndio florestal, terá uma noção da devastação que ocorreu no nosso microbioma.

Por sorte, existe uma solução. Se repararmos a devastação ecológica no mundo exterior e dermos apoio ao microbioma dentro de nós, poderemos trazer de volta a floresta exuberante. Cada passo que damos no sentido de nutrir nosso microbioma fornece energia, otimismo e vitalidade para essa crucial renovação ecológica.

RETOMADA DO PODER

Pode ser terrivelmente frustrante pensar no grau de deterioração da ecologia global. Mas não quero que você se sinta derrotado, sobretudo porque, como vimos no Capítulo 7, a reação de derrota é caracterizada por resistência à insulina, metabolismo alterado do colesterol, retenção de gordura abdominal e outros fatores que tornam o metabolismo lento e levam ao aumento de peso.

Em vez disso, gostaria de fazer duas coisas. Em primeiro lugar, quero lhe dizer que sei que você está enfrentando forças poderosas que estão fora de seu controle: a indústria alimentícia, que abarrota o mercado de alimentos prejudiciais à saúde; os poluentes industriais, que inundam seu mundo de toxinas e interferentes endócrinos; as empresas que desenvolvem, produzem e vendem produtos geneticamente modificados; e o governo, que permite, e às vezes até mesmo estimula, essas práticas. Você não está inventando: existem realmente forças poderosas aliadas contra você, o que o faz ter mais dificuldade de retomar o controle de sua saúde e perder o peso indesejado.

Em segundo lugar, quero que você se lembre de que é um ser poderoso, capaz de pôr em ordem sua ecologia interna e se juntar às outras pessoas para pôr em ordem a ecologia externa. Ao se reconectar com seu corpo e seu microbioma – essa inteligência extraordinária dentro de você –, você conseguirá recuperar a saúde, reequilibrar o sistema imunológico e fazer o trato gastrointestinal rejuvenescer. Conseguirá também voltar a ter um peso saudável. Apesar de estar lutando contra forças poderosas, você poderá vencer, principalmente agora, que está munido do poder e do conhecimento da Dieta do Microbioma. Quando se reconectar com a inteligência coletiva de seu microbioma; quando der apoio à sua ecologia interna; e quando aprender a ouvir seu corpo para saber do que ele precisa, poderá fazer escolhas que estimulem seu metabolismo e promovam um peso saudável. Trilhões de microrganismos dentro do seu cérebro, intestino e células estão prontos para ajudá-lo nessa empreitada — basta alimentá-los da maneira correta.

BANQUETE DO MICROBIOMA

Quando estava escrevendo este livro, encontrei um artigo fascinante com um título de bastante impacto: "Meaning Is Healthier Than Happiness" ["Ter um Propósito é mais Saudável que Ter Felicidade"]. O artigo, publicado por Emily Esfahani Smith na edição on-line da *Atlantic*, revelou os resultados de um novo estudo que saiu na revista *Proceedings of the National Academy of Sciences*. Com o auxílio de imagens de ressonância magnética funcional (RMf), os pesquisadores analisaram o que acontece, em nível genético, em várias condições: feliz, mas com pouco senso de significado ou propósito na vida; e feliz com um profundo senso de significado, ou propósito na vida. Significado, nesse estudo, foi definido como "orientação para algo maior do que si próprio".

Os pesquisadores descobriram que a expressão genética era mais sadia no grupo que tinha um profundo senso de significado na vida. Aparentemente, tanto as pessoas que enfrentavam adversidades crônicas quanto as que se sentiam felizes, mas cuja vida não tinha muito significado, tinham um sistema imunológico propenso a produzir mais inflamações. E, como vimos, inflamação é um fator de risco para várias doenças; de forma mais significativa, para o aumento de peso.

Portanto, quando começar a Dieta do Microbioma, gostaria de convidá-lo a renovar seu compromisso pela busca de um significado ou propósito no alimento. De acordo com minha experiência, podemos encontrar um profundo senso de propósito nos alimentos, que nos conectam às plantas e aos animais deste planeta; ao sol, ao ar e à água necessários para nutri-los; e às pessoas que os cultivaram e os fizeram chegar até nós.

Podemos encontrar um propósito também dentro de nosso próprio corpo. Fico impressionado, por exemplo, com o seguinte fato: o trato intestinal precisa de glutamina para realizar suas funções, mas sua primeira ação, invariavelmente, é metabolizar a glicose necessária ao restante do corpo. Nesse aspecto, nosso próprio sistema digestório é altruísta, encontrando o próprio senso de propósito ao trabalhar em prol do bem coletivo. Quando nos conectamos com nosso corpo, nos conectamos também com esse princípio, aprendendo a encontrar propósito naquilo que damos aos outros, bem como naquilo que recebemos deles.

E, obviamente, podemos encontrar um profundo senso de propósito em nosso microbioma. A inteligência coletiva do microbioma coloca sempre o todo acima do individual. Pesquisas fascinantes revelaram como organismos microscópicos – que vivem menos de vinte minutos – decidem, coletivamente, quais bactérias devem ser sacrificadas pelo bem do todo; trocam material genético; e servem de mediadores entre as próprias necessidades e as de seu hospedeiro humano.

Além disso, acredito que o espírito de coletividade se estenda do microbioma para nós. Embora se alimentem dos alimentos que lhes damos, esses microrganismos gastam a maior parte da energia não com a própria sobrevivência, mas com a nossa. Eles nos ensinam que dar aos outros e colocar o bem-estar do todo acima das necessidades individuais é, na verdade, o caminho da realização.

Como podemos dar um propósito à nossa alimentação diária? Podemos fazer de cada refeição um banquete, para nós mesmos e nossos convidados – os hóspedes humanos e também os microbianos. Podemos ser altruístas e compreender que amor e generosidade são emoções curativas, que melhoram a saúde do sistema imunológico, reduzem a inflamação e combatem o estresse, que nos faz engordar. Podemos sentir o amor inerente aos alimentos que ingerimos, agradecendo seus prazeres sensoriais e prometendo fazer bom uso da energia que eles nos fornecem.

Podemos nos lembrar também de que o alimento não é uma *commodity*, e que o corpo humano não é uma máquina. Essa abordagem aos alimentos produziu uma ecologia externa repleta de OGMs e xarope de milho com alto teor de frutose, fazendas industriais e animais entupidos de antibióticos que nos engordam da mesma maneira que seus donos os engordam. Tratar os alimentos dessa forma não nos ajuda a ter saúde nem nos faz sentir como os seres poderosos, amorosos e interconectados que verdadeiramente somos.

Em vez disso, podemos encarar os alimentos como uma relação vital que literalmente nos conduz ao fluxo da vida, que nos envolve com outras criaturas vivas, com a natureza em si e com nosso planeta. Ter a sensação de que estamos no fluxo da vida, sabendo que somos uma parte vital do todo e cuidando das ecologias interna e externa – eis a trilha para a saúde, o poder e a autoestima, não importa em que ponto estejamos na jornada para o emagrecimento.

"Portanto, eis como você pode preparar o próprio banquete para seu microbioma. O objetivo supremo da Dieta do Microbioma é ajudá-lo a entrar no verdadeiro fluxo da vida".

QUINTA PARTE

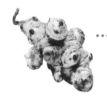

DIETA DO MICROBIOMA EM AÇÃO

CAPÍTULO 11

SUPERALIMENTOS DO MICROBIOMA

Os princípios da Dieta do Microbioma são simples:

- consumir alimentos que restaurem a saúde intestinal e promovam o equilíbrio do microbioma;
- evitar alimentos que prejudiquem a saúde intestinal e desequilibrem o microbioma.

Como vimos, quando você restabelecer sua saúde intestinal e equilibrar seu microbioma, perderá peso automaticamente, de forma saudável. Quando seu intestino estiver em perfeitas condições, e o microbioma, equilibrado, seu corpo encontrará e manterá naturalmente um peso saudável.

É claro que você também vai consumir uma grande variedade de frutas e hortaliças frescas, gorduras saudáveis e proteínas magras. Mas nosso foco serão os Superalimentos, Supercondimentos e Supersuplementos do Microbioma – alimentos, condimentos e suplementos que

Superalimentos do Microbioma

Probióticos naturais, que reabastecem o microbioma com bactérias saudáveis

- Vegetais fermentados, como chucrute e *kimchi*.
- Produtos lácteos fermentados, como quefir e iogurte de leite de cabra ou ovelha.

Prebióticos naturais, que nutrem as bactérias saudáveis já existentes no seu microbioma

- Alho.
- Alho-poró.
- Aspargo.
- Cebola.
- Cenoura.
- Rabanete.
- Tomate.

Supercondimentos do Microbioma

- Canela, que equilibra os níveis de glicose no sangue e, portanto, ajuda a evitar o desenvolvimento de resistência à insulina, predispondo assim o corpo a queimar gordura, em vez de armazená-la.
- Cúrcuma, um anti-inflamatório natural que ajuda a restaurar a saúde intestinal, equilibra o microbioma e promove um bom funcionamento cerebral.

Supersuplementos do Microbioma

Observação: se estiver usando algum tipo de medicamento, consulte o médico antes de tomar suplementos, para se certificar de que não haja contraindicações ou efeitos colaterais adversos.

(*continua*)

Para REPOR ácido gástrico e enzimas digestivas

- Ácido clorídrico.
- Amilase, que digere os amidos.
- DPP-4 (dipeptidil peptidase), enzima que auxilia na digestão do glúten e da caseína (proteína do leite).
- Lipase, que digere gorduras.
- Protease, que digere proteínas.
- Vinagre de maçã.

Para se REINOCULAR com probióticos e prebióticos

- Um bom probiótico:
    - contém diversas espécies;
    - contém pelo menos estes três tipos de *Lactobacillus: acidophilus, rhamnosus* e *plantarum*;
    - contém diferentes tipos de bifidobactérias;
    - deve conter entre 50 e 200 bilhões de bactérias – quanto mais, melhor.
- A maior parte dos probióticos não contém *Acidophilus gasseri*, considerado excelente para promover a perda de peso. Você pode comprá-lo separadamente (consulte a seção Recursos) ou procurar um probiótico que o contenha (consulte a seção Recursos).
- Prebióticos
    - Arabinogalactanas.
    - Cal-mag butirato.
    - Inulina em pó.

Para REMOVER as bactérias nocivas do trato intestinal

- Absinto (*Artemisia absinthium*).
- Ácido caprílico.
- Alho.
- Berberina.
- Extrato de sementes de toranja (*grapefruit*).
- Óleo de orégano.

(continua)

Para REPARAR a parede intestinal
- Alcaçuz desglicirrizado (DGL).
- Alteia (*Althaea officinalis*).
- Carnosina.
- Glutamina.
- N-acetilglicosamina.
- Olmo (*Ulmus rubra*).
- Quercetina.
- Zinco.

Para emagrecer
- Extrato de grãos de café verde
- Manga africana (*Irvingia gabonenses*)
- Mangostão (*Garcinia mangostana*).
- Meratrim®
- *Sphaeranthus indicus*

têm uma capacidade extraordinária de equilibrar o microbioma, restaurar a saúde intestinal e levar à perda de peso. Deixe-me apresentá-lo a esses Superalimentos, para que possa ficar tão entusiasmado com eles quanto eu.

A NOVA GERAÇÃO DE SUPERALIMENTOS

O termo "superalimentos" começou a ser empregado há vários anos. Essa nunca foi uma designação científica, mas sim a maneira que os jornalistas especializados em nutrição encontraram para se referir a alguns alimentos que pareciam ser extraordinariamente benéficos para a saúde.

Sendo mais específico, supõe-se que os superalimentos tenham grandes quantidades de antioxidantes, substâncias químicas que reduzem o estresse oxidativo. Apesar de ser vital para as funções corporais, o oxigênio também envelhece nossas células. Os antioxidantes, portanto, ajudam as células a combater esse efeito, renovando e revitalizando o corpo diante do processo de envelhecimento. Por esse motivo, os alimentos que pareciam ser ricos em antioxidantes foram batizados de "superalimentos".

Infelizmente, as coisas não são tão simples. Mais importante que os próprios nutrientes é a capacidade que o corpo tem de absorvê-los e usá-los. Se nosso microbioma estiver em desequilíbrio e nosso intestino não estiver sadio, podemos consumir enormes quantidades de vitaminas, sais minerais e antioxidantes, que, para a nossa saúde, não fará a mínima diferença. Precisamos de um intestino sadio, capaz de absorver os antioxidantes que consumimos, para que essas substâncias químicas de fato tenham o efeito desejado. Precisamos de um microbioma equilibrado para manter o intestino saudável e usar os antioxidantes, as vitaminas e os sais minerais que consumimos.

Por esse motivo, na Dieta do Microbioma, criei o que acredito ser a nova geração de superalimentos: os Superalimentos, Supercondimentos e Supersuplementos do Microbioma. Trata-se de alimentos, condimentos e suplementos que ajudam a restabelecer a saúde intestinal e a equilibrar o microbioma. Esses Superalimentos do Microbioma são indispensáveis não apenas para a absorção de vitaminas, sais minerais e antioxidantes, mas também para a obtenção e manutenção de um peso saudável.

Não podemos reproduzir os benefícios dos Superalimentos do Microbioma tomando suplementos. Em cada um desses alimentos, a natureza criou uma mistura exclusiva de nutrientes, antioxidantes, anti-inflamatórios e prebióticos – uma combinação especial que trabalha em conjunto para restabelecer a saúde intestinal, nutrir o microbioma e promover a saúde de modo geral. Nenhum nutricionista, cientista ou médico conseguiria fazer um trabalho tão bom quanto o da própria natureza. Graças aos seus efeitos sobre o microbioma e o trato intestinal, esses Superalimentos do Microbioma são elementos essenciais à perda de peso.

As primeiras duas fases da Dieta do Microbioma estão repletas desses superalimentos. Quando você passar para a Fase 3, espero que esses alimentos extraordinários já façam parte da sua alimentação. Para mim, eles incorporam os ensinamentos de Hipócrates, pai da medicina ocidental, que há muitos séculos disse: "Deixe que o alimento seja seu remédio e que o remédio seja seu alimento".

ALIMENTOS FERMENTADOS: PROBIÓTICOS NATURAIS

Os alimentos fermentados contêm bactérias vivas que agem como probióticos naturais – uma maneira de reabastecer o microbioma de bactérias benéficas por meio da alimentação. Um fato significativo é que todas as culturas pelo mundo afora parecem ter os próprios alimentos fermentados. Isso indica o quanto eles são indispensáveis à saúde.

Gostaria que você observasse que culturas tradicionais há muito compreenderam nossa necessidade de consumir alimentos fermentados; por esse motivo, apresento uma tabela com uma pequena amostra de alimentos fermentados de vários países. Tais alimentos são encontrados em várias formas: pastas, temperos, condimentos, *curries*, ensopados, picles e até mesmo doces. Eles podem ser fritos, cozidos e até mesmo cristalizados, sendo servidos como pratos principais, acompanhamentos, saladas ou sobremesas. As bebidas fermentadas podem ser alcoólicas, como cerveja e vinho, ou não, como alguns chás e bebidas à base de vinagre. A maioria desses alimentos não faz parte da Dieta do Microbioma, mas o consumo universal de alimentos fermentados deixa claro a sua importância na alimentação humana.

Infelizmente, os pratos *fast-food* e alimentos prontos para consumo do Ocidente estão acabando com as culturas alimentares tradicionais, e a arte de fermentar alimentos – que antigamente toda família conhecia – está em vias de desaparecer. Acho que essa é uma das causas da epidemia de obesidade no mundo, observada em todos os países onde predomina a moderna alimentação ocidental. Como vimos, um microbioma empobrecido leva ao ganho de peso, enquanto

Local	Alimentos
Cáucaso	*kumis*, bebida láctea fermentada
China	*douchi*, molho de feijão-preto fermentado
China, Oriente Médio	*kombuchá*, chá fermentado levemente efervescente
Etiópia/Eritreia	*injera*, pão esponjoso feito com farinha de *teff* fermentada
Gana	*fufu*, produto fermentado feito de mandioca, inhame ou banana-da-terra
Himalaias	*bhaati jaanr*, bebida/alimento de arroz fermentado; *gundruk*, verdura fermentada; *kodo ko-jaanr*, produto obtido a partir da fermentação de um tipo de painço (*Eleusine coracana*); *sinki*, rabanete fermentado
Índia	*dhokla*, massa feita de arroz e grão-de-bico cozidos e fermentados; *dosa*, espécie de panqueca feita de arroz e lentilhas fermentados
Japão	missô, pasta de soja fermentada usada em sopas e molhos; *natto*, bolo de soja fermentado; *tempeh*, grãos de soja triturados, cozidos e fermentados
México	*pulque*, bebida alcoólica produzida com base na fermentação natural do suco de agave
Nigéria	*garri*, ou *gari*, produto fermentado feito de mandioca
Pacífico Sul	*poi*, pasta fermentada à base de um vegetal chamado taro
Rússia	*kvass*, cerveja fermentada e efervescente feita de pão preto ou de centeio
Tailândia	*pla ra*, molho fermentado de peixe

alimentos fermentados mantêm o microbioma equilibrado e sadio. Quando paramos de ingeri-los, o microbioma é afetado, e o resultado é o aumento de peso.

Por conseguinte, as Fases 1 e 2 da Dieta do Microbioma contêm vários alimentos fermentados; espero que você mantenha esse hábito quando passar para a Fase 3.

- Chucrute – repolho fermentado consumido em todo o Leste Europeu, na Rússia, Áustria e Alemanha.
- *Kimchi* – prato coreano preparado com repolho, cenoura, cebola e alho fermentados.
- Vegetais fermentados – vendidos prontos na maioria das lojas e on-line (consulte a seção Recursos). Se quiser preparar em casa, leia o livro *Wild Fermentation: The Flavor, Nutrition, and Craft of Live-Culture Foods*, de Sandor Ellix Katz.
- Quefir – bebida láctea fermentada originária do norte do Cáucaso (recomendo apenas quefir de leite de cabra ou ovelha, pois é mais fácil de digerir que os produtos de leite de vaca).
- Iogurte – outro tipo de produto de leite fermentado consumido em toda a Ásia Central e Ocidental, Índia, Europa Central e região dos Bálcãs (novamente, recomendo apenas iogurte de leite de cabra ou ovelha. Aconselho evitar os produtos comerciais, com adição de açúcares e frutas).

Uma das coisas que me agradam nos alimentos fermentados é que eles viram de cabeça para baixo todo o conceito de alimentação. Em vez de nos concentrar naquilo que devemos restringir ou eliminar, nós nos concentramos em como enriquecer a alimentação e melhorar a saúde.

Com certeza, os alimentos fermentados proporcionam numerosos benefícios à saúde. O quefir, por exemplo, é excelente para o sistema imunológico e tem sido tradicionalmente usado no tratamento de tuberculose e câncer. O *kimchi* ajuda a baixar o colesterol, a evitar constipação intestinal e a combater o câncer de cólon. Além disso, alivia o estresse, diminui os sintomas de depressão, reduz a aterosclerose e combate osteoartrite e doença hepática.

Outra coisa que adoro é a forma como os alimentos fermentados estabelecem conexão com a rica história da alimentação humana ao longo dos séculos. É nesse ponto que discordo da Dieta Paleolítica. A abordagem paleolítica procura resgatar os hábitos alimentares anteriores à época da agricultura e da criação de animais domésticos, eliminando permanentemente, portanto, os cereais, as leguminosas e os derivados do leite. A dieta tem muitas características boas e pode ter ajudado algumas pessoas a emagrecer e a melhorar sua saúde, mas não consigo concordar com uma filosofia que tenta apagar os milênios de desenvolvimento humano ocorrido desde o período Paleolítico.

Nós, seres humanos, não vivemos apenas no mundo do nosso corpo, mas também nos mundos da cultura e da emoção. As tradições alimentares que desenvolvemos revelam bastante sobre nós em muitos níveis, e o desafio agora é encontrar uma maneira saudável de incorporar essas tradições, e não tão somente evitá-las. Nossas escolhas alimentares devem se basear em uma mistura de intuição, cultura, arte e ciência. Sim, precisamos ficar a par das últimas descobertas científicas, mas também precisamos avaliar os séculos que levaram para os nossos ancestrais aperfeiçoarem a preparação do

---

Estudos de Vanguarda: Microbioma e Perda de Peso

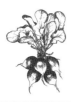

Em junho de 2011, o respeitado *New England Journal of Medicine* publicou uma pesquisa que associava o consumo de iogurte a emagrecimento. "Evidências intrigantes indicam que alterações nas bactérias colônicas podem influenciar o aumento de peso", afirmava o artigo. Um ano antes, a revista *British Journal of Nutrition* havia afirmado que os tipos de bactérias encontradas no iogurte produziam melhora na sensibilidade à insulina e nas inflamações.

iogurte ou aprenderem quais são os condimentos que realçam o sabor das lentilhas. Nossas escolhas alimentares precisam honrar os muitos mundos em que habitamos e nos conectar com nossa história, cultura e meio ambiente. Os alimentos fermentados são uma excelente maneira de enriquecer a alimentação e nos colocar em contato com as maravilhas da gastronomia mundial.

INULINA: UM PREBIÓTICO NATURAL

Inulina é um tipo de fibra vegetal encontrada nos seguintes Superalimentos do Microbioma:

- Alho.
- Aspargo.
- Cebola.

A inulina faz parte dos Supersuplementos do Microbioma.

Nunca é demais falar sobre as qualidades da inulina! Essa fibra vegetal nutre o microbioma e ajuda a restabelecer a saúde intestinal, além de ter fantásticas propriedades emagrecedoras.

A inulina diminui a absorção de glicose, um tipo de açúcar, e melhora o metabolismo de gorduras. Quando você consome alimentos ricos em inulina, a porção de inulina desses alimentos não eleva o nível de açúcar no sangue; na verdade, ela inibe a absorção do açúcar, ao mesmo tempo que produz uma sensação de saciedade. A inulina ainda pode ajudá-lo a digerir os alimentos com mais eficiência, o que significa sentir menos fome e, com o tempo, comer menos.

A inulina também é fundamental para a saúde de modo geral. Quando seu microbioma obtém a dose diária de inulina, ele consegue produzir as vitaminas de que seu corpo precisa, sobretudo vitaminas B e K. As vitaminas do complexo B são muito importantes para que você possa lidar com o estresse, controlar as emoções, raciocinar com clareza e equilibrar seus hormônios. As vitaminas K são essenciais para o seu metabolismo.

Muitas pessoas acreditam que podem obter quantidades suficientes de vitaminas B e K apenas tomando suplementos. Mas os suplementos de nada adiantarão se você não tiver um intestino sadio – pelo simples fato de que ele não será capaz de absorvê-los. Muitos dos meus pacientes ficam chocados quando eu lhes mostro os resultados de suas dosagens de vitaminas.

– Como posso ter níveis tão baixos de vitamina B? – perguntam eles. – Eu tomo 100 mg por dia de um complexo B!

– Não adianta nada tomar suplemento se você não o absorve – é a minha resposta.

É por isso que suplementos não são suficientes – temos de restaurar a saúde intestinal e reequilibrar o microbioma. Em vez de só tomar suplementos, é muito melhor consumir os Superalimentos do Microbioma, que são ricos em inulina, para que o microbioma produza o próprio suprimento de vitaminas B e K.

Inúmeros estudos realizados com animais demonstraram que a inulina inibe o câncer de cólon, um achado que foi corroborado por uma metanálise publicada no periódico *British Journal of Nutrition*.

Por último, mas nem por isso menos importante, a inulina ajuda na absorção do cálcio e do magnésio, que você precisa para evitar e/ou reverter a osteoporose. Reiterando: você pode tomar todos os

---

Os Seis Principais Benefícios da Inulina

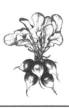

- Alimenta as bactérias saudáveis do microbioma.
- Melhora a digestão.
- Inibe a absorção de glicose, produzindo a sensação de saciedade e, ao mesmo tempo, menor absorção de calorias.
- Estimula a produção endógena de vitaminas do complexo B e K.
- Estimula o metabolismo.
- Melhora a saúde óssea.

suplementos de cálcio e magnésio que quiser, mas, se seu intestino não estiver funcionando como deveria, e você não ingerir uma quantidade suficiente de inulina na alimentação, não conseguirá absorver esses comprimidos caros. A solução? Consumir os Superalimentos do Microbioma, para que seu corpo tenha a capacidade de absorver os nutrientes de que você precisa.

ARABINOGALACTANAS: UM PREBIÓTICO NATURAL

Arabinogalactana é um tipo de prebiótico natural encontrado nos seguintes Superalimentos e Supercondimentos do Microbioma:

- Cebola.
- Cenoura.
- Cúrcuma.
- Rabanete.
- Tomate.

Pera, kiwi e casca de lariço (*Larix occidentalis*) também são ricos em arabinogalactanas. Pera e kiwi ainda entram na Dieta do Microbioma. Também incluí arabinogalactanas nos Supersuplementos do Microbioma.

A arabinogalactana é uma fibra vegetal que aumenta a diversidade microbiana ao alimentar o importantíssimo *Lactobacillus*, a bactéria usada na fermentação do iogurte e do quefir. Esse prebiótico natural também favorece a proliferação de bifidobactérias, outro tipo de bactéria benéfica.

Aprecio a maneira como as arabinogalactanas auxiliam no combate a infecções, principalmente em crianças. Elas têm fortes propriedades antibacterianas, sobretudo contra a *Escherichia coli* (*E. coli*) e um tipo de bactéria nociva conhecida como *Klebsiella*. Pessoas obesas com microbioma em desequilíbrio muitas vezes têm uma quantidade excessiva de *Klebsiella*, que também está associada a doenças autoimunes. Portanto, as arabinogalactanas são fantásticas para promover o equilíbrio microbiano e a perda de peso, e conferir proteção imunológica de modo geral.

Além disso, as arabinogalactanas ajudam a atividade das células exterminadoras naturais ou células NK (do inglês *Natural Killer Cells*), para que o sistema imunológico possa combater qualquer possibilidade de ameaça ao corpo. Um aspecto ainda mais importante é que as arabinogalactanas são moduladoras imunológicas naturais que mantêm o equilíbrio do sistema imunológico. Você precisa de um sistema imunológico ativo que ataque qualquer ameaça real ao seu organismo, mas que se acalme e relaxe diante de falsas ameaças, como produtos alimentícios aos quais você possa ter se tornado sensível. Um sistema imunológico hiper-reativo também cria doenças autoimunes – caso em que o sistema imunológico literalmente começa a atacar o próprio organismo –, por exemplo, tireoidite de Hashimoto, artrite reumatoide, lúpus e esclerose múltipla. As arabinogalactanas modulam o sistema imunológico e o ajudam a atingir um meio-termo – suficiente, mas não excessivamente, ativo. Em consequência, elas também têm propriedades anticancerígenas.

Os Seis Principais Benefícios ds Arabinogalactanas

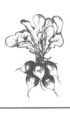

- Alimentam as bactérias saudáveis do microbioma.
- Matam a *E. coli* e a *Klebsiella*, associadas a excesso de peso e doenças autoimunes.
- Auxiliam na produção de células epiteliais, que fortalecem a parede intestinal.
- Têm propriedades anti-inflamatórias, o que ajuda a combater o excesso de peso.
- Fortalecem o sistema imunológico, ajudando a evitar doenças autoimunes.
- Reduzem os níveis de amônia, protegendo o fígado.

Esse tipo de fibra fermenta no interior do trato intestinal, onde ajuda a combater inflamações e alergias. Além disso, aumenta a produção de ácidos graxos de cadeia curta (AGCC), que, como vimos em capítulos anteriores, têm efeitos benéficos sobre a parede intestinal e também protegem contra o câncer de cólon.

As arabinogalactanas reduzem os níveis de amônia do organismo, o que é bom para o fígado. Além disso, ajudam a evitar que um câncer em algum outro lugar do corpo se dissemine para o fígado.

ALHO

O alho é um dos alimentos mais saudáveis que conheço. Em primeiro lugar, é rico em inulina, alicina e sulfetos de dialila, que têm enormes efeitos benéficos para o coração e o sistema cardiovascular. Entre outras coisas, o alho é bom para:

- baixar a pressão arterial;
- baixar o colesterol, total e LDL (o colesterol "ruim");
- reduzir o estresse oxidativo;
- diminuir o risco de doença arterial coronariana;
- diminuir a viscosidade das plaquetas no sangue, o que ajuda a evitar acidente vascular cerebral (AVC) e outros problemas cardiovasculares;
- reduzir a placa aterosclerótica, o que também protege contra AVC e doença cardovascular.

O alho é tão bom para o sistema cardiovascular que, na verdade, eu o considero um vegetal inteligente que coevoluiu ao lado do ser humano quase como uma imagem especular: tudo de que precisamos, ele tem!

O alho também aumenta nosso suprimento de glutationa, um desintoxicante natural, e reduz a ocorrência de pólipos no cólon. Voltando ao microbioma, o alho ainda combate a proliferação de bactérias nocivas. Com todos esses efeitos protetores, não admira que, segundo a lenda, o alho tenha também o poder de afastar vampiros!

Dicas para comprar e preparar alho

Para mim, o alho é o rei dos vegetais: ele melhora quase toda receita. Não consigo imaginar como seria cozinhar sem alho. Se você está acostumado a usar alho em pó, mal posso esperar que passe a usar alho fresco, que tem muito mais benefícios para a saúde e muito mais sabor, por isso vale a pena ter um pouquinho mais de trabalho.

Ao comprar alho fresco, prefira cabeças de tamanho médio, recobertas por uma película branca. Destaque os dentes sob a película, descasque-os e pique-os. Escolha cabeças de alho firmes, e não moles ou secas.

Evite as embalagens de alho picado – o gosto não é o mesmo.

Eu explico como cozinhar o alho em todas as receitas em que ele é usado, mas minha observação de modo geral é a seguinte: nunca *doure* o alho, apenas aqueça-o o suficiente para aromatizar o óleo. Frite o alho cuidadosamente em fogo baixo e será recompensado com um gosto deliciosamente suave que realça o sabor de todos os outros ingredientes.

ALHO-PORÓ

O alho-poró é rico em fibras e flavonoides, os antioxidantes que melhoram a função celular. Tem uma grande quantidade de manganês, que produz as enzimas digestivas, e de vitamina A, essencial para a saúde da parede intestinal.

O alho-poró também é rico em folato e vitamina B_6, necessária às funções cerebrais. Outra qualidade fantástica do alho-poró é sua grande quantidade de campferol, que protege contra o câncer e doenças cardiovasculares. Ele ajuda a baixar a pressão arterial de duas maneiras: estimulando a produção de óxido nítrico e reduzindo a produção endógena de um composto que bloqueia a produção de óxido nítrico. O alho-poró também contém polifenóis, que ajudam a manter os vasos sanguíneos saudáveis.

Por fim, ele ajuda a reduzir os níveis de homocisteína, que pode ter impacto negativo sobre o sistema cardiovascular e o cérebro. Gosto de pensar no modo como o alho-poró coevoluiu ao lado dos seres humanos. Nós evoluímos com algumas vulnerabilidades no coração e no cérebro, e o alho-poró evoluiu conosco, pois contém exatamente os nutrientes de que precisamos para combater essas vulnerabilidades. Esse é um bom exemplo de como se recorrer à inteligência da natureza, em vez de apenas confiar nas descobertas da ciência.

Dicas para comprar e preparar alho-poró

O alho-poró parece uma cebolinha-verde gigante – um grande talo cilíndrico formado por folhas verdes sobrepostas. Seu gosto é bastante semelhante ao da cebola, mas ele tem um sabor mais intenso. Procure um alho-poró com as folhas bem verdes e frescas — elas não devem ser claras nem murchas.

Os franceses comem muito alho-poró, mas por alguma razão não são todos que têm o mesmo hábito. Se você gosta de alho-poró, experimente cortá-lo em rodelas, como faria com uma cebolinha-verde ou uma cenoura, e refogá-lo em um pouco de azeite. Ou então, se não for muito grande, apenas o cozinhe inteiro no vapor. Sirva quente como acompanhamento, com manteiga ou azeite e um pouquinho de limão, ou frio, como tira-gosto ou salada, temperado com vinagrete de limão* (página 298).

ASPARGO

As propriedades benéficas do aspargo foram identificadas ainda no século II por Galeno, médico grego que percebeu a capacidade desse alimento de limpar e curar. Já vimos que o aspargo é rico em inulina, que alimenta o microbioma, fazendo você se sentir saciado e ajudando-o a emagrecer de diversas maneiras.

O aspargo ajuda a combater a inflamação – mais um aliado na luta para se ter um peso saudável –, bem como a regular os níveis de açúcar no sangue, o que contribui para a perda de peso.

O aspargo tem certas propriedades anticancerígenas. Ele reduz os níveis de homocisteína, que pode estar relacionada a doenças cardíacas e, talvez, a problemas neurológicos. Além disso, ajuda a controlar a pressão arterial, é rico em glutationa, um desintoxicante natural, e tem grandes quantidades de vitamina B_6, ácido fólico, vitamina C, betacaroteno, magnésio, cromo e zinco:

- **Vitamina B_6:** estimula a produção endógena de glutationa e desempenha um papel importante na formação dos neurotransmissores, que nos mantêm energizados, otimistas e focados.
- **Ácido fólico:** estimula a produção endógena de glutationa.
- **Vitamina C:** antioxidante muito importante que também é benéfico para as paredes intestinais.
- **Betacaroteno**: precursor da vitamina A, é um antioxidante fundamental que também restaura a saúde da parede intestinal e desempenha um papel importante na visão, na saúde celular, na saúde óssea e no sistema imunológico.

Como os Superalimentos do Microbioma Ajudam a Emagrecer

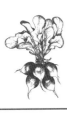

- Alimentam o microbioma.
- Equilibram os níveis de glicose no sangue.
- Promovem sensação de saciedade.
- Restabelecem a saúde das paredes intestinais.
- Combatem a inflamação.
- Auxiliam a digestão por meio de fibras.
- Ajudam a eliminar as toxinas do organismo.

- **Magnésio:** necessário para as enzimas digestivas.
- **Cromo:** ajuda a transportar a glicose para dentro das células, combate a resistência à insulina e, por conseguinte, promove a queima de gordura.
- **Zinco:** restaura a saúde das paredes intestinais e evita o desenvolvimento de hiperpermeabilidade intestinal.

Dicas para comprar e preparar aspargo

Se você não está acostumado a preparar aspargos frescos, terá uma grata surpresa! Eles sempre me remetem à primavera, embora possam ser encontrados o ano todo.

O segredo para preparar um bom aspargo começa no supermercado. Escolha talos com pontas firmes, assim você terá certeza de que estão bons e frescos. Quando os aspargos envelhecem, suas pontas ficam moles e murchas.

Você pode comer todo o talo, exceto a extremidade da base – o lado oposto da ponta –, que deve ser cortada e descartada. Se os aspargos forem velhos, você vai notar que os talos têm uma textura lenhosa e são esbranquiçados, em vez de verde-claros. Retire essas partes – elas não serão tão saborosas quanto os talos verdes e macios.

Eu gosto de cozinhar os aspargos no vapor por cinco a oito minutos e depois regá-los com um pouquinho de suco de limão e manteiga clarificada ou azeite de oliva. É um acompanhamento fantástico. Outra opção é colocá-los no vinagrete de limão* (página 298) depois de cozidos. Na Fase 2 ou 3, você pode adicionar um ovo cozido, duro, cortado em quatro, como fazem os franceses.

A chefe de cozinha Carole Clark apresenta uma receita de aspargos assados com limão* (página 357). Preparados dessa maneira, eles ficam crocantes e com um sabor terroso e amendoado, um petisco viciante.

Se quiser ser mais ousado, corte os aspargos crus em pedaços pequenos ou rale-os no ralador de batatas. Coloque-os depois em uma salada de folhas verdes: fica uma delícia. Ou então sirva com vinagrete de limão* (página 298). O aspargo cru é crocante e tem um sabor pungente – uma excelente maneira de despertar as papilas gustativas.

CEBOLA

A cebola e o alho pertencem à mesma família e têm muitos benefícios em comum. Rica em inulina, a cebola também desempenha um papel cardioprotetor semelhante ao do alho, baixando a pressão arterial e reduzindo o colesterol. Ela tem alto teor de polifenóis, que contribuem de forma significativa para a saúde dos vasos sanguíneos. Um número crescente de pesquisas indica que a cebola pode ter um papel significativo também na prevenção de diabetes e câncer.

A cebola ainda é rica em flavonoides, antioxidantes que aumentam a integridade dos vasos sanguíneos e reduzem a inflamação, e em cromo, que ajuda a regular a resposta à insulina – outro benefício relacionado à perda de peso.

Por fim, a cebola é rica em quercetina, que ajuda a restaurar a saúde das paredes intestinais. Embora a quercetina possa ser encontrada na forma de suplementos, um estudo intrigante realizado há não muito tempo nos lembra de que é importante ingerir os alimentos, e não apenas consumir suplementos. Segundo esse estudo, alguns animais foram alimentados com cebola, enquanto outros receberam apenas quercetina. Os animais que comeram o alimento de verdade obtiveram melhores benefícios à saúde.

Dicas para comprar e preparar cebola

Provavelmente você está bem familiarizado com a cebola, por isso vou dar apenas algumas sugestões. Primeiro, escolha cebolas firmes e sem brotos. Segundo, quando fizer sopa, acrescente uma cebola bem lavada, porém com casca, para dar mais cor ao prato.

CENOURA

A cenoura não goza de boa reputação entre as pessoas que estão de regime, pois tem alto índice glicêmico, o que significa que eleva os níveis de glicose no sangue. No entanto, é uma excelente fonte de arabinogalactanas, betacaroteno e vitamina A. Como vimos, a vitamina A ajuda a restaurar as paredes intestinais, além de proporcionar diversos outros benefícios à saúde.

Por esse motivo, a cenoura é um ingrediente frequente da Dieta do Microbioma, mas em pequenas quantidades. Prefiro que você não coma uma tigela grande de cenoura de lanche, nem salada ou acompanhamento só de cenoura. Porém, um pouco de cenoura com outras hortaliças produz benefícios extraordinários para a saúde; não quero que deixe de incluí-la em sua alimentação.

Dicas para comprar e preparar cenoura

Prefiro comprar cenouras vendidas soltas, e não embaladas em saco plástico. Acho que assim elas são mais frescas e mais gostosas. Escolha cenouras firmes e de um laranja vivo.

Cenouras orgânicas não precisam ser descascadas; na verdade, é melhor que não sejam, pois grande parte das vitaminas e nutrientes está na casca. Apenas lave-as bem para retirar toda a sujeira.

RABANETE

O rabanete foi incluído na Dieta do Microbioma por causa de seu alto teor de arabinogalactanas. Trata-se de um excelente alimento – substancioso, nutritivo e que alimenta o microbioma. O rabanete também é rico em magnésio e manganês (importantíssimos para a produção de enzimas digestivas), vitamina C (que tem grandes propriedades antioxidantes e reforça o sistema imunológico), cálcio (para ossos saudáveis), folato e vitamina B_6 (que ajuda a lidar com o estresse e melhora as funções cerebrais). E, o que é ainda melhor, o rabanete tem um leve efeito anti-inflamatório, que, como sabemos, ajuda a combater o ganho de peso.

Dicas para comprar e preparar rabanete

Adoro rabanetes na salada, pois conferem crocância e um sabor picante, ou então apenas imersos em algum molho. Existem vários tipos de rabanete, mas os mais comuns são pequenos bulbos vermelhos com folhas verdes. Lave bem o rabanete e corte-o em rodelas, mas não o descasque. O rabanete é branco por dentro, e a casca vermelha dá um belo toque colorido, portanto não a retire.

Para preparar saladas ou vitaminas, retire as folhas do rabanete. Mas eu gosto de servir rabanetes com folhas para os meus convidados, ao lado de uma tigelinha com azeite de oliva extravirgem e outra com sal marinho. Passe-os primeiro no azeite e depois no sal, e saboreie! Ou corte os rabanetes ao meio no sentido do comprimento (sem as folhas), espalhe uma camada fininha de manteiga e salpique um pouquinho de sal – à moda francesa! Quando você chegar às Fases 2 e 3 da Dieta do Microbioma, poderá passar também um pouco de queijo *chèvre*, ou queijo de cabra, no rabanete cortado ao meio, para um lanche rápido e delicioso.

TOMATE

Este Superalimento do Microbioma é rico em arabinogalactanas, um tipo de fibra alimentar que nutre o microbioma ao mesmo tempo que auxilia a digestão e promove a sensação de saciedade. A cor do tomate, de um vermelho intenso, indica que ele tem uma grande quantidade de licopeno, um antioxidante extraordinário, e a vitamina C do tomate aumenta ainda mais sua proteção antioxidante.

O tomate também é rico em vitamina A, que, como vimos, melhora a saúde intestinal, além de todos os outros benefícios. O tomate reduz os níveis de colesterol e triglicérides, e diminui a viscosidade das plaquetas, o que lhe confere grandes propriedades cardioprotetoras.

Por último, o tomate ainda é benéfico para a saúde óssea, portanto, uma excelente opção se você corre o risco de ter osteoporose.

Dicas para comprar e preparar tomate

Nunca compro tomates fora da estação – nesse caso, utilizo tomates enlatados. Veja se você consegue encontrar tomates orgânicos em lata. Costumo cheirar o tomate antes de comprá-lo – se não tiver cheiro de tomate, não vai ter gosto de tomate também. Compre tomates bem vermelhinhos e firmes. Quando prepará-los, não retire a pele; apenas lave-os delicadamente e corte-os. Retire qualquer parte farinhenta, verde ou dura.

GORDURAS SAUDÁVEIS

Como vimos, as gorduras saudáveis são fundamentais para a saúde celular e a restauração das paredes intestinais. A Dieta do Microbioma está repleta das gorduras o mais saudáveis possível:

- castanhas e pastas de castanhas – amêndoa, macadâmia;
- sementes e pastas de sementes – pasta de semente de girassol;
- linhaça e óleo de linhaça;
- óleo de girassol;
- azeite de oliva.

Os pratos com peixe da dieta também contêm bastante óleo proveniente do peixe, que é saudável.

Não precisa ficar obcecado com o equilíbrio de ômega 3 e ômega 6. Apenas concentre-se nas gorduras saudáveis e coma um pouco de peixe, linhaça, castanhas ou sementes todos os dias. Com os cardápios das Fases 1 e 2, você aprenderá a equilibrar as gorduras naturalmente.

> **E Quanto aos Vegetarianos e Veganos?**
>
> A Dieta do Microbioma tem vários pratos vegetarianos, mas provavelmente não o bastante para uma dieta de sete semanas. Os vegetarianos e veganos podem ter muita dificuldade de emagrecer, sobretudo se estiverem tentando evitar glúten, derivados de leite, soja e ovos por causa da saúde digestiva.
>
>
>
> Se você é vegetariano ou vegano, sugiro que acrescente à sua alimentação os Superalimentos, Supercondimentos e Supersuplementos do Microbioma, e também que consulte um nutricionista para garantir um consumo adequado de proteína e outros nutrientes.

FAÇA ESCOLHAS MAIS SAUDÁVEIS

Os benefícios proporcionados pelo consumo de alimentos orgânicos e produtos de animais criados ao ar livre, que não foram submetidos a tratamento cruel, estão bem documentados. Sei que esses produtos costumam ser mais caros que os convencionais, mas, no longo prazo, esse tipo de alimentação representa uma economia.

Em primeiro lugar, com o tempo, você comerá menos. Quando o microbioma e o trato intestinal estiverem livres das substâncias químicas contidas nos alimentos produzidos pelos métodos convencionais, inclusive antibióticos e substâncias químicas associadas ao estresse do corpo de animais submetidos a tratamento cruel, sua fome se ajustará às reais necessidades do seu corpo. Você ficará surpreso ao ver como a Dieta do Microbioma influenciará seu apetite.

Em segundo lugar, ao não consumir alimentos processados e embalados, você também economizará. Alimentos prontos para consumo sempre custam mais caro que produtos integrais e orgânicos.

Doces

Você deve se lembrar que eu lhe pedi que evitasse qualquer tipo de açúcar e adoçante, naturais ou artificiais, exceto um produto chamado Lakanto. O açúcar e os adoçantes naturais (mel – de bordo, agave) alimentam as bactérias nocivas e desequilibram o microbioma. Os adoçantes artificiais também o prejudicam. E ambos os tipos sobrecarregam o fígado, cada um a seu modo. Muitos autores de livros de dieta recomendam estévia e/ou xilitol como substâncias naturais, que são também adoçantes saudáveis. Embora essas alternativas certamente sejam preferíveis ao açúcar ou aos adoçantes artificiais, o Lakanto é a opção mais saudável. Feito de eritrol, um álcool de açúcar fermentado, e extrato de *luo han guo,* um fruto chinês, o Lakanto ajuda a criar os ácidos graxos de cadeia curta, tão benéficos para a saúde e o peso corporal.

Você vai notar que a Dieta do Microbioma não tem receitas de sobremesas, tampouco os cardápios incluem sobremesas. Nas Fases 2 e 3, quando você poderá manter uma adesão de 90% e 70% à dieta, respectivamente, se quiser, poderá acrescentar algumas sobremesas. Mas prefiro que você treine seu paladar para apreciar os Superalimentos e Supercondimentos do Microbioma, concentrando-se nos sabores deliciosos de alimentos nutritivos, em vez de pensar na sobremesa como "o ponto alto da refeição". Com a Dieta do Microbioma, você se sentirá saciado, portanto, tente cortar a sobremesa durante algum tempo.

É claro que a Dieta do Microbioma está repleta de sabores doces – vitamina de manga, granola, compota de frutas e muitos outros. Mas eu adoraria que você incorporasse sua doçura à refeição, em vez de pensar na sobremesa como o prêmio final. Espere algumas semanas para tentar começar a apreciar mais outros alimentos, a fim de que a refeição em si se torne o prêmio.

Por último, você não vai precisar gastar dinheiro com consultas médicas e remédios para resfriado, tosse, insônia, dor de cabeça e outras doenças, uma vez que seu intestino estará em forma e seu microbioma, equilibrado. Além disso, não precisará faltar ao trabalho e ter os dias descontados. Sempre que puder, escolha:

- frutas e hortaliças orgânicas;
- salmão e outros peixes selvagens, e não cultivados em cativeiro;
- carne, ovos e laticínios provenientes de animais criados soltos, alimentados a pasto e que receberam o tratamento mais humano possível.

CAPÍTULO 12

FASE 1:
Cardápio dos Quatro Rs

Na Fase 1 da Dieta do Microbioma, você implementará os Quatro Rs da saúde intestinal. Os alimentos e suplementos dessa fase da dieta foram selecionados com os seguintes objetivos em mente:

- **Remover** as bactérias nocivas e eliminar os alimentos que promovem o desequilíbrio do microbioma.
- **Repor** o ácido gástrico e as enzimas digestivas necessárias para uma ótima digestão.
- **Reinocular** *probióticos* (bactérias intestinais) e *prebióticos* (alimentos e suplementos que nutrem essas bactérias e as mantêm saudáveis).
- **Reparar** o revestimento das paredes intestinais, que provavelmente ficaram hiperpermeáveis e estão liberando alimentos parcialmente digeridos para a corrente sanguínea – com consequências desastrosas.

Sempre digo aos meus pacientes que um corpo saudável regula o próprio peso, de modo que a pessoa sente fome quando realmente precisa se alimentar e fica saciada depois de ter comido o necessário. Um corpo sadio também sente necessidade de comer os alimentos de que precisa e tem pouco interesse por alimentos que não lhe são benéficos.

Portanto, se você está acima do peso, por definição, seu microbioma está em desequilíbrio, e o seu intestino não está sadio. Do mesmo modo, se você sente fome na maior parte do tempo ou está sempre com vontade de comer doces, amidos ou laticínios, seu organismo está em desequilíbrio.

Siga o Cardápio dos Quatro Rs e, em 21 dias, você se sentirá outra pessoa. Começará a perder peso, e sua pele e seus cabelos ficarão radiantes. Você se sentirá mais calmo, com mais disposição, mais focado e com a mente mais aguçada. Além disso, deixará de ser prisioneiro da fome e da vontade de comer determinados alimentos. E, graças às maravilhosas refeições da chefe de cozinha Carole Clark, vai se alimentar de uma maneira que agradará aos seus sentidos, transformando cada refeição em uma ocasião especial.

Sempre digo aos meus pacientes: coma até se sentir 80% saciado. Se estiver acima do peso, seu corpo provavelmente se acostumou a consumir mais alimentos do que você precisa, de maneira que os sinais de "fome" e "saciedade" estão desregulados. Siga essa regra dos 80% – de acordo com minha experiência, isso representa uma refeição com cerca de metade da quantidade à qual você está acostumado – e veja como suas sensações de fome e saciedade vão mudar.

ALIMENTOS QUE DEVEM SER REMOVIDOS

Os alimentos a seguir serão cortados na fase dos Quatro Rs da Dieta do Microbioma. Depois de 21 dias, quando seu intestino estiver sadio e seu microbioma tiver começado a entrar em equilíbrio, poderemos reintroduzir alguns desses alimentos.

Porém, durante esses 21 dias, gostaria que você seguisse à risca o cardápio e as restrições. Encare esta dieta como uma prescrição médica que ajudará a restaurar sua saúde. Evite todos estes alimentos:

- alimentos processados ou industrializados;
- xarope de milho com alto teor de frutose;
- gorduras trans;
- gorduras hidrogenadas;
- frutas secas ou em compota;
- sucos;
- glúten;
- todos os cereais, inclusive arroz e quinoa;
- milho e amido de milho;
- todo tipo de açúcar e adoçante, naturais ou artificiais, exceto Lakanto;
- todos os produtos lácteos – leite, iogurte, queijo –, exceto manteiga e *ghee* (manteiga clarificada);
- ovos;
- soja, inclusive leite de soja, molho de soja, *tofu*, *tempeh*, missô e todas as formas de proteína isolada de soja, como as encontradas em muitas barras de proteína, *shakes* de proteína e proteínas em pó (leia o rótulo!), exceto lecitina de soja;
- frios e embutidos;
- amendoim e manteiga de amendoim;
- óleo de canola e de algodão;
- batata, batata-doce e inhame;
- leguminosas: todos os tipos de feijão (preto, branco, vermelho, roxinho, rajado etc.); fava; vagem, exceto grão-de-bico e lentilha;
- alface-americana.

Vou explicar por que evitar esses alimentos é benéfico para o microbioma e todo o sistema intestinal:

Alimentos processados ou industrializados. Esses alimentos contêm tantos ingredientes que agridem o intestino e desequilibram o microbioma, que é difícil saber por onde começar! Conservantes e corantes sobrecarregam o fígado e fazem esse órgão vital ter dificuldade de metabolizar gordura, o que pode levar ao ganho de peso. Alimentos industrializados muitas vezes contêm glúten como conservante. Como vimos no Capítulo 3, o glúten produz a zonulina, que faz as junções oclusivas das paredes intestinais se abrirem, causando aumento da permeabilidade intestinal, reações imunológicas, inflamações e ganho de peso. Outro ingrediente comum desses alimentos é a soja, que pode desencadear reações imunológicas se a pessoa tiver hiperpermeabilidade intestinal. E a soja em geral é geneticamente modificada, o que representa um perigo para o microbioma. Alimentos industrializados contêm gorduras trans, gorduras hidrogenadas e/ou óleo de canola, que ameaçam o microbioma e a saúde de diversas maneiras (veja mais adiante). Por fim, os alimentos industrializados contêm xarope de milho com alto teor de frutose, que cria tantos problemas, que eu poderia escrever um livro só sobre esse assunto!

Xarope de milho com alto teor de frutose. Esse adoçante alimenta as bactérias nocivas. Como a maior parte do milho nos Estados Unidos é geneticamente modificada, o xarope de milho com alto teor de frutose também causa confusão no nosso "segundo genoma". Devido à maneira como a frutose é metabolizada no organismo, o xarope de milho com alto teor de frutose sobrecarrega o fígado, impedindo que o organismo se livre das toxinas e metabolize a gordura. Nem eu, nem nenhum médico, nutricionista ou outro profissional de saúde que eu conheça tem absolutamente nada de bom para falar do xarope de milho com alto teor de frutose. Se quiser reequilibrar seu microbioma, restabelecer sua saúde intestinal e emagrecer, evite essa substância!

Gorduras trans e hidrogenadas. Essas são as gorduras prejudiciais encontradas em alimentos industrializados que causam inflamação imediata. As gorduras trans e hidrogenadas foram modificadas para aumentar sua durabilidade, mas não são benéficas para as células como são as gorduras saudáveis. As gorduras saudáveis são um importante componente da Dieta do Microbioma, pois são fundamentais para a formação e o reparo celular, o que as torna vital para a saúde intestinal e um bom funcionamento cerebral. Consuma apenas gorduras saudáveis, e evite todas as gorduras trans e hidrogenadas. Elas desequilibram o microbioma, produzem inflamação e levam quase instantaneamente ao aumento de peso.

Frutas secas ou enlatadas. Esses alimentos aparentemente saudáveis geralmente contêm adição de açúcar e, portanto, desequilibram o microbioma; eles nutrem as bactérias nocivas com glicose e frutose. Além disso, ao alimentar as leveduras e outros microrganismos que gostam de açúcar, causam vontade de comer mais doces.

Sucos. Quando você transforma um alimento em suco, retira sua fibra e, como vimos, é a fibra que alimenta o microbioma. Os sucos de frutas contêm uma quantidade muito alta de frutose, que alimenta as bactérias nocivas. Mas, quando você chegar à fase de manutenção vitalícia, sucos de hortaliças poderão ser uma opção saudável. Entretanto, neste ponto do seu processo de cura, atenha-se a frutas e hortaliças *in natura*. Até mesmo sucos aparentemente saudáveis, preparados na sua frente, muitas vezes contêm suco de maçã, e os sucos industrializados "saudáveis" são definitivamente cheios de sucos de fruta, mesmo os que se intitulam "verdes" (se não acreditar em mim, veja a lista de ingredientes). Alimentos *in natura* – e não sucos – são sua melhor opção neste momento.

Glúten. O glúten cria zonulina, que abre as junções oclusivas das paredes intestinais, predispondo ao desenvolvimento de hiperpermeabilidade intestinal.

Todos os cereais, inclusive arroz e quinoa. Cereais sem glúten, como arroz, painço e quinoa, podem ser opções saudáveis e serão incluídos na próxima fase da Dieta do Microbioma. Nesta primeira fase de limpeza, porém, gostaria que você os evitasse, pois eles alimentam alguns microrganismos nocivos, inclusive leveduras. Arroz e painço também contêm lectina, uma substância que bloqueia a absorção de minerais, portanto devem ser consumidos sempre com moderação. No entanto, quando seu microbioma estiver mais equilibrado, você poderá comer alguns cereais sem glúten.

Milho e amido de milho. Se o milho for geneticamente modificado, ele é perigoso não só para o microbioma, mas também para todo o organismo. O milho é um cereal doce e rico em amido, portanto, pode alimentar as bactérias nocivas enquanto seu microbioma ainda estiver em desequilíbrio.

Todo tipo de açúcar e adoçante, naturais ou artificiais, exceto Lakanto. Como vimos, o açúcar e os adoçantes naturais alimentam as bactérias nocivas e desequilibram o microbioma, assim como os adoçantes artificiais. Além disso, tanto os adoçantes naturais como os artificiais sobrecarregam o fígado. Se você está procurando um substituto para o açúcar, use Lakanto (veja a página 81). Embora estévia e xilitol sejam substâncias naturais e preferíveis ao açúcar e aos adoçantes artificiais, recomendo apenas o uso de Lakanto.

Todos os produtos lácteos – leite, iogurte, queijo –, exceto manteiga e *ghee* (manteiga clarificada). Os produtos lácteos são saudáveis para muitas pessoas, e, a menos que você seja intolerante a lactose, ou atualmente tenha alguma intolerância aos produtos lácteos, poderá reintroduzi-los na Fase 2 da sua dieta, a de Estímulo Metabólico. Mas, enquanto tiver esse excesso de permeabilidade intestinal – e, se estiver acima do peso, provavelmente é esse seu caso –, precisa evitar alimentos que possam fazer seu sistema imunológico reagir. Como os produtos lácteos estão entre os alimentos mais reativos, sugiro que os retire de sua alimentação nesta fase de cura. Manteiga e *ghee* contêm apenas gordura – e não proteína do leite –, portanto você estará em segurança ao utilizá-los nessa fase.

Ovos. Os ovos, tanto as claras quanto as gemas, estão entre os alimentos mais saudáveis do mundo, mas, se você tiver hiperpermeabilidade intestinal, poderá ter reação a eles também. Eu os deixei para a próxima fase da Dieta do Microbioma, quando seu intestino sadio e seu microbioma mais equilibrado poderão tolerá-los. Desconfio de que grande parte do problema com os ovos seja uma reação ao milho, à soja e a outros alimentos prejudiciais dados às galinhas criadas industrialmente. Quando comer ovos, se puder, compre ovos caipiras orgânicos.

Soja, inclusive leite de soja, molho de soja, *tofu*, *tempeh*, missô e todas as formas de proteína isolada de soja, como as encontradas em muitas barras de proteína, *shakes* de proteína e proteína em pó (leia o rótulo!), exceto lecitina de soja. Além de ser geneticamente modificada, a soja é outro alimento potencialmente reativo para muitas pessoas que têm hiperpermeabilidade intestinal. A soja acarreta graves problemas para as mulheres, por causa da maneira como afeta a produção de estrogênio. A soja também tem efeitos negativos sobre a tireoide. Em todo caso, a única forma de soja saudável para os seres humanos é a fermentada, como no missô e no *tofu*; os seres humanos têm muita dificuldade de digerir proteína isolada de soja. Embora a indústria da soja tenha feito uma excelente campanha publicitária promovendo-a como um alimento saudável, eu acredito que seja exatamente o oposto. Apesar de saber que muitas pessoas de renome discordam de mim, creio que a soja apresenta vários riscos à saúde, e a soja geneticamente modificada apresenta riscos ainda maiores. É melhor evitá-la.

Frios e embutidos. Esses alimentos geralmente contêm glúten, além de gorduras trans ou hidrogenadas. Fique longe deles.

Amendoim e manteiga de amendoim. Amendoim não é castanha; é leguminosa e, como tal, contém lectina, que prejudica a absorção de sais minerais. Contém também aflatoxina, uma toxina encontrada em vários tipos de mofo, que ameaça o equilíbrio microbiano.

Óleo de canola e de algodão. O óleo de canola na verdade é óleo de colza, um óleo industrial que não foi produzido originalmente para uso culinário. A colza foi geneticamente modificada, apresentando risco para o nosso "segundo genoma". Existem evidências também de que, com o tempo, o óleo de canola destrói a bainha de mielina que reveste os nervos, produzindo inúmeros sintomas.

Batata, batata-doce e inhame. Esses alimentos são saudáveis quando consumidos com moderação, principalmente batata-doce e inhame. No entanto, são ricos em amido, que pode alimentar as bactérias nocivas. Deixe para saborear esses alimentos na Fase 3, quando seu microbioma estiver mais equilibrado.

Leguminosas: todos os tipos de feijão (preto, branco, vermelho, roxinho, rajado etc.); fava; vagem, exceto grão-de-bico e lentilha. As leguminosas podem ser excelentes fontes de proteína, fibra e sais minerais, mas, enquanto você tiver hiperpermeabilidade intestinal, seu trato intestinal terá dificuldade em lidar com elas. As leguminosas também contêm lectina, que prejudica a absorção de minerais. Grão-de-bico e lentilha são mais fáceis de serem digeridos e têm tantos benefícios nutricionais, que são incluídos até na Fase 1 da Dieta do Microbioma. Esses alimentos contêm *rafinose* e *estaquiose*, altamente benéficos para o microbioma, bem como *amido resistente*, um tipo de fibra que é um poderoso prebiótico.

Alface-americana. Esse tipo de alface é o menos nutritivo de todos, e está repleto de inseticidas tóxicos que podem promover o desequilíbrio do microbioma. Troque pelos outros tipos de alface, que é muito mais saudável.

SUPERALIMENTOS DO MICROBIOMA

Como vimos na seção anterior, alguns Superalimentos e Supercondimentos são bastante usados em toda a Dieta do Microbioma:

Probióticos naturais, que reabastecem seu microbioma com mais bactérias saudáveis:

- Vegetais fermentados, principalmente chucrute, *kimchi*, quefir e iogurte de leite de cabra ou ovelha.

Prebióticos naturais, que nutrem as bactérias saudáveis já existentes no seu microbioma:

- Alho.
- Alho-poró.
- Aspargo.
- Cebola.
- Cenoura.
- Rabanete.
- Tomate.

Supercondimentos:

- Canela, que equilibra os níveis de açúcar no sangue e, por conseguinte, ajuda a evitar a resistência à insulina e predispõe o corpo a queimar gordura, em vez de armazená-la.
- Cúrcuma, um anti-inflamatório natural que ajuda a tratar o intestino, equilibra o microbioma e promove o bom funcionamento cerebral, além de ter propriedades anticancerígenas.

ALIMENTOS SAUDÁVEIS

Estes são os alimentos que você poderá saborear durante todas as fases da Dieta do Microbioma. Observe que todas as castanhas devem ser consumidas cruas, nunca torradas, pois isso destrói muitas de suas propriedades saudáveis.

Proteínas	
carne bovina	moluscos
cordeiro	peixe (apenas aqueles com pouca concentração de mercúrio)
frango	

Hortaliças	
abóbora	cenoura (como ingrediente, e não como petisco ou acompanhamento)
abobrinha	
agrião	cogumelos
alcachofra	couve
alcaparra	couve-chinesa (*bok choy*)
alface – qualquer uma, menos a alface-americana	couve-de-bruxelas
	couve-flor
alho	couve-rábano (*kohlrabi*)
aspargo	espinafre
berinjela	nabo
beterraba	pepino
brócolis comum e brócolis japonês, ou ninja	todos os tipos de rabanete
	repolho
cebola	salsão
	tomate

Frutas	
avocado	laranja
água de coco	maçã (só uma por dia)
cereja	nectarina ou pera madura
coco	ruibarbo
frutas vermelhas	toranja
kiwi	
Castanhas e sementes	
amêndoa	farinhas/pastas de castanhas
castanha-do-pará	nozes
Óleos	
leite de coco (não adoçado)	óleo de coco
manteiga ou *ghee* (orgânica); *ghee* é melhor	
Leguminosas	
grão-de-bico	lentilha

TAMANHO DAS PORÇÕES

Não especifiquei o tamanho das porções na Dieta do Microbioma, exceto em alguns casos. O objetivo dessa dieta não é contar calorias nem medir porções, mas sim tratar o intestino, reequilibrar o microbioma e restaurar a sensação natural de fome e saciedade. Se você seguir o cardápio e o tamanho da porção, quando indicado, provavelmente não terá problemas. Dê mais importância ao prazer do que à quantidade!

FASE 1 – CARDÁPIO DOS QUATRO Rs:
21 DIAS PARA A INTEGRIDADE INTESTINAL

Eis aqui um plano alimentar para 21 dias. O asterisco indica que a receita é fornecida no final do livro.

As três refeições e os dois lanches que compõem os cardápios, todos deliciosos, foram elaborados para deixá-lo satisfeito em todos os aspectos. Incluí alimentos fermentados porque, como vimos, eles contêm culturas vivas que reabastecem seu microbioma. Você pode escolher os alimentos fermentados que preferir: *kimchi*, chucrute ou qualquer tipo de vegetal fermentado. Compre produtos fermentados orgânicos e preparados sem soro de leite, que é um produto lácteo. Na seção Recursos, dou dicas sobre onde comprar alimentos fermentados de excelente qualidade on-line, mas eles podem ser adquiridos no supermercado. Talvez você não esteja habituado a comer alimentos fermentados, por esse motivo vou começar com porções pequenas e aumentá-las gradualmente.

Embora a Dieta do Microbioma tenha tudo de que você precisa, pode ser que você fique com fome após a refeição ou entre as refeições, enquanto realiza essa transição para uma nova maneira de se alimentar. Nesse caso, sugiro que coma bastante *kimchi*, chucrute cru e vegetais fermentados, alimentos substanciosos que têm efeito benéfico sobre o microbioma. Você também pode acrescentar qualquer uma destas opções a qualquer refeição ou lanche:

- Salada com vinagrete de limão* e qualquer um dos seguintes ingredientes: alface (exceto a alface-americana), agrião, aspargo, pepino, pimentão vermelho, cebola roxa ou cebolinha. Se colocar meio avocado, acrescentará um pouco mais de gorduras saudáveis.
- Todos os tipos de brócolis e de couve.

- Os petiscos a seguir, que fazem parte dos cardápios: couve-
-flor assada com *curry**, *chips* de couve*, aspargos assados
com limão*.

Gostaria que você evitasse álcool nas Fases 1 e 2, por causa do possível impacto negativo sobre o microbioma. Na Fase 3, poderá incluir certas bebidas alcoólicas, como parte da tolerância de 30%. Nas três fases, aconselho a restringir a ingestão de café com cafeína a uma ou duas xícara por dia, e chá com cafeína entre três e cinco xícaras por dia. Café e chá descafeinados você pode tomar à vontade. Evite suco de frutas, pois essa é a maneira menos saudável de consumir frutas – você precisa da fibra junto com a frutose! Sucos de hortaliças são saudáveis quando frescos e quando contêm realmente apenas hortaliças, mas cuidado com esses sucos industrializados, que geralmente contêm uma grande quantidade de suco de frutas. Eles podem ser "naturais", como afirma o rótulo, mas não são necessariamente saudáveis, principalmente se estiver tentando emagrecer.

SUPERSUPLEMENTOS DO MICROBIOMA

Tome estes suplementos a qualquer hora do dia, perto ou não das refeições, salvo indicação em contrário.

Para remover as bactérias nocivas do seu intestino, você tem duas opções:

1) Comprar um produto que contenha uma combinação dos seguintes ingredientes:
    - Absinto.
    - Ácido caprílico.
    - Alho.
    - Berberina.

- Extrato de sementes de toranja (*grapefruit*).
- Óleo de orégano.

Recomendo bons suplementos combinados na seção Recursos. Siga as orientações da embalagem quanto à dosagem.

2) Tomar um único produto. Escolha entre:
- alho, 5.000 μg, três vezes ao dia;

OU
- berberina, 200 mg, três vezes ao dia.

Para repor o ácido gástrico

- Ácido clorídrico, 1.000 mg em cada refeição;

OU
- vinagre de maçã, 1 colher de chá diluída em 5 a 6 colheres de chá de água em cada refeição. Aumente a dose aos poucos, até atingir 3 a 4 colheres de chá de vinagre em cada refeição.

Para repor as enzimas

Procure um bom produto com uma combinação de:

- protease, que digere proteínas;
- lipase, que digere gorduras;
- amilase, que digere amidos;
- DPP-4, que ajuda a digerir o glúten e a caseína (proteína do leite), caso a refeição contenha traços dessas substâncias.

Tome um ou dois comprimidos por refeição. Recomendo bons produtos combinados na seção Recursos.

REINOCULAÇÃO COM PROBIÓTICOS

1) Procure um bom probiótico com as seguintes qualidades:
   - quanto maior a diversificação de espécies, melhor;
   - deve conter pelo menos três tipos de *Lactobacillus: acidophilus, rhamnosus* e *plantarum;*
   - deve conter diferentes tipos de bifidobactérias;
   - deve conter entre 50 e 200 bilhões de bactérias – quanto mais, melhor.

Tome um comprimido ou sachê por dia. Recomendo boas marcas na seção Recursos.

2) Para emagrecer, tome *Acidophilus gasseri*, que você terá de comprar separadamente, a menos que encontre um dos poucos probióticos que contêm esse lactobacilo. Recomendo algumas fontes na seção Recursos. Tome conforme as instruções do produto.

REINOCULAÇÃO COM PREBIÓTICOS

1) Tome inulina em pó: 4 a 6 g ao dia divididos em duas doses.
2) Tome arabinogalactanas, 500 a 1.000 mg, duas vezes ao dia.

Procure também uma combinação de inulina e arabinogalactanas. Recomendo bons produtos combinados na seção Recursos.

3) Tome cal-mag butirato, 200 a 300 mg, uma ou duas vezes ao dia. O butirato é ao mesmo tempo um prebiótico e um suplemento emagrecedor.

REPARAÇÃO COM SUPLEMENTOS

Quando procurar suplementos para reparar o intestino, seria melhor comprar um produto combinado, em comprimido ou pó – prefiro em pó. Estes são alguns dos ingredientes que você deve procurar (ou tome-os individualmente nas doses mencionadas):

1) Glutamina: 1 a 5 g por dia.
2) Quercetina: 100 a 500 mg por dia; procure "isoquercetina", que é mais bem absorvida.
3) Zinco, sozinho ou com carnosina. Se for em combinação, 100 a 150 mg por dia. Se for só zinco, tome 30 mg por dia e depois carnosina na dose de 100 a 500 mg por dia.
4) N-acetilglicosamina, 1.000 mg por dia.
5) Alcaçuz desglicirrizado (DGL), 400 mg por dia.
6) Olmo (*Ulmus rubra*), 200 mg por dia.
7) Alteia (*Althaea officinalis*), 100 mg por dia.
8) Gama orizanol, 300 mg a 1,5 g por dia.

Você também pode tomar um produto combinado. Recomendo vários na seção Recursos.

OUTROS AUXILIARES PARA A PERDA DE PESO

1) Meratrim: 400 mg duas vezes ao dia, trinta minutos antes do café da manhã e do jantar.
2) *Sphaeranthus indicus* e *Garcinia mangostana*. Você pode comprá-los separadamente e seguir as orientações do frasco, ou então procurar uma fórmula que contenha esses dois compostos e Meratrim. Algumas combinações incluem cápsico, que oferece benefícios adicionais de perda de peso. Consulte a seção Recursos para ver algumas sugestões.

3) Extrato de grãos de café verde, 400 mg duas vezes ao dia;
OU
manga africana (*Irvingia gabonenses*), 150 a 300 mg duas vezes ao dia.

CARDÁPIOS DA DIETA DO MICROBIOMA

Obs.: Todas as sobras das receitas podem ser congeladas em várias porções e reaproveitadas durante a dieta.

 FASE 1

PRIMEIRA SEMANA

DIA 1	
CAFÉ DA MANHÃ	
Vitamina energizante*.	
LANCHE DA MANHÃ	
Tomates-cereja e rodelas de rabanete com pasta de semente de girassol.	
ALMOÇO	
Salada verde feita com Superalimentos prebióticos e vinagrete de limão*.	
LANCHE DA TARDE	
Framboesas e mirtilos com dez amêndoas.	
JANTAR	
Frango ao forno com limão* e 2 colheres de sopa de *kimchi*.	

DIA 2

CAFÉ DA MANHÃ
Salada de frutas com hortelã e castanha-do-pará*.

LANCHE DA MANHÃ
Palitos de salsão e cenoura com pasta de amêndoa.

ALMOÇO
Sopa de frango*.

LANCHE DA TARDE
Couve-flor assada com *curry**.

JANTAR
Salmão grelhado* e salada de erva-doce* com vinagrete de limão*; *mix* de folhas verdes (incluir agrião) e 2½ colheres de sopa de beterraba (*Borsch*) fermentada ou outro vegetal fermentado de sua preferência.

DIA 3

CAFÉ DA MANHÃ
Meia toranja e meia laranja em gomos com canela, e morangos.

LANCHE DA MANHÃ
Tomates-cereja e rodelas de rabanete com pasta de semente de girassol.

ALMOÇO
Vitamina de guacamole*.

LANCHE DA TARDE
Couve-flor assada com *curry** (use a porção congelada do Dia 2).

JANTAR
Ensopado de carne com cebola e cerveja* e 3 colheres de sopa de seu vegetal fermentado favorito.

DIA 4

CAFÉ DA MANHÃ
Vitamina energizante*.

LANCHE DA MANHÃ
Rodelas de tomate, pepino e rabanete temperados com azeite de oliva e sal marinho.

ALMOÇO
Sopa de chucrute e almôndegas*.

LANCHE DA TARDE
Chips de couve*.

JANTAR
Frango ao forno com limão* (use a porção congelada do Dia 1) e 3½ colheres de sopa de vegetais fermentados de sua preferência.

DIA 5

CAFÉ DA MANHÃ
Vitamina de manga*.

LANCHE DA MANHÃ
Couve-flor assada com *curry** (use a porção congelada do Dia 2) e dez castanhas-de-caju.

ALMOÇO
Salada de aspargos com vinagrete de limão*.

LANCHE DA TARDE
Kiwi e frutas vermelhas.

JANTAR
Ensopado de carne com cebola e cerveja* (use a porção congelada do Dia 3) e 4 colheres de sopa de vegetais fermentados de sua preferência.

DIA 6

CAFÉ DA MANHÃ
Vitamina de nectarina ou pera madura e kiwi*.

LANCHE DA MANHÃ
Alcachofra com molho de mostarda e limão*.

ALMOÇO
Salada de frango com erva-doce, tomate, azeitonas e folhas verdes*.

LANCHE DA TARDE
Chips de couve*.

JANTAR
Almôndegas com abóbora-espaguete ao pesto* e 4½ colheres de sopa de vegetais fermentados de sua preferência.

DIA 7

CAFÉ DA MANHÃ
Salada de frutas com hortelã e canela*.

LANCHE DA MANHÃ
Palitinhos de cenoura e salsão com pasta de semente de girassol.

ALMOÇO
Sopa de frango* (use a porção congelada da sopa que você preparou no Dia 2).

LANCHE DA TARDE
Grão-de-bico com especiarias*.

JANTAR
Vieiras grelhadas* com salteado de verduras* e 5 colheres de sopa de vegetais fermentados de sua preferência.

SEGUNDA SEMANA

DIA 8

CAFÉ DA MANHÃ
Meia toranja com canela e frutas vermelhas, e dez nozes.
LANCHE DA MANHÃ
Chips de couve*.
ALMOÇO
Gaspacho*.
LANCHE DA TARDE
Alcachofra com molho de mostarda e limão* (use a porção congelada do Dia 6)
JANTAR
Ensopado de cordeiro com lentilha*, salada de folhas verdes e 5½ colheres de sopa de vegetais fermentados de sua preferência.

DIA 9

CAFÉ DA MANHÃ
Vitamina de manga*.
LANCHE DA MANHÃ
Aspargos assados com limão* e dez amêndoas.
ALMOÇO
Sopa de legumes ao pesto*.
LANCHE DA TARDE
Grão-de-bico com especiarias* (use a porção congelada do Dia 7; para deixar os grãos-de-bico crocantes, reaqueça no forno a 180º).
JANTAR
Ensopado de cordeiro com lentilha* (use a porção congelada do Dia 8) e 6 colheres de sopa de vegetais fermentados de sua preferência.

DIA 10

CAFÉ DA MANHÃ
Salada de frutas com hortelã e castanha-do-pará*.

LANCHE DA MANHÃ
Vitamina de guacamole*.

ALMOÇO
Salada romena de berinjela*.

LANCHE DA TARDE
Chips de couve*.

JANTAR
Ensopado de carne com ervas aromáticas e vinho tinto* e 6 colheres de sopa de vegetais fermentados de sua preferência.

DIA 11

CAFÉ DA MANHÃ
Vitamina energizante*.

LANCHE DA MANHÃ
Grão-de-bico com especiarias*.

ALMOÇO
Sopa de frango com couve e cenoura* (use a porção congelada do caldo de galinha* preparado no início da dieta).

LANCHE DA TARDE
Aspargos assados com limão* e amêndoas (use a porção congelada dos aspargos que sobraram da salada de aspargos* que você fez no dia 5).

JANTAR
Bacalhau fresco com vinagrete de laranja e cominho*, salteado de verduras* e 6 colheres de sopa de vegetais fermentados de sua preferência.

DIA 12

CAFÉ DA MANHÃ
Salada de frutas cítricas com castanha-do-pará e hortelã.*

LANCHE DA MANHÃ
Hortaliças cruas sortidas com pesto de manjericão*.

ALMOÇO
Sopa de chucrute e almôndegas* (use a porção extra que você congelou no Dia 4).

LANCHE DA TARDE
Castanhas e frutas vermelhas.

JANTAR
Frango com maçã ao forno*, salada de folhas verdes e 6 colheres de sopa de vegetais fermentados de sua preferência.

DIA 13

CAFÉ DA MANHÃ
Salada de avocado e frutas cítricas*.

LANCHE DA MANHÃ
Gaspacho*.

ALMOÇO
Cogumelos recheados* sobre leito de salteado de verduras* (tente brócolis comum).

LANCHE DA TARDE
Tomates-cereja e rodelas de rabanete temperados com azeite de oliva e sal marinho.

JANTAR
Peixe com molho romesco*, salada de folhas verdes e 6 colheres de sopa de vegetais fermentados de sua preferência.

DIA 14

CAFÉ DA MANHÃ	
Vitamina de nectarina ou pera madura e kiwi*.	
LANCHE DA MANHÃ	
Fatias de maçã com pasta de amêndoa.	
ALMOÇO	
Salada de rúcula*.	
LANCHE DA TARDE	
Alcachofra com molho de mostarda e limão* (use o molho que sobrou do Dia 6).	
JANTAR	
Ensopado vegetariano com *curry* * e 6 colheres de sopa de vegetais fermentados de sua preferência.	

TERCEIRA SEMANA

DIA 15

CAFÉ DA MANHÃ	
Salada de frutas com hortelã e castanha-do-pará*.	
LANCHE DA MANHÃ	
Grão-de-bico com especiarias* (use a porção congelada do Dia 7; para deixá-los crocantes, reaqueça no forno a 180º).	
ALMOÇO	
Salada romena de berinjela* (use a porção congelada do Dia 10).	
LANCHE DA TARDE	
Vitamina de guacamole*.	
JANTAR	
Almôndegas com abóbora-espaguete ao pesto* (use a porção congelada do Dia 6) e 6 colheres de sopa de vegetais fermentados de sua preferência.	

DIA 16

CAFÉ DA MANHÃ
Vitamina energizante*.

LANCHE DA MANHÃ
Tomates-cereja e palitinhos de cenoura e salsão com pesto de manjericão* (use a porção congelada do molho do Dia 6).

ALMOÇO
Sopa de frango* (use a porção congelada do caldo de galinha* que você preparou no início da dieta).

LANCHE DA TARDE
Cogumelos recheados* (use a porção congelada do Dia 13).

JANTAR
Vieiras grelhadas* com salteado de verduras* (experimente acelga) e 6 colheres de sopa de vegetais fermentados de sua preferência.

DIA 17

CAFÉ DA MANHÃ
Gomos de toranja e laranja com canela.

LANCHE DA MANHÃ
Chips de couve*.

ALMOÇO
Salada verde com erva-doce, tomate, aspargos e rabanete, com vinagrete de limão*.

LANCHE DA TARDE
Fatias de maçã com pasta de amêndoa.

JANTAR
Ensopado de cordeiro com lentilha* (use a porção congelada do Dia 9) e 6 colheres de sopa de vegetais fermentados de sua preferência.

DIA 18

CAFÉ DA MANHÃ
Salada de frutas com hortelã e castanha-do-pará*.

LANCHE DA MANHÃ
Tomates-cereja, rabanete, pimentão vermelho e pepino com molho romesco* à parte (use a porção congelada do molho que sobrou do Dia 13).

ALMOÇO
Salada romena de berinjela* (use a a porção congelada da salada que sobrou do Dia 10).

LANCHE DA TARDE
Chips de couve*.

JANTAR
Salmão grelhado* sobre leito de salada de erva-doce* com vinagrete de limão*, *mix* de folhas verdes (incluir agrião) e 6 colheres de sopa de vegetais fermentados de sua preferência.

DIA 19

CAFÉ DA MANHÃ
Vitamina de nectarina ou pera madurae kiwi*.

LANCHE DA MANHÃ
Aspargos assados com limão* e dez amêndoas.

ALMOÇO
Salada de rúcula*.

LANCHE DA TARDE
Grão-de-bico com especiarias*.

JANTAR
Ensopado vegetariano com *curry** (use a porção congelada do Dia 14) e 6 colheres de sopa de vegetais fermentados de sua preferência.

DIA 20

CAFÉ DA MANHÃ
Vitamina de manga*.

LANCHE DA MANHÃ
Alcachofra com molho de mostarda e limão* (use a porção congelada do molho que sobrou do Dia 6)

ALMOÇO
Sopa de chucrute e almôndegas* (use a porção congelada da sopa do Dia 4).

LANCHE DA TARDE
Aspargos assados com limão* e dez amêndoas (use a porção congelada de aspargos do Dia 19).

JANTAR
Frango com maçã ao forno* (use a porção congelada do Dia 12), salada de folhas verdes e 6 colheres de sopa de vegetais fermentados de sua preferência.

DIA 21

CAFÉ DA MANHÃ
Meia toranja com frutas vermelhas e canela, e quatro castanhas-do-pará.

LANCHE DA MANHÃ
Grão-de-bico com especiarias* (use a porção congelada do Dia 19).

ALMOÇO
Sopa de frango com couve e cenoura* (use a porção congelada do caldo de galinha* que você preparou no início da dieta).

LANCHE DA TARDE
Fatias de maçã com pasta de amêndoa.

JANTAR
Ensopado de carne com ervas aromáticas e vinho tinto* (use a porção congelada do Dia 10) e 6 colheres de sopa de vegetais fermentados de sua preferência.

CAPÍTULO 13

FASE 2: CARDÁPIO DE ESTÍMULO METABÓLICO

Parabéns! Você concluiu os primeiros 21 dias da Dieta do Microbioma. Seu problema de hiperpermeabilidade intestinal diminuiu – talvez tenha até acabado –, e seu microbioma está muito melhor, embora ainda haja muito trabalho a fazer. Por esse motivo, nesta fase, você vai eliminar todos os alimentos que poderiam comprometer seriamente sua dieta, enquanto continua a consumir alimentos benéficos e fermentados.

PRINCÍPIOS DO CARDÁPIO DE ESTÍMULO METABÓLICO

Nosso objetivo nas próximas quatro semanas é estimular verdadeiramente seu metabolismo. Um microbioma mais sadio ajudará a reduzir seu grau de inflamação. Isso, por sua vez, fará com que o organismo passe a queimar gordura, em vez de armazená-la.

Mudar a própria atitude em relação às refeições, ou seja, comer sem estresse, também vai ajudar. Fazer uma pausa antes da refeição, para sair do modo de "luta ou fuga" e passar para o de "repouso e digestão" – do sistema nervoso simpático para o sistema nervoso parassimpático – promoverá um enorme estímulo metabólico. Por esse motivo, durante as próximas quatro semanas, quero que você tente comer sem estresse. As deliciosas receitas elaboradas pela chefe de cozinha Carole Clark o ajudarão a saborear os alimentos e a curtir ao máximo suas refeições.

ADESÃO DE 90% À DIETA

Como seu trato intestinal e seu microbioma estão muito mais fortes agora, você tem uma pequena margem de liberdade nesta fase da Dieta do Microbioma. Pode manter 90% de adesão a ela. Isso significa que, das 35 refeições e lanches da semana, três ou quatro poderão incluir um alimento que não faça parte do cardápio nem da minha lista de alimentos aceitáveis. No entanto, você ainda deve continuar evitando alguns alimentos.

ALIMENTOS QUE DEVEM SER EVITADOS

Como expliquei na Fase 1, os alimentos a seguir são tão prejudiciais para o trato intestinal e o microbioma, que você deverá evitá-los também durante a Fase 2. São eles:

- Alimentos processados ou industrializados.
- Xarope de milho com alto teor de frutose.
- Gorduras trans.
- Gorduras hidrogenadas.
- Frutas secas ou em compota.

- Sucos.
- Glúten.
- Soja, inclusive leite de soja, molho de soja, *tofu*, *tempeh*, missô e todas as formas de proteína isolada de soja, como as encontradas em muitas barras de proteína, *shakes* de proteína e proteínas em pó (leia o rótulo!), exceto lecitina de soja.
- Frios e embutidos.
- Amendoim e manteiga de amendoim.
- Óleo de canola e de algodão.

ALIMENTOS QUE PODEM SER REINTRODUZIDOS

Agora que seu intestino está mais forte e seu microbioma, mais equilibrado, você poderá acrescentar os alimentos saudáveis a seguir à sua dieta. Os cardápios e as receitas da Fase 2 incluem estas opções.

Produtos lácteos

- Todos os produtos derivados do leite de cabra ou ovelha: leite, queijo, iogurte.
- Todos os tipos de quefir, inclusive de leite de vaca.

Entretanto, se você apresentar forte reação aos produtos lácteos, poderá substituir o leite de coco por quefir nas receitas de vitaminas e apenas deixar de fora o queijo e o iogurte.

Ovos

- De preferência, ovos caipiras orgânicos enriquecidos com ômega 3.

Frutas

- Manga.
- Melões de todos os tipos – mas não melancia, que tem uma concentração muito alta de açúcar.
- Pêssego.
- Pera.

Cereais sem glúten

- Amaranto.
- Trigo-sarraceno (sim, trigo contém glúten, mas trigo-sarraceno não!).
- Painço.
- Aveia, se tiver sido produzida em uma instalação capaz de mantê-la isenta de glúten.
- Quinoa.
- Arroz: integral, basmati e selvagem, mas não arroz branco, que é muito rico em amido e tem pouquíssimos nutrientes vitais.

Leguminosas

- Vagem.
- Todos os tipos de feijão: preto, branco, vermelho, roxinho, rajado.

Vegetais

- Batata-doce, inhame.

FASE 2 – ESTÍMULO METABÓLICO: QUATRO SEMANAS PARA ACELERAR SEU METABOLISMO

Forneço um cardápio para catorze dias. Depois que tiver concluído essas duas primeiras semanas, repita o cardápio nas duas semanas seguintes. Se quiser, pode acrescentar qualquer uma das opções a seguir a qualquer refeição ou lanche:

- Salada com vinagrete de limão* (página 298), inclusive qualquer um destes ingredientes: alface (exceto alface-americana), agrião, aspargo, pepino, pimentão vermelho, cebolinha, cebola roxa. Se quiser, pode adicionar um quarto de avocado.
- Brócolis, couve, couve-rábano.
- Alimentos fermentados: *kimchi*, chucrute ou vegetais fermentados de sua preferência.
- Os petiscos a seguir, que fazem parte dos cardápios: couve-flor assada com *curry**, *chips* de couve*, aspargos assados com limão*.

Algumas informações a seguir podem ser repetidas, mas quero que você fique seguro do que fazer, agora que mudou para a Fase 2 de sua dieta.

Gostaria que você evitasse álcool nas Fases 1 e 2, por causa do possível impacto negativo sobre o microbioma. Na Fase 3, você poderá incluir algumas bebidas alcoólicas, como parte da tolerância de 30%. Nas três fases, eu o aconselho a restringir a ingestão de café com cafeína a uma ou duas xícaras por dia, e chá com cafeína entre três e cinco xícaras por dia. Café descafeinado e chá de ervas você pode tomar à vontade. Evite suco de frutas, pois essa é a maneira menos saudável de consumi-las – você precisa da fibra junto com a frutose! Sucos de hortaliças são saudáveis quando frescos e quando contêm realmente apenas hortaliças, mas cuidado com esses sucos industrializados, que geralmente contêm uma grande quantidade de suco de frutas. Eles podem ser "naturais", como afirma o rótulo, mas não são necessariamente saudáveis, principalmente se estiver tentando emagrecer.

SUPERSUPLEMENTOS DO MICROBIOMA

Tome estes suplementos a qualquer hora do dia, perto ou não das refeições, salvo indicação em contrário.

Para remover as bactérias nocivas do seu intestino você tem duas opções:

1) Comprar um produto que contenha uma combinação dos seguintes ingredientes:
   - Absinto.
   - Ácido caprílico.
   - Alho.
   - Berberina.
   - Extrato de sementes de toranja (*grapefruit*).
   - Óleo de orégano.

Recomendo bons suplementos combinados na seção Recursos. Siga as orientações da embalagem quanto à dosagem.

2) Tomar um único produto. Escolha entre:
   - alho, 5.000 µg, três vezes ao dia;
   OU
   - berberina, 200 mg, três vezes ao dia.

Para repor o ácido gástrico

- Ácido clorídrico, 1.000 mg em cada refeição;
OU
- vinagre de maçã, 1 colher de chá diluída em 5 a 6 colheres de chá de água em cada refeição. Aumente a dose aos poucos, até atingir 3 a 4 colheres de chá de vinagre em cada refeição.

Para repor as enzimas

Procure um bom produto com uma combinação de:

- protease, que digere proteínas;
- lipase, que digere gorduras;
- amilase, que digere amidos;
- DPP-4, que ajuda a digerir o glúten e a caseína (proteína do leite), caso a refeição contenha traços dessas substâncias.

Tome um ou dois comprimidos por refeição. Recomendo bons produtos combinados na seção Recursos.

REINOCULAÇÃO COM PROBIÓTICOS

1) Procure um bom probiótico com as seguintes qualidades:
   - quanto maior a diversificação de espécies, melhor;
   - deve conter pelo menos três tipos de *Lactobacillus: acidophilus, rhamnosus* e *plantarum*;
   - deve conter diferentes tipos de bifidobactérias;
   - deve conter entre 50 e 200 bilhões de bactérias – quanto mais, melhor.

Tome um comprimido ou sachê por dia. Recomendo boas marcas na seção Recursos.

2) Para emagrecer, tome *Acidophilus gasseri*, que você terá de comprar separadamente, a menos que encontre um dos poucos probióticos que contêm esse lactobacilo. Recomendo algumas fontes na seção Recursos. Tome conforme as instruções do produto.

REINOCULAÇÃO COM PREBIÓTICOS

1) Tome inulina em pó: 4 a 6 g ao dia divididos em duas doses.
2) Tome arabinogalactanas, 500 a 1.000 mg, duas vezes ao dia.

Procure também uma combinação de inulina e arabinogalactanas. Recomendo bons produtos combinados na seção Recursos.

3) Tome cal-mag butirato, 200 a 300 mg, uma ou duas vezes ao dia. O butirato é ao mesmo tempo um prebiótico e um suplemento emagrecedor.

REPARAÇÃO COM SUPLEMENTOS

Quando procurar suplementos para reparar o intestino, seria melhor comprar um produto combinado, em comprimido ou pó – prefiro em pó. Estes são alguns dos ingredientes que você deve procurar (ou tome-os individualmente nas doses mencionadas):

1) Glutamina: 1 a 5 g por dia.
2) Quercetina: 100 a 500 mg por dia; procure "isoquercetina", que é mais bem absorvida.
3) Zinco, sozinho ou com carnosina. Se for em combinação, 100 a 150 mg por dia. Se for só zinco, tome 30 mg por dia e depois carnosina na dose de 100 a 500 mg por dia.
4) N-acetilglicosamina, 1.000 mg por dia.
5) Alcaçuz desglicirrizado (DGL), 400 mg por dia.
6) Olmo (*Ulmus rubra*), 200 mg por dia.
7) Alteia (*Althaea officinalis*), 100 mg por dia.

Você também pode tomar um produto combinado. Recomendo vários na seção Recursos.

OUTROS AUXILIARES PARA A PERDA DE PESO

1) Meratrim: 400 mg duas vezes ao dia, trinta minutos antes do café da manhã e do jantar.
2) *Sphaeranthus indicus* e *Garcinia mangostana*. Você pode comprá-los separadamente e seguir as orientações do frasco, ou então procurar uma fórmula que contenha esses dois compostos e Meratrim. Algumas combinações incluem cápsico, que oferece benefícios adicionais de perda de peso. Consulte a seção Recursos para ver algumas sugestões.
3) Extrato de grãos de café verde, 400 mg duas vezes ao dia; OU

    manga africana (*Irvingia gabonenses*), 150 a 300 mg duas vezes ao dia.

CARDÁPIO DE ESTÍMULO METABÓLICO

FASE 2

PRIMEIRA SEMANA

DIA 1	
CAFÉ DA MANHÃ	Salada de frutas com hortelã e castanha-do-pará*.
LANCHE DA MANHÃ	Tomates-cereja e rodelas de rabanete com pasta de amêndoa.
ALMOÇO	Gaspacho*.
LANCHE DA TARDE	Grão-de-bico com especiarias* (use a porção congelada do Dia 21 da Fase 1).
JANTAR	Frango à italiana*, quinoa cozida*, vagem e 6 colheres de sopa de vegetais fermentados de sua preferência.

DIA 2

CAFÉ DA MANHÃ
Granola com aveia e farofa de linhaça* com maçã e leite de coco.

LANCHE DA MANHÃ
Tomate, pepino, cenoura e folhas de endívia com molho romesco*.

ALMOÇO
Salada de queijo *chèvre*, beterraba e cenoura*.

LANCHE DA TARDE
Aspargos assados com limão* (use a porção congelada do Dia 19 da Fase 1).

JANTAR
Hambúrguer com cogumelo *portobello*, alface e tomate, e 6 colheres de sopa de vegetais fermentados de sua preferência.

DIA 3

CAFÉ DA MANHÃ
Ovos pochés sobre abacate, tomate e iogurte *.

LANCHE DA MANHÃ
Fatias de maçã com pasta de amêndoa.

ALMOÇO
Vitamina de manga*.

LANCHE DA TARDE
Chips de batata-doce*

JANTAR
Sopa de beterraba (*Borscht*)* com salada verde e 6 colheres de sopa de vegetais fermentados de sua preferência.

DIA 4

CAFÉ DA MANHÃ
Granola com aveia e farofa de linhaça*, frutas vermelhas e leite de coco.

LANCHE DA MANHÃ
Hortaliças sortidas de sua escolha com pinholes e pesto de manjericão* (use o pesto congelado que sobrou do Dia 6 da Fase 1).

ALMOÇO
Sopa de alho-poró*.

LANCHE DA TARDE
Aspargos assados com limão*.

JANTAR
Arroz com feijão à moda mexicana*, salada de folhas verdes e 6 colheres de sopa de vegetais fermentados de sua preferência.

DIA 5

CAFÉ DA MANHÃ
Dois ovos cozidos com tomate, rabanete e aspargos.

LANCHE DA MANHÃ
Fatias de manga e maçã com pasta de amêndoa.

ALMOÇO
Salada grega de couve*.

LANCHE DA TARDE
Vitamina de maçã 'cozida'*.

JANTAR
Frango à italiana* (use a porção congelada do Dia 1º) com quinoa cozida* e vagem, e 6 colheres de sopa de vegetais fermentados de sua preferência.

DIA 6

CAFÉ DA MANHÃ
Quinoa com maçã e amêndoas*.

LANCHE DA MANHÃ
Meia toranja com canela.

ALMOÇO
Salada de arroz e feijão-preto* (use a porção congelada do arroz com feijão à moda mexicana* do Dia 4) acompanhada de folhas verdes e tomates temperados com vinagrete de laranja e cominho*.

LANCHE DA TARDE
Couve-flor assada com *curry**.

JANTAR
Peixada* e 6 colheres de sopa de vegetais fermentados de sua preferência.

DIA 7

CAFÉ DA MANHÃ
Ovos mexidos com alho-poró, cebola e estragão*.

LANCHE DA MANHÃ
Vitamina de manga*.

ALMOÇO
Salada de espinafre e maçã*.

LANCHE DA TARDE
Grão-de-bico com especiarias* (use a porção congelada do Dia 1º).

JANTAR
Picadinho grego* e 6 colheres de sopa de vegetais fermentados de sua preferência.

SEGUNDA SEMANA

DIA 8

CAFÉ DA MANHÃ
Vitamina de mirtilo e couve*.

LANCHE DA MANHÃ
Grão-de-bico com especiarias* (use a porção congelada do Dia 1º).

ALMOÇO
Salada grega com queijo feta*.

LANCHE DA TARDE
Hortaliças sortidas com pesto de manjericão*.

JANTAR
Cordeiro à provençal* e 6 colheres de sopa de vegetais fermentados de sua preferência.

DIA 9

CAFÉ DA MANHÃ
Fritada* com acelga, cebola e batata.

LANCHE DA MANHÃ
Vitamina de manga*.

ALMOÇO
Salada de arroz e beterraba com vinagrete de laranja*.

LANCHE DA TARDE
Abobrinha, rabanete e palitinhos de cenoura com Molho pesto* (use a porção congelada de molho do Dia 6 da Fase 1).

JANTAR
Peixe com molho romesco*, salteado de verduras*, quinoa cozida* e 6 colheres de sopa de vegetais fermentados de sua preferência.

DIA 10

CAFÉ DA MANHÃ
Salada de avocado e frutas cítricas*.

LANCHE DA MANHÃ
Sopa de grão-de-bico e escarola* (use o caldo de galinha que você preparou no início da dieta).

ALMOÇO
Fritada* (use a porção congelada do Dia 9).

LANCHE DA TARDE
Maçã assada com canela (veja as instruções na salada de espinafre e maçã*).

JANTAR
Chili com carne* acompanhado de arroz integral e salada de folhas verdes, e 6 colheres de sopa de vegetais fermentados de sua preferência.

DIA 11

CAFÉ DA MANHÃ
Granola com aveia e farofa de linhaça* com frutas e leite de coco.

LANCHE DA MANHÃ
Tomates-cereja e rodelas de rabanete com pasta de amêndoa.

ALMOÇO
Sopa turca de pepino*.

LANCHE DA TARDE
Aspargos assados com limão*.

JANTAR
Sopa de beterraba (*Borscht*)* (use a porção congelada do Dia 3), salada verde e 6 colheres de sopa de vegetais fermentados de sua preferência.

DIA 12

CAFÉ DA MANHÃ	
Ovos cozidos com tomate, pepino, azeitonas e rodelas de rabanete.	
LANCHE DA MANHÃ	
Vitamina de guacamole*.	
ALMOÇO	
Salada verde coberta com peixe com molho romesco*, aspargos assados com limão* e tomate (use a porção congelada de peixe do Dia 9 e a de aspargos do Dia 11).	
LANCHE DA TARDE	
Hortaliças com molho de iogurte à moda turca*.	
JANTAR	
Chili com carne* acompanhado de arroz integral (use a porção congelada de chili do Dia 10) e 6 colheres de sopa de vegetais fermentados de sua preferência.	

DIA 13

CAFÉ DA MANHÃ	
Vitamina de maçã 'cozida'*.	
LANCHE DA MANHÃ	
Couve-flor assada com *curry*.	
ALMOÇO	
Salada com pera, *roquefort* e nozes*.	
LANCHE DA TARDE	
Sopa turca de pepino* (use a porção congelada da sopa do Dia 11).	
JANTAR	
Mexilhões cozidos na cerveja*, salteado de verduras* e 6 colheres de sopa de vegetais fermentados de sua preferência.	

DIA 14

CAFÉ DA MANHÃ	Ovos pochés sobre abacate, tomate e iogurte*.
LANCHE DA MANHÃ	Fatias de pera com pasta de amêndoa.
ALMOÇO	Salada de espinafre e maçã*.
LANCHE DA TARDE	Couve-flor assada com *curry* (use a porção congelada do Dia 13).
JANTAR	Frango jamaicano* com molho de manga*, brócolis no vapor com ¼ de limão, painço cozido e 6 colheres de sopa de vegetais fermentados de sua preferência.

CAPÍTULO 14

FASE 3:
COMO MANTER UM PESO SAUDÁVEL PELO RESTO DA VIDA

Muito bem! Você concluiu as primeiras sete semanas da Dieta do Microbioma. Seu intestino está totalmente, ou quase, curado. Se você ainda não atingiu o peso ideal, continuará a perder peso com essa nova alimentação. Se já atingiu, conseguirá mantê-lo com essa abordagem.

SAÚDE PARA TODA A VIDA

Agora sua alimentação está em sincronia com sua ecologia interna. A fome e o desejo de consumir certos alimentos se tornaram guias confiáveis do que seu corpo precisa. Você não está mais obcecado por alimentos prejudiciais à saúde – talvez nem tenha mais vontade de comê-los!

A esta altura, você deve ouvir seu corpo, identificar o tipo de fome que está sentindo e comer aquilo que gosta. É claro que você pode seguir os cardápios das Fases 1 ou 2 da Dieta do Microbioma, mas pode também tentar fazer as próprias combinações de alimentos.

Porém, não deixe de consumir os Superalimentos e Supercondimentos do Microbioma.

Gostaria que você continuasse a fazer suas refeições sem estresse, pois isso fará uma enorme diferença em seu metabolismo e em relação ao prazer de comer. Gostaria também que se perguntasse, sempre, do que realmente tem fome. Se quiser mesmo comer, curta sua refeição ou seu lanche! Porém, se estiver buscando companhia, consolo, um sentido para a vida – algo que *não* seja comida, procure outra maneira de satisfazer essa "fome", que não seja abrir a geladeira.

SUPERSUPLEMENTOS DO MICROBIOMA

Neste ponto, é bem provável que você tenha removido as bactérias nocivas de seu organismo. De qualquer modo, deve continuar a repor enzimas e ácido gástrico, conforme necessário, a ingerir probióticos e prebióticos, e a conservar a saúde de sua parede intestinal. Depois que tiver atingido o peso almejado, poderá parar de tomar os suplementos emagrecedores.

Para repor o ácido gástrico

- Ácido clorídrico, 1.000 mg em cada refeição;
OU
- vinagre de maçã, 1 colher de chá diluída em 5 a 6 colheres de chá de água em cada refeição. Aumente a dose aos poucos, até atingir 3 a 4 colheres de chá de vinagre em cada refeição.

Para repor as enzimas

Procure um bom produto com uma combinação de:

- protease, que digere proteínas;
- lipase, que digere gorduras;
- amilase, que digere amidos;

- DPP-4, que ajuda a digerir o glúten e a caseína (proteína do leite), caso a refeição contenha traços dessas substâncias.

Tome um ou dois comprimidos por refeição. Recomendo bons produtos combinados na seção Recursos.

REINOCULAÇÃO COM PROBIÓTICOS

1) Procure um bom probiótico com as seguintes qualidades:
   - quanto maior a diversificação de espécies, melhor;
   - deve conter pelo menos três tipos de *Lactobacillus: acidophilus, rhamnosus* e *plantarum*;
   - deve conter diferentes tipos de bifidobactérias;
   - deve conter entre 50 e 200 bilhões de bactérias – quanto mais, melhor.

Tome um comprimido ou sachê por dia. Recomendo boas marcas na seção Recursos.

2) **Opcional na Fase 3**: para emagrecer, tome *Acidophilus gasseri*, que você terá de comprar separadamente, a menos que encontre um dos poucos probióticos que contêm esse lactobacilo. Recomendo algumas fontes na seção Recursos. Tome conforme as instruções do produto.

REINOCULAÇÃO COM PREBIÓTICOS

1) Tome inulina em pó: 4 a 6 g ao dia divididos em duas doses.
2) Tome arabinogalactanas, 500 a 1.000 mg, duas vezes ao dia.

Procure também uma combinação de inulina e arabinogalactanas. Recomendo bons produtos combinados na seção Recursos.

3) Tome cal-mag butirato, 200 a 300 mg, uma ou duas vezes ao dia. O butirato é ao mesmo tempo um prebiótico e um suplemento emagrecedor.

REPARAÇÃO COM SUPLEMENTOS

Quando procurar suplementos para reparar o intestino, seria melhor comprar um produto combinado, em comprimido ou em pó – prefiro em pó. Estes são alguns dos ingredientes que você deve procurar (ou tome-os individualmente nas doses mencionadas):

1) Glutamina: 1 a 5 g por dia.
2) Quercetina: 100 a 500 mg por dia; procure "isoquercetina", que é mais bem absorvida.
3) Zinco, sozinho ou com carnosina. Se for em combinação, 100 a 150 mg por dia. Se for só zinco, tome 30 mg por dia e depois carnosina na dose de 100 a 500 mg por dia.
4) N-acetilglicosamina, 1.000 mg por dia.
5) Alcaçuz desglicirrizado (DGL), 400 mg por dia.
6) Olmo (*Ulmus rubra*), 200 mg por dia.
7) Alteia (*Althaea officinalis*), 100 mg por dia.

Você também pode tomar um produto combinado. Recomendo vários na seção Recursos.

OUTROS AUXILIARES PARA A PERDA DE PESO (OPCIONAL NA FASE 3)

1) Meratrim: 400 mg duas vezes ao dia, trinta minutos antes do café da manhã e do jantar.
2) *Sphaeranthus indicus* e *Garcinia mangostana*. Você pode comprá-los separadamente e seguir as orientações do frasco, ou então procurar uma fórmula que contenha esses compostos e

Meratrim. Algumas combinações incluem cápsico, que oferece benefícios adicionais de perda de peso. Consulte a seção Recursos para ver algumas sugestões.

3) Extrato de grãos de café verde, 400 mg duas vezes ao dia; OU
manga africana (*Irvingia gabonenses*), 150 a 300 mg duas vezes ao dia.

ADESÃO DE 70% À DIETA

Você continuará a cuidar do seu intestino e do seu microbioma com alimentos saudáveis, probióticos e prebióticos, mas agora poderá manter uma adesão de apenas 70% à dieta. Nos outros 30% do tempo, poderá comer praticamente tudo o que quiser. Isso significa que, das 35 refeições e lanches da semana, cerca de dez poderão incluir um alimento que não faz parte da minha lista de alimentos aceitáveis.

Entretanto, alguns alimentos são tão prejudiciais à saúde que prefiro que você os evite o máximo que puder – para sempre, se estiver disposto a isso! Os alimentos a seguir podem prejudicar significativamente seu microbioma ou seu intestino, portanto, coma-os no máximo duas ou três vezes por ano... se tanto.

- Alimentos processados ou industrializados.
- Xarope de milho com alto teor de frutose.
- Gorduras trans.
- Gorduras hidrogenadas.
- Compotas de frutas.
- Sucos de frutas.
- Soja, inclusive leite de soja, molho de soja, *tofu*, *tempeh*, e todas as formas de proteína isolada de soja, como as encontradas em muitas barras de proteína, *shakes* de proteína e proteínas em pó (leia o rótulo!), exceto lecitina de soja.
- Óleo de canola e de algodão.

Como o glúten pode comprometer a integridade de suas paredes intestinais, recomendo que você restrinja o consumo de alimentos que contêm glúten – pão, macarrão, bolo e produtos de panificação em geral – a no máximo duas vezes por semana. Da mesma forma, por causa dos graves riscos que eles representam para a saúde, recomendo que não consuma adoçantes artificiais, exceto Lakanto, mais de uma ou duas vezes por semana.

SEU PODER DE CURA

Como você pode ver, decidi não elaborar um programa de manutenção com números, fórmulas, quantidades, horários, porcentagem de gorduras em relação aos carboidratos, porções e contagem de calorias. Isso porque, como você "redefiniu" seu metabolismo e recuperou a saúde intestinal, não precisará dessas diretrizes. Somos todos diferentes uns dos outros, e cada um precisa de coisas diferentes, em épocas diferentes. Você pode fazer escolhas saudáveis orientadas pelo seu microbioma e pelas reações do seu intestino. Depois de ter seguido a Dieta do Microbioma por sete semanas, você já sabe o que o faz se sentir bem, do que seu corpo precisa e quais são as opções certas para você em todos os momentos, todos os dias, para o resto de sua vida.

Sim, é você quem comanda sua ecologia interna e também é responsável pelos cuidados com ela. Munido dos conhecimentos que adquiriu com este livro, e da própria experiência nas últimas sete semanas, você tomará decisões sábias para conservar a saúde que conquistou a duras penas.

CAPÍTULO 15

LISTA DE UTENSÍLIOS E MANTIMENTOS PARA AS FASES 1 E 2 DA DIETA DO MICROBIOMA[1]

Estes são os utensílios que você vai usar durante as Fases 1 e 2, bem como os alimentos que não podem faltar na sua despensa. Tenha-os à mão quando iniciar a Dieta do Microbioma. Você pode comprá-los com antecedência ou quando fizer as compras da primeira semana. Alguns podem ser adquiridos on-line – veja a seção Recursos.

Utensílios

1 tigela pequena
1 tigela média (2,5 litros)
1 panela pequena
1 panela média com tampa
1 refratário pequeno com tampa

---

[1] Os pesos e medidas podem variar de acordo com as marcas adquiridas. Utilize uma medida aproximada. (N.E.)

1 frigideira de ferro fundido (15 cm de diâmetro)
1 frigideira (20 cm de diâmetro)
1 panela alta (4 litros)
1 assadeira de 30 × 45 cm
1 assadeira de 32,5 × 45 cm
1 cesto de cozimento a vapor que se encaixe em uma panela média com tampa
potes de vários tamanhos, próprios para guardar alimentos na geladeira e no *freezer*
12 potes de 0,5 litro para congelar caldos de carne e frango
1 espátula de metal
1 liquidificador potente
1 peneira grande de metal
1 jogo de colheres medidoras
1 jogo de xícaras medidoras
1 colher ou faca para toranja (*grapefruit*)
1 fatiador de alimentos com protetor de mão (*mandolin*)
1 caneta à prova d'água para rotular as sobras que serão colocadas na geladeira ou no *freezer*

Alimentos

Castanhas e pastas de castanhas
Pastas de castanhas:
pasta de amêndoa
pasta de semente de girassol
Castanhas (cruas, e não torradas)
amêndoa
castanha-do-pará
macadâmia
nozes
pinhole

Óleos
azeite de oliva
óleo de coco
óleo de girassol
óleo de linhaça

Condimentos
canela
cominho
cúrcuma
curry
pimenta-da-jamaica
pimenta-do-reino

Outros alimentos
suco de maçã orgânico, sem adição de açúcar, 4 litros de caldo de carne orgânico (opcional), 24 xícaras (compre se não quiser fazer o próprio caldo)
manteiga ou *ghee* (orgânica), ½ kg
caldo de galinha orgânico (opcional), 13 xícaras (compre se não quiser fazer o próprio caldo)
9 embalagens de 270 g de grão-de-bico orgânico em conserva
mostarda *dijon*, um pote de 300 g
vegetais fermentados, 6 potes de 480 g (verifique se não foi utilizado soro de leite no processo de fermentação)
proteína de ervilha em pó, uma embalagem de 240 g
kimchi, um pote de 480 g
Lakanto, uma embalagem de 240 g
farinha de arroz, 90 g
chucrute (preparado sem soro de leite), 2 xícaras

LISTAS DE COMPRAS PARA A FASE 1

Semana 1

Frutas
- 3 maçãs
- 3 avocados
- 1 xícara de mirtilo
- 3 toranjas
- 5 kiwis
- 3 limões-sicilianos
- 1 limão-taiti
- 2 mangas
- 1 nectarina ou pera madura
- 6 laranjas
- 1 xícara de framboesas
- 2 xícaras de morangos

Carnes, peixes e frutos do mar
- 2½ kg de osso de boi (para o caldo de carne*)
- 1½ kg de carne bovina cortada em cubos
- 1 ½ kg de ossobuco
- ½ kg de acém
- 1 frango de 2½ kg (para o caldo de galinha*)
- ½ kg de peito ou sobrecoxa de frango sem osso
- ½ kg de carne bovina picada
- 250 g de carne picada
- 200 g de filé de salmão
- 200 g de vieiras "secas" de tamanho médio

Variados
- 3,8 litros de suco de maçã sem adição de açúcar
- 1 litro de caldo de carne orgânico
- 2 litros de caldo de galinha orgânico
- 1 garrafa de 360 ml de cerveja sem glúten

1 vidro de 500 ml de molho de pimenta ou molho *sriracha* (tailandês)
240 g de azeitonas pretas
90 g de pinholes crus
1 lata de 150 g de extrato de tomate orgânico

Hortaliças e ervas
2 alcachofras médias
250 g de aspargos
1 maço de manjericão
14 cenouras
1 couve-flor
4 xícaras de tomate-cereja
1 maço de salsão
3 pepinos
1 maço de endro fresco
1 erva-doce
1 cabeça grande de alho
250 g de gengibre
12 xícaras de folhas verdes para salada
1 maço médio de couve
1 maço de hortelã
250 g de champinhons
1½ kg de cebola comum
1 cebola roxa
1 maço de salsinha
1 maço de rabanete
1 pimentão vermelho pequeno
60 g de ervilha-torta
1 acelga ou escarola pequena
1 abóbora pequena
1 abóbora-espaguete pequena
1 maço de estragão fresco (opcional)
4 tomates maduros
1 maço de agrião

Semana 2

Frutas
6 maçãs grandes
1 xícara de mirtilo
2 toranjas
2 kiwis
2 limões-sicilianos
1 limão-taiti
1 manga
3 nectarinas ou peras maduras
2 laranjas

Carnes, peixes e frutos do mar
750 g de carne bovina picada
½ kg de peito ou sobrecoxa de frango sem osso e sem pele
200 a 250 g de bacalhau fresco
½ kg de garoupa, bagre ou bacalhau fresco
½ kg de carne de cordeiro cortada em cubos

Variados
1 garrafa de 360 ml de cerveja sem glúten
500 g de lentilhas
1 litro de leite de coco (não adoçado)
um pacote de 500 g de ervilha congelada
90 g de pinholes crus
1 lata de chucrute orgânico (2 xícaras)
1 lata de 780 g de tomates orgânicos picados
1 garrafa de 750 ml de vinho branco seco

Hortaliças e ervas
2 alcachofras
24 aspargos
2 avocados
1 maço de rúcula

1 maço de manjericão
1 maço de brócolis comum ou escarola
1 repolho pequeno
9 cenouras
1 maço de coentro
1 maço de rabanete
1 couve-flor
1 berinjela média
1 erva-doce pequena
8 xícaras de folhas verdes para salada
2 maços de couve
1 alho-poró
1 maço de hortelã
300 g de champinhom
7 champinhons, ou cogumelos *crimini* grandes ou *portobello* pequenos
2 cogumelos *portobello* médios
1 pimentão verde
1 pimenta-jalapenho
1 pimentão vermelho
1 abóbora pequena
1 abóbora-espaguete pequena
1 maço grande de espinafre
1 nabo grande
2 nabos pequenos

Semana 3

Frutas

1 maçã
2 xícaras de mirtilo
2 toranjas
3 kiwis
2 limões-sicilianos

2 mangas
1 nectarina ou pera madura
2 laranjas
1 xícara de morango

Hortaliças e ervas
1 alcachofra
18 aspargos
1 avocado
1 maço pequeno de cenoura
1 maço de salsão
1 pepino
2 ervas-doces
6 xícaras de folhas novas para salada (*baby*): alface, rúcula, espinafre, endívia ou uma combinação de vários tipos de alface (exceto alface-americana)
1 maço de couve
6 champinhons
1 pimentão vermelho
6 rabanetes
1 maço pequeno de acelga
1 tomate
1 xícara de tomate-cereja
1 xícara de agrião

LISTAS DE COMPRAS PARA A FASE 2

Semana 1

Frutas
3 maçãs
2 xícaras de frutas vermelhas de sua preferência
2 toranjas
2 kiwis

5 mangas
2 laranjas

Carnes, peixes e frutos do mar
250 g de carne bovina moída
1½ kg de carne bovina picada (para ensopado)
½ kg de peito ou sobrecoxa de frango sem pele e sem osso
½ kg de bacalhau fresco ou outro peixe de carne firme

Variados
1 lata de 450 g de feijão-preto orgânico
1 lata de 450 g de feijão-branco orgânico
180 g de queijo *chèvre* cremoso (queijo de leite de cabra)
2 latas de 360 g de grão-de-bico orgânico
1 litro de leite de coco (não adoçado)
6 ovos
240 g de queijo feta de cabra ou ovelha
450 g de linhaça
1 kg de aveia sem glúten
1 litro de quefir de leite de cabra ou ovelha
700 g de quinoa
1 xícara de arroz integral orgânico
1 xícara de semente de girassol
2 xícaras de iogurte de leite de cabra ou ovelha
1 garrafa de 750 ml de vinho tinto

Hortaliças e ervas
12 aspargos
6 aspargos finos
1 maço de rabanete
6 cenouras
3 avocados
2 beterrabas pequenas e 8 grandes
2 couves-flores

1 aipo-rábano pequeno (salsão de raiz)
2 pepinos
1 endívia
1 cabeça pequena de alface-romana
1 cabeça pequena de alface lisa
1 maço pequeno de escarola
1 cabeça grande de alho
6 vagens-macarrão
6 xícaras de folhas verdes para salada
1 maço grande de couve
2 alhos-porós
2 cogumelos *portobello* (10 cm de diâmetro)
7 cogumelos brancos ou *crimini* grandes (5 cm de diâmetro)
1 cebola roxa
3 cebolas comuns
1 pimenta-jalapenho
3 batatas
1 maço pequeno de espinafre
4 tomates maduros
2 batatas-doces grandes
1 maço de coentro

Semana 2
Frutas
4 maçãs
2 toranjas
1 kiwi
1 limão-taiti
3 mangas
2 laranjas
2 peras

Carnes, peixes e frutos do mar
½ kg de carne bovina picada
1 galeto
½ kg de garoupa, bagre ou bacalhau fresco
250 g de carne de cordeiro picada
½ kg de mexilhões (cerca de 15)

Variados
1 garrafa de 360 ml de cerveja sem glúten
125 g de queijo *roquefort* de leite de cabra ou ovelha
250 g de queijo feta de leite de ovelha
125 g de queijo pecorino
2 latas de 450 g de grão-de-bico orgânico
1 lata de 450 g de feijão-fradinho orgânico
1 lata de 450 g de feijão-branco orgânico
1 litro de quefir de leite de cabra ou ovelha
2 xícaras de iogurte de leite cabra ou ovelha
½ xícara de arroz integral

Hortaliças e ervas
2 alcachofras médias
12 aspargos
1 abacate
1 beterraba
1 maço pequeno de brócolis
2 cenouras
3 pepinos
2 maços de endro
1 berinjela média
2 maços de escarola
10 xícaras de folhas verdes para salada
12 vagens-macarrão
1 maço pequeno de couve
2 maços de hortelã

3 cogumelos grandes para rechear
1 pimentão verde pequeno
2 batatas
60 g de ervilha-torta
1 maço pequeno de espinafre
1 maço pequeno de acelga
2 tomates
1 abobrinha pequena

PLANEJAMENTO SEMANAL

Siga este planejamento semanal para organizar seu trabalho, preparando refeições aos domingos e separando as porções que serão consumidas ao longo da semana. Se não puder ou não quiser fazer esse planejamento, escolha um dia da semana (um sábado ou domingo está ótimo) para preparar alguns dos pratos mais demorados. Obviamente você poderá preparar alguns pratos à noite ou enquanto estiver esquentando um jantar congelado. Fazer receitas dobradas e congelar porções menores é uma ótima maneira de ter sempre à mão refeições saudáveis para o microbioma, mesmo quando não tiver tempo para cozinhar. Para sua comodidade, alguns pratos rendem mais de uma refeição.

Uma excelente maneira de poupar tempo é preparar o caldo de carne* (página 314) e o caldo de galinha* (página 326): você pode fazer uma quantidade suficiente para as duas fases e congelar as porções. Isso significa que vai poder preparar sopas caseiras em cerca de meia hora. Se preferir, pode comprar caldo de carne e de galinha (essa opção faz parte da sua lista de compras), mas acho que vai gostar mais dos caldos feitos em casa, sem contar que são muito mais nutritivos.

Lacre cuidadosamente todos os alimentos preparados e coloque uma etiqueta com o nome da receita e a data. Faça uma lista de todos os alimentos congelados e refrigerados, e vá tirando-os à medida que forem consumidos.

Lista de Utensílios e Mantimentos para as Fases 1 e 2 da Dieta do Microbioma • 275

FASE 1

PRIMEIRA SEMANA

Domingo anterior ao Dia 1

1) Prepare o caldo de galinha*. Reserve uma quantidade suficiente para o almoço do Dia 2 e a receita de frango ao forno com limão. Divida o restante em porções de 1 ou 2 xícaras e congele para uso futuro.
2) Prepare o frango ao forno com limão.
3) Prepare o caldo de carne* para a sopa de chucrute. Prepare as almôndegas da sopa. Congele a metade das almôndegas para a receita de almôndegas com abóbora-espaguete ao pesto. Congele o caldo em recipientes com capacidade para 2 xícaras.
4) Asse a abóbora-espaguete; retire as sementes e separe a polpa em "espaguetes". Coloque na geladeira.
5) Faça o pesto de manjericão.

SEGUNDA SEMANA

Domingo

1) Prepare o ensopado de cordeiro com lentilha*.
2) Prepare a sopa de legumes ao pesto*.
3) Prepare o ensopado de carne com ervas aromáticas e vinho tinto*.
4) Prepare o frango com maçã ao forno*.
5) Grelhe a berinjela na frigideira para a salada romena de berinjela*.

TERCEIRA SEMANA

Domingo

1) Prepare caldo de galinha* e congele em recipientes com capacidade para 2 xícaras.
2) Prepare a sopa de beterraba (*Borsch*)* e congele em recipientes com capacidade para 2 xícaras.

FASE 2

PRIMEIRA SEMANA
Domingo e/ou um dia da semana à noite
1) Prepare a granola com aveia e farofa de linhaça*.
2) Prepare o frango à italiana*.
3) Cozinhe o arroz e o feijão para a receita de arroz com feijão à moda mexicana*. Guarde o arroz e o feijão na geladeira em vasilhas separadas. Faça o molho de manga*.
4) Faça a sopa de alho-poró*.

SEGUNDA SEMANA
Domingo e/ou um dia da semana à noite
1) Prepare o picadinho grego*.
2) Prepare o cordeiro à provençal*.
3) Prepare o chili com carne*.
4) Cozinhe a quinoa no vapor.
5) Prepare o tempero do frango jamaicano*.

TERCEIRA SEMANA
Domingo
1) Prepare caldo de galinha* e congele em recipientes com capacidade para 2 xícaras.
2) Prepare a sopa de beterraba (*Borsch*) e congele em recipientes com capacidade para 2 xícaras.

CAPÍTULO 16

RECEITAS

Estou muito entusiasmado para compartilhar com você os excelentes cardápios e pratos criados pela chefe de cozinha Carole Clark. Carole trabalhou em estreita colaboração comigo para incorporar os princípios da Dieta do Microbioma às deliciosas receitas que vão deleitar seus sentidos, tratar seu intestino e reequilibrar seu microbioma.

Cada receita traz a respectiva informação sobre a fase à qual ela pertence. A maioria dos pratos leva no máximo meia hora para ficarem prontos. Alguns precisam ser preparados com certa antecedência, mas mesmo estes podem ser feitos aos domingos ou outro dia da semana, à noite. Carole elaborou um planejamento semanal para cada fase da dieta (veja a seção Planejamento semanal); assim, você poderá reservar algumas horas dos domingos para preparar as refeições daquela semana. Pode ser que no começo você demore um pouco mais, mas logo vai adquirir prática. Dessa forma, levará no máximo meia hora – ou muito menos – para preparar ou esquentar as refeições durante a semana. Como disse antes, você poderá fazer o caldo de carne* (página 314) e o caldo de galinha* (página 326) para toda a dieta na primeira vez que preparar alimentos – congele porções de 2 xícaras e aqueça quando precisar.

Sei que a última moda entre cozinheiros ocupadíssimos são refogados, assados e outras técnicas rápidas de preparar alimentos. Mas acredito piamente que, para tratar o intestino, sopas e ensopados sejam muito melhores. Esses métodos de cocção são mais saudáveis e fornecem mais nutrientes. Além disso, líquidos quentes são reconfortantes e facilmente absorvidos. Portanto, dedique algumas horas do domingo para cuidar de sua saúde intestinal, equilibrar o microbioma e emagrecer. Você será recompensado com pratos deliciosos e substanciosos, ficará livre do apetite excessivo e da vontade incontrolável de comer determinados alimentos, e ainda conseguirá perder peso de maneira saudável e permanente. Depois de três semanas, você poderá comer o que quiser 10% do tempo; e, depois de sete semanas, o que quiser 30% do tempo. Espero que o fato de dedicar algumas horas do seu domingo à preparação das refeições pareça uma troca justa!

Decidi trabalhar com uma chefe de cozinha como Carole porque quero que você saboreie cada garfada! Como você viu nos Capítulos 7 e 8, apreciar o sabor, a textura e o aroma dos alimentos irá ajudá-lo a passar da porção de "luta ou fuga" de seu sistema nervoso para a parte da anatomia dedicada ao "repouso e digestão". Comer sem estresse é um aspecto importante da Dieta do Microbioma, e nada melhor para aliviar o estresse do que se sentar e saborear uma refeição deliciosa, substancial e rica em sabores. Essas receitas são fáceis de preparar, mas a maneira criativa com que Carole usa os ingredientes fará com que obtenha o máximo de prazer em cada refeição.

FASE 1

CAFÉ DA MANHÃ

Vitamina de maçã "cozida"

Você pode usar uma maçã cozida ou crua. De qualquer maneira, são as especiarias que realçam o sabor da vitamina. Embora essa seja uma maneira supersaudável de começar o dia – com proteína, quefir, que é um probiótico, e uma maçã, rica em vitaminas – você se sentirá como se comesse uma sobremesa.

1 PORÇÃO

Ingredientes
- 1 maçã pequena crua ou 1 maçã grande cozida, sem casca e sem semente, cortada em pedaços, cerca de 1 xícara (veja como cozinhar a maçã na salada de espinafre e maçã*)
- ¼ de xícara de suco de maçã sem adição de açúcar
- ¼ de xícara de quefir
- 1 pera pequena, descascada, sem sementes e picada, cerca de ¾ de xícara
- 2 colheres (sopa) de proteína em pó
- ½ colher (chá) de canela
- ⅛ de colher (chá) de noz-moscada
- ⅛ de colher (chá) de cravo
- 3 cubos de gelo

Modo de fazer
Bata todos os ingredientes no liquidificador até obter uma mistura homogênea.

Salada de frutas com hortelã e canela

Esta salada de fruta levemente agridoce é uma maneira deliciosa e refrescante de começar o dia. Para torná-la ainda mais saudável, acrescente kiwi, uma ótima fonte de fibras. A canela ajuda a regular os níveis de glicose sanguínea e previne resistência à insulina.

1 PORÇÃO

Ingredientes
½ laranja cortada ao meio no sentido vertical
1 nectarina ou pera madura
¼ de xícara de frutas vermelhas
½ kiwi em rodelas
1 pitada generosa de canela em pó
1 colher (sopa) de hortelã fresca

Modo de fazer
Com o auxílio de uma faca, extraia os gomos da laranja. Esprema as cascas para retirar o suco residual e reserve.
Descasque a nectarina e corte-a em fatias de mais ou menos 1 cm de espessura. Se soltar um pouco de suco, junte com o suco da laranja.
Misture os gomos de laranja, as fatias de nectarina, as frutas vermelhas e o kiwi.
Coloque canela na mistura de sucos, despeje sobre as frutas, salpique hortelã e sirva.

Vitamina de mirtilo e couve

Revigorante! O sabor acentuado dos mirtilos congelados se sobrepõe ao gosto da couve, mas esse ingrediente "silencioso" contém vitaminas e nutrientes valiosos. O avocado e a pasta de amêndoa fornecem gorduras saudáveis ao cérebro e às células, o quefir é um probiótico natural e a proteína em pó lhe dará energia para começar o dia. Uma excelente maneira de consumir mais verduras e, ao mesmo tempo, se deliciar com o sabor agridoce do mirtilo e do suco de maçã ou quefir.

1 PORÇÃO

Ingredientes
½ xícara de couve picada, sem o talo central
½ xícara de mirtilos orgânicos congelados, sem adição de açúcar
¼ de avocado
1 colher (chá) de pasta de amêndoa
¾ de xícara de suco de maçã ou quefir
5 cubos de gelo
2 colheres (sopa) de proteína de ervilha em pó

Modo de fazer
Bata tudo no liquidificador até obter uma mistura homogênea.

Salada de frutas cítricas com castanha-do-pará e hortelã

Fase 1

Esta salada cítrica é uma excelente maneira de obter uma tremenda dose de vitamina C, que tem ação imunoprotetora, logo de manhã. O kiwi é rico em fibras, que nutrem o microbioma, e as castanhas-do--pará fornecem proteína e uma boa porção de gordura ômega 3, benéfica para o intestino. Rápida, fácil, deliciosa e saudável – um começo energizante para o seu dia.

1 PORÇÃO

Ingredientes
½ toranja, cortada ao meio no sentido vertical
1 laranja, cortada ao meio no sentido vertical

½ kiwi
¼ de xícara de mirtilo ou framboesa
⅛ de xícara de hortelã fresca
6 castanhas-do-pará

Modo de fazer

Retire os gomos da toranja com o auxílio de uma colher apropriada ou, se não tiver, com uma faca ou colher comum. Esprema a casca da fruta para retirar o suco residual e reserve.

Faça a mesma coisa com a laranja, juntando o suco obtido ao suco da toranja.

Descasque o kiwi e corte a metade em rodelas de 0,5 cm.
Junte os gomos de laranja e toranja e as rodelas de kiwi.
Adicione o mirtilo ou a framboesa e misture.
Junte as folhas de hortelã picadas ao suco e despeje-o sobre as frutas.
Sirva a salada com as castanhas à parte.

Salada de avocado e frutas cítricas

Toranja e avocado é uma das minhas combinações preferidas – se você nunca experimentou, vai adorar! Nesse caso, a acidez da laranja e o sabor doce e ácido do kiwi dão um toque especial. Sem falar na quantidade de antioxidantes, vitamina C e gorduras saudáveis, além da fibra, que nutre o microbioma. Uma maneira deliciosa e saudável de começar o dia.

1 PORÇÃO

Ingredientes

1 laranja, cortada ao meio no sentido vertical
½ toranja, cortada ao meio no sentido vertical
½ kiwi
½ avocado (veja a seguir como cortar o avocado)

Modo de fazer

Retire os gomos da toranja com o auxílio de uma colher apropriada ou, se não tiver, com uma faca ou colher comum. Esprema-a para retirar o suco residual e reserve.

Faça a mesma coisa com a laranja, juntando o suco obtido ao suco da toranja.

Corte o kiwi ao meio. Descasque a metade do kiwi e corte-a em rodelas de 0,5 cm.

Parta o avocado ao meio no sentido do comprimento. Deixe uma das metades com o caroço, embale-a bem e guarde-a para uso futuro. Fatie a outra metade do avocado.

Junte a laranja, a toranja, o kiwi e o avocado.

Regue a mistura de frutas com o suco e sirva.

Fritada

Fase 2

Esta fritada pode ser saboreada pela manhã, mas é muito boa também no almoço ou no jantar, principalmente acompanhada de salada. A receita sugere algumas verduras, mas sinta-se à vontade para improvisar – quais são as suas favoritas? Nesta versão, a cebola é um Superalimento do Microbioma, que nutre o microbioma e trata o intestino, e as verduras de folha contêm ferro e vitaminas do complexo B, que fornecem energia e ajudam a reduzir o estresse.

2 PORÇÕES

Ingredientes

6 ovos orgânicos

2 colheres (sopa) de água fria

1 colher (chá) de estragão picadinho

¼ de xícara de queijo parmesão de cabra ou pecorino romano, um queijo feito com leite de ovelha, ralado

½ colher (chá) de sal

½ colher (chá) de pimenta-do-reino
1 xícara de cebola em rodelas
2 colheres (sopa) de azeite
1 abobrinha pequena cortada em rodelas de 2,5 cm
200 g de espinafre
Sal e pimenta-do-reino a gosto

Modo de fazer

Preaqueça o forno a 240º.

Bata os ovos com a água fria numa tigela pequena. Junte o estragão, as 2 colheres de sopa de queijo, o sal, a pimenta-do-reino e misture bem. Reserve.

Coloque o azeite em uma frigideira antiaderente (15 cm de diâmetro) que possa ir ao forno e refogue a cebola em fogo médio, por cerca de 5 minutos, até que fique transparente. Acrescente a abobrinha e refogue até que fique levemente corada, por cerca de 7 minutos. Junte o espinafre e cozinhe por mais uns 7 minutos, até murchar.

Espalhe as verduras de maneira uniforme na frigideira. Tempere com sal e pimenta-do-reino.

A frigideira deve estar quente. Despeje a mistura de ovos sobre o refogado e cozinhe até que os ovos comecem a ficar firmes.

Polvilhe com 2 colheres de sopa de queijo. Leve a frigideira ao forno e asse por 5 minutos, até que a fritada fique firme, mas não corada.

Granola com aveia e farofa de linhaça

Este é um café da manhã substancioso, rápido e fácil de preparar, que também serve como lanche. Para dar um toque adocicado, coma como um cereal matinal, com leite de coco. E, para deixar a granola ainda mais docinha, substitua a água por suco de maçã sem adição de açúcar. As sementes de linhaça, as amêndoas, a pasta de amêndoa e o óleo de coco fornecem diversas gorduras saudáveis para o cérebro e as células, enquanto a canela ajuda a regular a glicose sanguínea. Esta receita é suficiente para algumas semanas. Guarde a granola na geladeira, em um recipiente bem vedado, para conservar a linhaça.

7 PORÇÕES DE MEIA XÍCARA

Ingredientes
para a farofa de linhaça

½ colher (chá) de canela
¼ de colher (chá) de pimenta-da-jamaica
½ colher (chá) de essência de baunilha
1 xícara de água
1½ xícara de linhaça
1 xícara de sementes de girassol cruas

Modo de fazer

Misture a canela, a pimenta-da-jamaica, a baunilha e a água. Junte a linhaça e deixe descansar por cerca de 6 horas ou, se preferir, de um dia para o outro. A textura deve ser oleosa.

Espalhe a mistura de maneira uniforme em uma assadeira de 30 × 45 cm.

Asse em forno preaquecido a 140° por 1 hora, misturando com frequência. Retire do forno e deixe esfriar. Com a mistura ainda quente, quebre os grumos que se formaram. Depois de frio, adicione as sementes de girassol. Reserve.

Ingredientes
para a aveia

½ colher (chá) de pimenta-da-jamaica
½ colher (chá) de noz-moscada ralada da hora
1 colher (chá) de canela
1 colher (sopa) de essência de baunilha
½ xícara de água

¼ de xícara de óleo de coco
2 colheres (sopa) de pasta de amêndoa
1 xícara de amêndoas cruas laminadas
2 xícaras de flocos de aveia sem glúten

Modo de fazer

Preaqueça o forno a 150°.

Coloque a água, o óleo de coco e a pasta de amêndoa em uma panela, junte os condimentos e a baunilha, e cozinhe em fogo baixo por 2 minutos. Deixe esfriar.

Em uma tigela média, misture o líquido resfriado com a aveia e as amêndoas laminadas.

Coloque a mistura numa assadeira de 30 × 45 cm. Asse a 150° por 30 minutos, misturando com frequência. A mistura deve ficar crocante.

Tire do forno e deixe esfriar.

Junte com a farofa de linhaça.

Ovos cozidos com tomate, rabanete e aspargos Fase 2

Esta é a melhor maneira de incrementar o bom e velho ovo cozido com os Superalimentos do Microbioma para nutrir o seu microbioma e restabelecer sua saúde intestinal. A propósito, ovos mais velhos são mais fáceis de descascar do que ovos frescos. Para poupar tempo, você pode cozinhar os ovos na véspera.

1 PORÇÃO

Ingredientes

2 ovos orgânicos
4 aspargos, sem a ponta dura
3 rodelas de tomate
3 rabanetes cortados ao meio

Modo de fazer

Coloque os ovos em uma panela de fundo grosso e cubra-os com água fria. A água deve ficar pelo menos 2,5 cm acima dos ovos. Deixe-os ferver com a panela destampada. Quando se formarem bolhas bem grandes, tire a panela do fogo e tampe. Deixe descansar por 15 minutos. Transfira os ovos para uma tigela de água fria por 10 minutos, para interromper o processo de cozimento. Descasque os ovos e corte-os em quatro.

Leve ao fogo uma panela com água e coloque sobre ela um cesto para cozimento a vapor. A água deve chegar até o fundo do cesto. Quando a água ferver, abaixe o fogo. Coloque os aspargos no cesto e cozinhe por 5 a 10 minutos, dependendo da espessura dos aspargos, ou até que estejam macios.

Coloque os ovos, os aspargos, as rodelas de tomate e os rabanetes em um prato e sirva-os.

Vitamina de manga

O sabor tropical da manga e o sabor intenso do gengibre fresco se combinam em uma vitamina deliciosa que vai deixá-lo saciado, energizado e pronto para começar o dia. A manga vai estimular a sua digestão, além de ser uma fonte fantástica de vitaminas A, C e E, bem como de ácido fólico e cálcio. O gengibre é bom para a digestão e ajuda a combater a inflamação. Na Fase 2, você poderá acrescentar quefir, um probiótico natural que vai ajudar a equilibrar seu microbioma.

Por causa do grande caroço no meio, é difícil descascar e cortar a manga; porém, como você vai colocá-la no liquidificador, não precisa se preocupar com o aspecto. Prepare-se para um pouco de bagunça e um sabor delicioso.

Se você nunca usou gengibre fresco antes, vai adorar. Seu sabor é diferente do sabor do gengibre em pó, assim como o sabor de pêssegos frescos é diferente do sabor de pêssegos em compota. Escolha um gengibre pequeno. Retire sua fina casca amarronzada e corte a polpa amarelada em pedaços pequenos. Como vai para o liquidificador, não se preocupe com o tamanho ou o formato dos pedaços.

1 PORÇÃO

Ingredientes

1 xícara de manga cortada em pedaços
½ xícara de suco de maçã ou, na Fase 2, quefir
¼ de xícara de água
1 xícara de maçã, descascada e sem sementes, picada
½ colher (chá) de gengibre fresco picado (opcional)
2 colheres (sopa) de proteína de ervilha em pó
3 cubos de gelo

Modo de fazer

Bata todos os ingredientes no liquidificador até obter uma mistura homogênea.

Salada de frutas com hortelã e castanha-do-pará

Esta salada de frutas refrescante é rica em antioxidantes, nutrientes que ajudam a proteger o corpo do estresse oxidativo e também fortalecem o sistema imunológico. Além disso, o contraste entre os sabores doce da manga, cítrico da laranja e azedinho das frutas vermelhas forma uma combinação perfeita. A castanha-do-pará contém ômega 3, uma gordura saudável que melhora o funcionamento intestinal.

1 PORÇÃO

Ingredientes

½ laranja cortada ao meio no sentido vertical
½ manga picada (veja a seguir)

1 colher (chá) de suco de limão
¼ de xícara de frutas vermelhas
1 colher (sopa) de hortelã fresca picadinha
8 castanhas-do-pará

Modo de fazer

Com o auxílio de uma faca, extraia os gomos da laranja. Esprema as cascas para retirar o suco residual e reserve.

Corte a manga no sentido do comprimento, de um dos lados do caroço. Faça leves cortes cruzados nessa metade, tomando cuidado para não cortar a casca. Embale bem a outra metade e guarde na geladeira.

Vire a casca da manga ao contrário, expondo os cubos criados pelos cortes em cruz feitos na polpa. Com o auxílio de uma faca, corte os cubos pela base, próximo à casca. Raspe a polpa e o suco remanescente dentro do suco de laranja.

Adicione o suco de limão à mistura de suco de laranja e de manga.

Junte a laranja, a manga e as frutas vermelhas. Acrescente a hortelã picada.

Coloque em uma tigelinha, regue com o suco e sirva com as castanhas-do-pará à parte.

Vitamina de nectarina e kiwi

Fase 1

No verão, você pode se deliciar com o sabor doce e ligeiramente ácido da nectarina. Quando não for época de nectarina, você pode substituí-la por pera. A combinação de qualquer uma dessas frutas com o kiwi vai despertar suas papilas gustativas com um sabor delicado e intrigante. Tanto a pera como o kiwi são Superalimentos do Microbioma e prebióticos naturais que nutrem o microbioma e tratam o intestino.

1 PORÇÃO

Ingredientes
1 nectarina ou pera grande
1 kiwi
½ xícara de suco de maçã
1 colher (chá) de pasta de amêndoa
2 colheres (sopa) de proteína de ervilha em pó
3 cubos de gelo
½ colher (chá) de Lakanto, ou a gosto

Modo de fazer
Bata todos os ingredientes no liquidificador até obter uma mistura homogênea.

Ovos pochés sobre avocado, tomate e iogurte

Este é um prato elegante, porém fácil e rápido de preparar, além de ser uma das melhores maneiras de saborear ovos. O avocado, rico em gorduras saudáveis, e o tomate são Superalimentos do Microbioma, e o iogurte é um probiótico natural. A combinação de ovo escalfado com iogurte azedinho, molho picante de pimenta, tomate ácido e avocado cremoso é esplêndida.

Use apenas ovos bem fresquinhos neste prato. Olhe a data na embalagem, para verificar se eles têm menos de uma semana.

1 PORÇÃO

Ingredientes
⅓ de xícara de iogurte de leite de cabra ou ovelha
¼ de colher (chá) de sal
3 rodelas grossas de tomate maduro cortado em cubinhos
¼ de avocado cortado em cubinhos

2 ovos orgânicos grandes, fresquinhos, na temperatura ambiente
2 gotas de molho de pimenta, ou a gosto
Sal e pimenta-do-reino a gosto

Modo de fazer

Misture o iogurte com o sal em uma tigelinha e coloque por cima o tomate e o avocado.

Quebre os ovos em uma xícara. Se uma gema se romper, descarte o ovo.

Coloque água em uma panela que tenha pelo menos 7,5 cm de altura, para que a água possa cobrir os ovos. Depois que a água ferver, abaixe o fogo. Se a água estiver fria demais, o ovo vai se desmanchar antes de cozinhar; se estiver quente demais, a clara ficará dura, e a gema, cozida demais.

Ajuste um *timer* para exatamente 3 minutos se quiser uma gema com consistência média. Aumente ou diminua o tempo se quiser uma gema mais mole ou mais firme. Cozinhe por 2,5 a 5 minutos, dependendo da consistência desejada.

Retire os ovos da água com uma escumadeira, deixando a água escorrer bem. Coloque os ovos sobre a mistura de tomate. Acrescente o molho de pimenta e tempere a gosto com sal e pimenta-do-reino.

Quinoa com maçã e amêndoas Fase 2

Em geral, consideramos a quinoa um prato salgado, e não doce, mas com frutas e castanhas ela é uma alternativa à aveia riquíssima em proteína. As amêndoas e as sementes de linhaça fornecem gorduras saudáveis para o cérebro e as células, enquanto a canela ajuda a regular a glicose sanguínea. O gengibre ralado confere um sabor especial, além de ter propriedades digestivas e anti-inflamatórias. Este cereal o deixará cheio de energia e saciado, embora não estufado.

1 PORÇÃO

Ingredientes

½ xícara de quinoa lavada e escorrida
1 xícara de água
2 colheres (chá) de noz-moscada ralada na hora
½ pauzinho de canela
1 colher (chá) de gengibre ralado
1 colher (sopa) de óleo de linhaça
⅓ de xícara de maçã picada
¼ de xícara de leite de coco
Sal a gosto
1 colher (sopa) de amêndoas picadas

Modo de fazer

Leve ao fogo uma panela pequena com a quinoa, a água, a noz-moscada, a canela, o gengibre e o óleo. Quando ferver, baixe o fogo e deixe cozinhar por 10 minutos.

Junte a maçã e o leite de coco, e cozinhe por mais 5 minutos, até que o líquido seja absorvido.

Tempere com sal a gosto. Salpique com as castanhas e sirva.

Ovos mexidos com alho-poró, cebola e estragão

Quem não adora ovos mexidos quentinhos? E eles ficam ainda mais saborosos com alho-poró e cebola, dois Superalimentos do Microbioma. O estragão dá um toque especial. Em poucos minutos, você vai preparar um café da manhã substancioso, que lhe dará disposição durante toda a manhã – portanto, bom apetite!

1 PORÇÃO

Ingredientes

2 ovos orgânicos frescos
1 colher (sopa) de água fria
1 colher (chá) de estragão fresco picado
1 colher (sopa) de manteiga clarificada sem sal ou de azeite, ou mais, se precisar
1 colher (sopa) de alho-poró fatiado
2 colheres (sopa) de cebola picada
1 colher (chá) de manteiga clarificada
Sal e pimenta-do-reino a gosto

Modo de fazer

Quebre os ovos em uma tigela pequena, adicione a água e bata vigorosamente. Coloque ½ colher de chá de estragão.

Refogue o alho-poró na colher de sopa de manteiga clarificada sem sal, em fogo médio-baixo, por 2 minutos. Junte a cebola e refogue por mais 5 minutos, até ela ficar macia e corada.

Acrescente a colher de chá de manteiga clarificada e coloque em fogo médio até que forme bolhas. Despeje os ovos batidos no meio da panela e mexa lentamente com uma espátula de silicone. Assim que começarem a se formar grumos macios, abaixe o fogo e mexa como se estivesse dobrando a mistura. Quando os ovos não estiverem mais líquidos, transfira para a travessa. Tempere com sal e pimenta-do-reino a gosto.

Vitamina energizante

Essa combinação de frutas é uma maneira deliciosa de começar o dia. O gengibre é excelente para a digestão, bem como um anti-inflamatório natural. As frutas são ricas em vitaminas, e a pasta de amêndoa contém gordura saudável benéfica para as células e o cérebro. A proteína em pó fornece energia.

Para saber como comprar e preparar o gengibre, veja a receita de vitamina de manga*. Se não for época de morangos, compre frutas vermelhas orgânicas congeladas e coloque-as no liquidificador sem descongelar. Se não for época de nectarina, a maçã é um bom substituto.

1 PORÇÃO

Ingredientes
4 morangos grandes e vermelhinhos
Suco de 1 laranja
1 nectarina ou ½ maçã, sem casca e sem semente
3 cubos de gelo
½ xícara de suco de maçã não adoçado
½ colher (chá) de gengibre picadinho (opcional)
1 colher (chá) de pasta de amêndoa
2 colheres (sopa) de proteína de ervilha em pó
¼ de colher (chá) de Lakanto (opcional)

Modo de fazer
Bata todos os ingredientes no liquidificador até obter uma mistura homogênea.

ALMOÇO

Salada de espinafre e maçã

O aipo-rábano faz parte da seleção de hortaliças. O aipo-rábano é uma bola grande e nodosa de onde crescem raízes peludas. Seu gosto é picante, parecido com o do salsão. Descasque e corte em cubos na hora de usar.

É provável que sobre um pouco de molho de mostarda quando fizer esta salada. Guarde a sobra no *freezer* para uso futuro.

2 PORÇÕES

Ingredientes

1 maçã sem sementes (tire a casca de mais ou menos 1 cm da parte de cima)
4 colheres (sopa) de água
1 pitadinha de canela
1½ colher (chá) de mostarda *dijon*
⅓ de xícara de vinagre de maçã
⅔ de xícara de azeite
¼ de colher (chá) de sal
¼ de colher (chá) de pimenta-do-reino
4 xícaras de folhas de espinafre rasgadas
3 rabanetes fatiados
½ xícara de aipo-rábano descascado e cortado em cubinhos
¼ de xícara de queijo feta de cabra ou ovelha
Sal e pimenta-do-reino a gosto

Modo de fazer

Preaqueça o forno a 200º.

Coloque a maçã em uma assadeira com a água. Ponha uma pitadinha de canela sobre a maçã. Asse por 25 a 30 minutos ou até que ela esteja macia, mas não murcha. Deixe esfriar.

Para fazer o molho, misture a mostarda e o vinagre no multiprocessador. Acrescente o azeite em fio, lentamente, e tempere com sal e pimenta-do-reino.

Descasque a maçã e corte-a em pedaços pequenos. Coloque o espinafre numa tigela rasa. Junte a maçã, o rabanete, o aipo-rábano e o queijo feta. Misture tudo com 3 colheres de sopa do molho de mostarda. Acerte o tanto de sal e coloque pimenta-do-reino a gosto.

Salada de rúcula

Esta salada picante vai despertar suas papilas gustativas com seus vários contrastes de sabor e textura: rúcula com um toque picante, manga doce, avocado cremoso e cebola ardidinha. O avocado contém gorduras saudáveis para as células e o cérebro, enquanto a rúcula contém ferro, que fornece energia, e vitaminas do complexo B, que combatem o estresse. A manga é rica em enzimas digestivas (veja a fase de reposição da Dieta do Microbioma no Capítulo 4).

2 PORÇÕES

Ingredientes
 vinagrete cítrico

 1 colher (sopa) de vinagre de maçã
 Suco de ½ laranja, cerca de 3 colheres de sopa
 Suco de 1 limão, cerca de 2 colheres de sopa
 ½ colher (chá) de mostarda *dijon*
 4 colheres (sopa) de azeite
 ¼ de colher (chá) de cominho
 Sal e pimenta-do-reino

 para a salada

 3 xícaras de folhas de rúcula
 ½ avocado cortado em fatias
 ½ manga (veja como cortar a manga na página 287)
 ¼ de xícara de cenoura em rodelas finas
 ¼ de cebola roxa em rodelas finas
 Sal e pimenta-do-reino a gosto
 Pedacinhos de frango (opcional)

Modo de fazer

Para fazer o vinagrete, bata o vinagre e os sucos com a mostarda. Junte o azeite aos poucos. Acrescente o cominho, o sal e a pimenta-do-reino.

Misture as folhas de rúcula com metade do vinagrete.

Junte o avocado, a manga, a cenoura e a cebola, e tempere a gosto com sal e pimenta-do-reino. Acrescente o frango (opcional).

Regue a salada com o restante do vinagrete. Sirva imediatamente. Se quiser levar essa salada para o trabalho, faça esta última etapa na hora, antes de comer.

Salada de aspargos com vinagrete de limão

O aspargo, um Superalimento do Microbioma, tem extraordinárias propriedades anti-inflamatórias, além de ser um excelente prebiótico. Obtenha sua cota de gorduras saudáveis do avocado cremoso, uma maneira deliciosa de promover a saúde celular e o bom funcionamento cerebral.

2 PORÇÕES

Ingredientes

para a salada

250 g de aspargos, sem as pontas duras
½ xícara de água
2 colheres (sopa) de azeite
¼ de colher (chá) de sal
5 tomates-cereja cortados ao meio
½ avocado cortado em fatias de 0,5 cm
60 g de ervilha-torta, cortadas em finas fatias diagonais de 1,5 cm
120 g de folhas verdes para salada
2 colheres (chá) de folhas de estragão picadinhas

para o vinagrete de limão

2 colheres (sopa) de suco de limão espremido na hora
1 colher (chá) de raspas de limão
¼ de colher (chá) de sal
½ colher (chá) de mostarda *dijon*
3 colheres (sopa) de azeite
Sal *kosher* e pimenta-do-reino a gosto

Modo de fazer

Coloque os aspargos em uma frigideira funda, junte a água, regue com o azeite e tempere com sal. Cozinhe em fogo médio. Abaixe o fogo, tampe a frigideira e cozinhe por 5 a 6 minutos. Espete a pontinha da faca para ver se eles estão no ponto. Retire os aspargos e deixe esfriar um pouco.

Para o vinagrete, misture o suco e as raspas de limão em uma tigelinha não reativa (vidro, aço inoxidável ou plástico). Tempere com sal. Junte a mostarda *dijon* e misture. Acrescente o azeite aos poucos, em fio. Prove o tempero e adicione mais sal e pimenta-do-reino, ou suco de limão, conforme necessário.

Corte os aspargos em pedaços de mais ou menos 2,5 cm e coloque-os em uma tigela grande. Junte os tomatinhos, o avocado e a ervilha-torta; misture delicadamente com o vinagrete. Distribua a salada sobre uma cama de folhas verdes, salpique o estragão e sirva.

Salada de arroz e beterraba com vinagrete de laranja

A beterraba terrosa e a laranja doce formam uma excelente combinação. O vinagrete contém gordura saudável para o cérebro e as células.

Provavelmente vai sobrar um pouco de vinagrete, que fica delicioso com peixe grelhado e, é claro, com outras saladas.

1 PORÇÃO

Ingredientes

para o vinagrete

1½ colher (chá) de mostarda *dijon*
¼ de xícara de suco de laranja feito na hora
2 colheres (sopa) de vinagre de maçã
¼ de xícara de azeite
1 colher (sopa) de óleo de linhaça
1 colher (chá) de raspas de laranja
1 colher (chá) de estragão picadinho
Sal e pimenta-do-reino a gosto

para a salada

1 beterraba média, assada ou cozida, cortada em cubinhos
½ xícara de arroz selvagem ou integral cozido
3 rabanetes em rodelas
6 vagens sem os fios, cortadas em pedaços de 1 cm
Sal e pimenta-do-reino a gosto
Gomos de uma laranja grande cortados ao meio
2 xícaras de folhas verdes para salada

Modo de fazer

Para fazer o vinagrete, bata a mostarda com o suco de laranja e o vinagre. Junte lentamente o óleo e o azeite, em fio. Acrescente as raspas de laranja, o estragão e tempere a gosto com sal e pimenta-do-reino. Reserve.

Misture a beterraba picadinha com o arroz. Acrescente o rabanete e a vagem. Umedeça com duas colheres de sopa do molho vinagrete. Tempere com sal e pimenta-do-reino a gosto. Junte a metade da laranja à mistura de arroz.

Faça uma cama de folhas na travessa. Coloque por cima a mistura de arroz e beterraba, e decore com o restante dos gomos de laranja. Sirva com o vinagrete à parte.

Salada de arroz e feijão-preto

Fase 2

Esta salada simples, porém apetitosa, é uma ótima maneira de usar as sobras do arroz com feijão à moda mexicana* do jantar. Feijão-preto e arroz integral têm muita fibra – que protege o cólon, promove a perda de peso e ajuda a baixar o colesterol. Tomate e pimentão vermelho são Superalimentos do Microbioma que ajudarão a nutrir seu microbioma. E o toque adocicado do molho de manga realça o sabor do prato.

1 PORÇÃO

Ingredientes
½ xícara de arroz integral cozido
3 colheres (sopa) de vinagrete de laranja e cominho*
½ xícara de feijão-preto cozido
Uma xícara bem cheia de folhas para salada
¼ de manga cortada em fatias de 0,5 cm
¼ de avocado cortado em fatias de 0,5 cm
6 tomates-cereja cortados ao meio
1 colher (chá) de coentro picado
1 colher (sopa) de pimentão vermelho cortado em cubinhos
¼ de molho de manga*

Modo de fazer
Em três tigelas separadas, misture o arroz integral com 1 colher de sopa de vinagrete; o feijão com 1 colher de sopa de vinagrete; e as folhas de salada com ½ colher de sopa de vinagrete. Faça uma cama com as folhas no prato e, por cima, coloque o arroz e o feijão. Distribua a manga, o avocado e os tomatinhos em volta. Salpique o coentro e o pimentão vermelho por cima.

Regue a salada com o restante do molho vinagrete. Sirva com o molho de manga à parte.

Salada de queijo chévre, beterraba e cenoura

Beterraba terrosa, *chèvre* cremoso, rúcula picante e ervas aromáticas são uma combinação perfeita de sabor, textura e aroma. Se estiver com a veia criativa a todo vapor e conseguir encontrar, a capuchinha (*Tropaeolum majus*), uma flor comestível, é uma guarnição colorida e apimentada.

As verduras de folha são ricas em ferro, que fornece energia, e em vitaminas do complexo B, que ajudam a regular os níveis hormonais e a reduzir o estresse.

2 PORÇÕES

Ingredientes
1 colher (chá) (de cada um) de: estragão, tomilho, salsa e cebolinha, frescos e picadinhos
¼ de xícara de azeite
½ xícara de queijo *chèvre* cremoso
3 xícaras de folhas para salada
1 xícara de *baby* rúcula ou agrião
¼ de xícara de cenoura picada
3 colheres (sopa) de vinagrete de limão*
2 beterrabas cozidas cortadas em quatro e fatiadas
Raminhos de ervas frescas para decorar
2 capuchinhas para guarnecer (opcional)

Modo de fazer
Misture o estragão, o tomilho, a salsa e a cebolinha com o azeite. Divida o queijo *chèvre* em duas porções (como se fossem duas bolas de sorvete) e regue com esse azeite aromatizado.

Em uma tigela, misture as folhas para salada, a rúcula e a cenoura com o vinagrete de limão*.

Transfira essa mistura para uma travessa e coloque as porções de queijo *chèvre* por cima.

Guarneça com as beterrabas e os raminhos de ervas frescas, e finalize com a capuchinha (opcional).

Salada de frango com erva-doce, tomate, azeitonas e folhas verdes

 Fase 1

Está pensando em uma boa maneira de usar a sobra de frango? Esta salada contém rabanete, um Superalimento do Microbioma. Desfrute as extraordinárias propriedades antioxidantes e anti-inflamatórias da erva-doce, bem como suas fibras, que também estão presentes nas folhas.

1 PORÇÃO

Ingredientes
    1 xícara bem cheia de folhas mistas para salada
    2 rabanetes em rodelas de 0,5 cm
    4 fatias de 0,5 cm de erva-doce
    2 colheres (sopa) de vinagrete de limão*
    1 peito de frango cozido picado (ou coxa e sobrecoxa)
    6 tomates-cereja cortados ao meio
    6 azeitonas
    ¼ de avocado fatiado (opcional)
    1 colher (sopa) de nozes ou amêndoas (opcional)

Modo de fazer
    Misture as folhas de salada, o rabanete e a erva-doce com 1 colher de sopa do vinagrete.
    Distribua a mistura no prato e coloque por cima o frango e os outros ingredientes.
    Regue com o vinagrete restante e sirva.

Sopa de frango com couve e cenoura

Esta sopa de frango enriquecida com cenoura e aromatizada com alho ajudará a restaurar a saúde do seu trato digestório. A couve contém ferro, que fornece energia através das hemácias, e também vitamina B, que modula o estresse, melhora o funcionamento cerebral e regula os níveis hormonais. Se você preparou o caldo de galinha* com antecedência e o congelou, a sopa ficará pronta em poucos minutos.

4 PORÇÕES

Ingredientes

Suco de ½ limão, aproximadamente 1 colher de chá
1 xícara de água fria
2 cenouras cortadas em rodelas finas
1 colher (sopa) de azeite
1 colher (chá) de alho picadinho
500 g de couve picada, sem o talo, lavada e ainda úmida
4 xícaras de caldo de galinha*
1 xícara de pedaços de frango (opcional)
Sal e pimenta-do-reino a gosto

Modo de fazer

Coloque o suco de limão e a água fria em uma tigela média.

Aqueça o azeite em uma frigideira funda, em fogo bem baixo, e refogue o alho por cerca de 2 minutos, sem deixá-lo dourar. Acrescente a couve úmida e cozinhe lentamente até que esteja macia, por cerca de 8 minutos.

Dissolva o caldo de galinha* congelado em uma panela. Coloque a cenoura no caldo e cozinhe por 10 minutos, até ficar macia. Junte a couve refogada e, se quiser, o frango. Deixe no fogo por mais 10 minutos ou até que tudo esteja no ponto. Tempere a gosto com sal e pimenta-do-reino.

Salada grega com queijo feta

Esta é uma maneira rápida e fácil de preparar uma clássica salada grega. Entre os saborosos ingredientes estão tomate, pimentão vermelho e cebola, Superalimentos do Microbioma. Alimente seu microbioma, ao mesmo tempo que agrada o paladar e alegra sua hora de almoço.

1 PORÇÃO

Ingredientes
  2 xícaras de alface-romana rasgada em pedaços pequenos
  1 tomate médio picadinho
  8 azeitonas pretas
  ¼ de pepino sem casca picadinho
  ¼ de pimentão vermelho picadinho
  ¼ de pimentão verde picadinho
  2 rodelas finas de cebola roxa (opcional)
  2 colheres (chá) de orégano desidratado
  2 colheres (sopa) de vinagrete de limão*
  Sal e pimenta-do-reino a gosto
  ¼ de xícara de queijo feta de leite de ovelha, esmigalhado
  ¼ de limão

Modo de fazer
  Em uma tigela média, misture a alface, o tomate, as azeitonas, os pimentões e a cebola, se desejar.
  Em outra tigela, junte o orégano ao vinagrete e bata vigorosamente. Tempere a gosto com sal e pimenta-do-reino.
  Disponha a mistura de hortaliças no prato e salpique o queijo feta por cima.
  Sirva com o vinagrete e a cunha de limão.

Sopa de grão-de-bico e escarola

 Fase 2

O caldo de galinha feito com ossos torna essa sopa substanciosa e supernutritiva. A escarola contém ferro, que fornece energia, e também vitaminas do complexo B, que ajudam a combater os efeitos do estresse. Cebola, alho e tomate são três Superalimentos do Microbioma, enquanto o grão-de-bico ajuda as mulheres a equilibrarem os níveis hormonais, principalmente durante a perimenopausa e a menopausa. *Sriracha* é um tipo de molho de pimenta tailandês que dá um toque especial a esta sopa perfumada.

3 PORÇÕES

Ingredientes
1 colher (chá) de alho picado
3 colheres (sopa) de azeite
½ cebola pequena picada
2 xícaras de caldo de galinha*
4 xícaras bem cheias de escarola picada
½ xícara de grão-de-bico orgânico, escorrido e lavado
½ xícara de tomate cortado em cubos
½ colher (chá) de cominho
1 colher (chá) de sal
½ xícara de frango picado (opcional)
½ colher (chá) de molho de pimenta ou *sriracha* (opcional)

Modo de fazer
Em uma panela média, aqueça o alho no azeite em fogo baixo, depois acrescente a cebola. Refogue em fogo médio até a cebola amolecer, por uns 5 minutos.
Junte o caldo e deixe ferver. Acrescente a escarola, o grão-de-bico e o tomate. Abaixe o fogo para chama média e cozinhe por 10 minutos.

Acrescente o cominho, o frango e o molho de pimenta. Tempere com sal a gosto.

Salada de erva-doce

Se você quer uma salada substanciosa que o deixe saciado, nada melhor do que erva-doce. Crocante e ligeiramente doce, essa hortaliça italiana é deliciosa, tanto crua como cozida. É uma fonte de fibra, que auxilia a digestão e a perda de peso, e também de potássio, vitamina C, cobre e manganês. Esses ingredientes também são benéficos para o sistema imunológico e o sistema cardiovascular. Faça esta salada para manter a saúde e emagrecer – e descubra seu sabor refrescante!

1 PORÇÃO

Ingredientes
½ bulbo de erva-doce, sem os talos, cortado em fatias finas transversais
1 colher (sopa) de azeite
½ colher (chá) de suco de limão espremido na hora
½ colher (chá) de estragão fresco picado
Sal e pimenta-do-reino a gosto

Modo de fazer
Misture todos os ingredientes e sirva.

Vitamina de guacamole

Uma vitamina cremosa é incrivelmente aromática e estimulante. O óleo de linhaça tem ômega 3, o avocado tem gorduras ainda mais saudáveis, o suco de limão dá um toque azedinho e a proteína de ervilha em pó lhe dará a energia necessária para que você possa "recarregar a bateria" no meio do dia. Essa vitamina pode ser um lanche gostoso ou um almoço rápido, porém substancioso.

1 PORÇÃO

Ingredientes
1 avocado, cerca de ½ xícara
2 colheres (sopa) de cebola roxa picada
¼ de xícara de tomate picado
¼ de colher (chá) de cominho em pó
¼ de colher (chá) de alho picado
¼ de colher (chá) de pimenta-jalapenho ou ½ de molho de pimenta
1 colher (chá) de azeite
1 colher (chá) de óleo de linhaça
1 colher (chá) de suco de limão espremido na hora
2 colheres (sopa) de proteína de ervilha em pó
½ colher (chá) de sal
½ xícara de água
3 cubos de gelo

Modo de fazer
Bata todos os ingredientes no multiprocessador até obter uma mistura homogênea.

Salada grega de couve

A couve é rica em ferro, essencial para a produção de glóbulos vermelhos, e em vitaminas do complexo B, que combatem o estresse, contribuindo para o bom funcionamento cerebral e o equilíbrio hormonal. O azeite e a azeitona fornecem gorduras saudáveis que alimentam as células e melhoram a função cerebral. O grão-de-bico, opcional, fornece proteína, aumenta a sensação de saciedade e auxilia no equilíbrio hormonal das mulheres, sobretudo durante a perimenopausa e a menopausa. A quinoa, opcional, fornece ainda mais proteína e torna a salada ainda mais substanciosa.

1 PORÇÃO

Ingredientes
2 xícaras de couve, lavada e seca, sem o talo central e cortada em tirinhas finas
1 colher (chá) de azeite
¼ de colher (chá) de sal
2 colheres (chá) de mostarda *dijon*
2 colheres (sopa) de suco de limão-siciliano espremido na hora
2 colheres (sopa) de vinagre de maçã
⅓ de xícara de azeite
¼ de colher (chá) de raspas de limão (use apenas a casca amarela, sem a polpa branca)
Sal e pimenta-do-reino a gosto
½ xícara de grão-de bico orgânico, escorrido e lavado (opcional)
¼ de avocado fatiado (opcional)
3 rodelas finas de cebola roxa (opcional)
½ xícara de quinoa cozida (opcional)
½ tomate picado ou 6 tomates-cereja
⅓ de pepino sem sementes e picado
⅓ de pimentão vermelho picado
3 rabanetes cortados em quatro
8 azeitonas pretas
¼ de xícara de queijo feta de leite de ovelha

Modo de fazer
Coloque a couve em uma tigela. Junte o azeite e o sal, e misture tudo com as mãos. Reserve.
Em outra tigela, misture a mostarda com o suco de limão e o vinagre. Bata até obter uma mistura homogênea e, em seguida, incorpore o

azeite aos poucos, em fio contínuo. Adicione as raspas de limão e tempere com sal e pimenta-do-reino a gosto.

Tempere a couve com um pouco do molho, adicione os ingredientes restantes e misture. Tempere com sal e pimenta-do-reino a gosto

Sopa de alho-poró

Fase 2

Esta sopa cremosa levará os tradicionais aromas e sabores franceses à sua mesa, além de usar dois Superalimentos do Microbioma: alho-poró e cebola. A sopa pode ser mantida na geladeira por dois ou três dias, mas não tente congelá-la – a batata não apresenta bom congelamento. Use o caldo de galinha* ou o caldo de carne* que você preparou antecipadamente. Se preferir, pode usar caldo de carne orgânico comprado pronto, mas faça o caldo de galinha, pois o osso usado no preparo do caldo está repleto de nutrientes, o que não acontece com os caldos industrializados.

2 PORÇÕES

Ingredientes
2 alhos-porós grandes em rodelas
2 xícaras de cebola em rodelas
1 colher (sopa) de azeite
2 colheres (chá) de sal
½ colher (chá) de pimenta-do-reino
2 colheres (sopa) de manteiga clarificada
1 ½ colheres (sopa) de farinha sem glúten
2 xícaras de caldo de galinha*
2 xícaras de caldo de carne*
2 xícaras de batata em cubos
2 colheres (chá) de estragão desidratado
Sal e pimenta-do-reino a gosto
1 colher (sopa) de cebolinha ou estragão picado

Modo de fazer

Aqueça o azeite em uma frigideira funda de 30 cm de diâmetro. Refogue o alho-poró e a cebola, em fogo médio-baixo, por 10 minutos. Coloque uma pitada de sal e outra de pimenta-do-reino.

Acrescente a manteiga clarificada e, depois que ela derreter, a farinha. Cozinhe em fogo baixo por 2 minutos. Junte os caldos e mexa vigorosamente por 1 minuto.

Acrescente a batata e o estragão desidratado. Cozinhe em fogo baixo por 40 minutos ou até que a batata esteja macia. Deixe esfriar.

Bata a sopa no liquidificador ou com o *mixer* na própria panela.

Tempere a gosto com sal e pimenta-do-reino. Salpique cebolinha picada.

Salada verde com superalimentos prebióticos com vinagrete de limão*

Fase 1

Nada como uma salada de folhas fresquinhas com hortaliças vibrantes para que você se sinta refrescado e energizado no meio do dia. Esta salada saudável está repleta de prebióticos para nutrir seu microbioma.

1 PORÇÃO

Ingredientes
2 xícaras de folhas de alface de vários tipos
¼ de erva-doce cortada em fatias de 0,5 cm
1 tomate pequeno cortado em rodelas de 0,5 cm
6 aspargos finos, sem as pontas duras
3 rabanetes cortados em rodelas de 0,5 cm
Vinagrete de limão*

Modo de fazer

Misture as folhas de alface, a erva-doce, o tomate, os aspargos e o rabanete com o vinagrete de limão*.

Sopa de legumes ao pesto

 Fase 1

Os franceses chamam esse tipo de sopa de *Soupe au pistou*: uma sopa de legumes com *pistou*, uma espécie de pesto de manjericão, alho e tomate macerados. Essa é uma ótima maneira de comer legumes, pois nos deixa satisfeitos e saciados, mas sem a sensação de estômago muito cheio que às vezes sentimos ao comer muita carne ou amido. Essa receita contém Superalimentos do Microbioma: alho-poró e cenoura na sopa e alho e tomate no molho ao pesto. Se quiser um pouco mais de proteína, acrescente pedaços de frango. A receita de pesto rende mais de uma porção, e a sobra pode ser conservada na geladeira ou no *freezer*, em recipiente bem vedado.

3 PORÇÕES

Ingredientes

2 colheres (sopa) de azeite
1 alho-poró cortado em rodelas
¼ de maço de couve, sem o talo central, grosseiramente picada
1 colher (sopa) de alho picadinho
1 nabo pequeno picado
1 talo de salsão picado
2 cenouras picadas
3 xícaras de caldo de galinha*
1 abobrinha cortada em cubos
125 g de cogumelos, sem os talos e fatiados
¼ de xícara de frango cozido picado (opcional)

pesto

2 colheres (sopa) de alho socado
4 xícaras de folhas de manjericão (cerca de 60 g)
⅓ de xícara de tomates grosseiramente picados ou 3 colheres

(sopa) de extrato de tomate orgânico
½ colher (chá) de sal
½ colher (chá) de pimenta-do-reino
⅓ de xícara de azeite
Sal e pimenta-do-reino

Modo de fazer
Aqueça o azeite em uma panela grande de fundo grosso e refogue o alho-poró e a couve por 5 minutos, em fogo médio-baixo, até dourar. Junte o alho e refogue por mais 2 minutos.

Acrescente o nabo, o salsão e a cenoura, e cozinhe por 5 minutos. Coloque o caldo de galinha* e cozinhe em fogo baixo por mais 45 minutos, ou até os legumes ficarem macios.

Acrescente a abobrinha, os cogumelos e o frango (se quiser), e cozinhe até ficarem macios, por 10 minutos.

Faça o pesto: enquanto a sopa está no fogo, coloque o alho, o manjericão, os tomates, o sal e a pimenta-do-reino no multiprocessador ou liquidificador, e bata até que a mistura fique quase lisa. Incorpore o azeite aos poucos. Ponha na geladeira até a hora de servir.

Na hora de servir, misture 3 colheres de sopa do pesto na sopa quente. Acerte o tanto de sal, se necessário, e acrescente pimenta-do-reino e mais pesto, a gosto.

Salada romena de berinjela

Você deve estar mais acostumado com berinjela à milanesa, mas nesta salada ela é grelhada na frigideira, o que realça seu rico sabor terroso, acentuado ainda mais pelo azedinho do vinagre e do limão. Ao comprar as berinjelas, escolha as firmes, brilhantes, leves e sem pontos moles. O sabor da berinjela cortada e temperada fica mais intenso quando ela é mantida na geladeira por alguns dias. Para uma porção, use 1/3 da quantidade dos ingredientes.

3 PORÇÕES

Ingredientes
1 berinjela grande e firme
1 colher (sopa) de vinagre de maçã
1 colher (chá) de sal
3 colheres (sopa) de azeite
4 xícaras de folhas para salada
21 tomates-cereja ou 4 tomates pequenos em rodelas
1 bulbo de erva-doce em fatias finas
1 cenoura cozida cortada em rodelas finas
1 pepino médio sem sementes cortado em rodelas
Sal e pimenta-do-reino a gosto
Vinagrete de limão*, aproximadamente 4 colheres de chá

Modo de fazer
Embrulhe a berinjela em papel-alumínio. Aqueça uma frigideira de ferro e coloque a berinjela. Com a chama em fogo médio-alto, cozinhe a berinjela, virando a cada 5 minutos, até ela "desabar". Deixe esfriar e retire a casca da berinjela.

Coloque a polpa da berinjela no multiprocessador e bata durante 15 segundos. Acrescente o vinagre e o sal, e pulse, juntando o azeite em fio. Assim que o azeite estiver incorporado, desligue o multiprocessador, para que não vire um purê.

Disponha a berinjela sobre uma cama de folhas verdes e distribua em volta o tomate, a erva-doce, a cenoura e o pepino. Tempere com sal e pimenta-do-reino a gosto. Regue as hortaliças com o vinagrete.

Sopa de chucrute e almôndegas

Esta sopa, que pode ser saboreada no almoço ou no jantar, foi inspirada no repolho recheado, um prato muito apreciado no Leste Europeu. Trata-se de um prato substancioso, pois contém chucrute, um alimento fermentado e também um probiótico natural. Contém ainda vários Superalimentos do Microbioma: cebola, alho, cenoura, além de canela, um Supercondimento do Microbioma.

Reserve cinco almôndegas para servir com a abóbora-espaguete ao pesto*. Compre o chucrute na seção de alimentos fermentados do supermercado. O caldo de carne* fica cinco horas no fogo, mas você pode fazê-lo com antecedência ou substituir por caldo orgânico comprado pronto. A sopa congela muito bem.

6 PORÇÕES, MAIS 4 XÍCARAS DE CALDO PARA CONGELAR

Ingredientes
caldo de carne

1½ kg de ossobuco
2 ossos com tutano
½ kg de acém, cortado em três pedaços
3 litros de água
1 cebola espetada com 6 cravos
1 cenoura cortada em rodelas de 2 cm
3 ramos de salsinha
3 grãos de pimenta-do-reino

para as almôndegas

½ xícara de cebola picada
750 g de carne bovina moída
½ colher (chá) de noz-moscada ralada na hora
1 colher (sopa) de sal *kosher*
½ colher (chá) de pimenta-do-reino moída na hora

para a sopa

2 colheres (sopa) de azeite
2 cebolas em rodelas
4 cenouras em rodelas

5 xícaras de caldo de carne*
1 lata de 840 g de tomate orgânico picado
¼ de xícara de vinagre de maçã
10 cravos-da-índia
1 colher (chá) de canela
1 colher (chá) de noz-moscada moída
1 colher (chá) de pimenta-da-jamaica moída
3 colheres (chá) de adoçante Lakanto
2 xícaras de chucrute escorrido

Para fazer o caldo de carne

Em uma panela grande e funda, cozinhe o ossobuco e os ossos com tutano em água fervente por 5 minutos. Escorra e descarte a água.

Volte os ossos para a panela e acrescente o acém e três litros de água. Depois que ferver, abaixe o fogo. Retire a gordura e a espuma da superfície, até que parem de se formar, depois de uns 15 minutos.

Junte a cebola, a cenoura, a salsinha, os grãos de pimenta-do-reino e o sal. Cozinhe em fogo baixo por 3 horas.

Coe o líquido e experimente o tempero. Se achar que não está suficientemente concentrado, volte a panela ao fogo, desta vez em fogo médio, até obter o sabor desejado. Se quiser, coloque mais sal a gosto. Esta receita rende quase três litros de caldo. Coe o caldo e leve à geladeira para que a gordura se solidifique e possa ser facilmente retirada. Quando estiver frio, retire a gordura de cima e descarte-a. Separe cinco xícaras do caldo e congele o restante.

Para as almôndegas e a sopa

Preaqueça o forno a 190º. Unte levemente uma assadeira de 30 cm × 45 cm.

Para as almôndegas, doure a cebola picada e reserve.

Para a sopa, refogue ligeiramente a cebola e as cenouras no azeite em fogo médio por 10 minutos, até ficarem macias. Retire da panela e reserve.

Para fazer as almôndegas, misture a carne moída, a cebola refogada, a noz-moscada, o sal e a pimenta-do-reino em uma tigela de tamanho médio. Molde bolinhas de carne (de uns 4 cm de diâmetro) e coloque na assadeira untada. Leve ao forno preaquecido por 30 minutos. Deixe esfriar e reserve.

Enquanto as almôndegas estão no forno, aqueça o caldo em fogo médio. Abaixe o fogo, acrescente o refogado de cebola e cenoura e cozinhe por cerca de 10 minutos.

Junte o tomate, o vinagre, os cravos-da-índia, a canela, a noz-moscada, a pimenta-da-jamaica e o Lakanto. Mexa e cozinhe por mais 10 minutos. Acrescente o chucrute, deixe mais 5 minutos no fogo e prove o tempero.

Antes de servir, adicione as almôndegas e cozinhe em fogo médio por 5 minutos. Tempere com sal e pimenta-do-reino a gosto.

Salada de pera, roquefort e nozes

Esta é uma das saladas mais pedidas no restaurante da chefe de cozinha Carole, em Charleston, na Carolina do Sul (Estados Unidos). Peras, nozes e queijo *roquefort* são uma combinação deliciosa. As nozes e o vinagrete contêm gorduras saudáveis para as células e o cérebro, e as folhas verdes são ricas em ferro, que dá energia, e em vitaminas do complexo B, que combatem o estresse.

2 PORÇÕES

Ingredientes
    1 pera grande ou duas pequenas
    4 xícaras de folhas para salada
    ⅓ de xícara de queijo *roquefort* de leite de ovelha ou cabra esmigalhado
    ¼ de xícara de nozes picadas
    3 colheres (sopa) de vinagrete cítrico*
    Sal e pimenta-do-reino a gosto
    5 fatias de peito de frango cozido e frio

Modo de fazer

Corte a pera em quatro partes e, depois, em fatias. Separe 6 fatias para decorar.

Coloque as folhas de salada em uma travessa. Acrescente a pera, o queijo e as nozes. Misture o vinagrete. Tempere com sal e pimenta-do-reino a gosto.

Enfeite com as fatias de pera reservadas, as fatias de frango e algumas nozes extras.

Sopa turca de pepino

Fase 2

Esta sopa fria e refrescante é deliciosa no almoço ou lanche. As culturas vivas no iogurte reforçam o microbioma, enquanto a proteína fornece energia. Frios e azedinhos, a hortelã e o endro conferem um sabor especial à sopa, e o tomate é um Superalimento do Microbioma. Se quiser tornar a sopa ainda mais substanciosa, acrescente quinoa, que é um ingrediente opcional. A sobra da sopa pode ser conservada durante alguns dias na geladeira ou, de preferência, no *freezer*.

2 PORÇÕES

Ingredientes

1 pepino grande sem casca e sem semente
1½ xícara de iogurte de leite de cabra ou ovelha
1½ colher (chá) de alho socado
1 colher (sopa) de água fria
½ colher (chá) de sal
½ colher (chá) de pimenta-do-reino
1 colher (chá) de vinagre de vinho branco
1 colher (sopa) de azeite
¼ de xícara mais 1 colher (sopa) de hortelã picadinha
¼ de xícara mais 1 colher (sopa) de endro fresco picadinho
½ xícara de quinoa cozida (opcional)

para guarnecer

2 colheres (sopa) de tomate picado
Endro fresco
Hortelã fresca

Modo de fazer

Corte ¼ de xícara de pepino em cubinhos e reserve. Rale o restante no ralo grosso.

Misture iogurte, alho, água, sal, pimenta, vinagre, azeite, ¼ de xícara de hortelã e ¼ de xícara de endro em uma tigela média ou grande. Se quiser, acrescente a quinoa.

Junte o pepino ralado. Leve à geladeira por pelo menos 3 horas.

Na hora de servir, prove o tempero e, se necessário, corrija o sal e a pimenta. Decore com o tomate picado, o endro e a hortelã.

JANTAR

Pesto de manjericão

 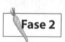

Este delicioso molho italiano é uma excelente maneira de saborear o manjericão fresco, realçado ainda mais pelos sabores intensos do limão e do alho. O pesto geralmente é servido com macarrão, portanto combina maravilhosamente bem com a receita de abóbora-espaguete. A receita rende mais de uma porção. O que sobrar pode ser guardado na geladeira, em um recipiente hermético, e usado como patê para acompanhar hortaliças cruas. Use somente manjericão fresco – a receita não fica boa com manjericão desidratado.

1 XÍCARA

Ingredientes
 2 xícaras bem cheias de manjericão fresco
 2 dentes de alho fatiados
 ⅓ de xícara de pinholes
 ½ xícara de azeite
 ¼ de xícara de óleo de girassol
 1 colher (sopa) de suco de limão espremido na hora
 1 colher (chá) de sal

Modo de fazer
Bata todos os ingredientes no multiprocessador até obter uma pasta lisa.

Separe a porção que vai usar e guarde o restante na geladeira para uso futuro.

Ensopado de carne com cebola e cerveja

Este picadinho belga, *Carbonnades a la Flammande*, é substancioso e bastante aromático. A cerveja – belga e sem glúten – confere um sabor intenso à carne, enquanto a cebola dá um toque adocicado.

Esta receita pode ser feita com antecedência e mantida na geladeira por quatro dias. Ela também pode ser congelada. Esquente o picadinho descongelado em forno preaquecido a 180º.

3 PORÇÕES

Ingredientes
 750 g de carne bovina para ensopado, cortada em cubos de 2,5 cm
 1 colher (sopa) de farinha de arroz
 1 colher (chá) de sal
 ½ colher (chá) de pimenta-do-reino

1 colher (sopa) de azeite de oliva
4 xícaras de cebola em rodelas
2 dentes de alho socados
1½ xícara de cerveja sem glúten
1½ xícara de caldo de carne*
3 colheres (sopa) de adoçante Lakanto
1 colher (chá) de tomilho desidratado
2 colheres (sopa) de vinagre de maçã
Sal e pimenta-do-reino a gosto

Modo de fazer

Preaqueça o forno a 180°.

Seque a carne com toalhas de papel. Em uma tigela, misture a carne, a farinha de arroz (reserve uma colher de chá), o sal e a pimenta, até envolver bem todos os pedaços de carne.

Aqueça o óleo em uma caçarola de ferro de mais ou menos 25 cm de diâmetro, com tampa, que possa ir ao forno; doure todos os lados da carne em fogo médio, o que leva aproximadamente 5 minutos. Tire a carne. Refogue a cebola na mesma panela por 5 minutos, mexendo sem parar. Acrescente o sal, a pimenta, o alho e a colher de chá de farinha de arroz que foi reservada.

Depois de aproximadamente 5 minutos, a cebola refogada deve estar levemente dourada. Junte ½ xícara de cerveja e mexa, raspando o fundo da panela para soltar todos os resíduos que se formaram. Volte a carne para a panela, acrescente o restante da cerveja, o caldo de carne*, uma colher de sopa de Lakanto e o tomilho.

Depois que ferver, abaixe o fogo. Tampe a panela e leve ao forno a 180° por cerca de duas horas – espete a carne com um garfo para ver se está macia. Adicione o vinagre e mais duas colheres de sopa de Lakanto e cozinhe por mais 3 minutos. Experimente o tempero e, se quiser, coloque mais um pouco de sal, pimenta e tomilho a gosto.

Ensopado de carne com ervas aromáticas e vinho tinto

Fase 1

Este é outro ensopado substancioso, dessa vez com aroma francês. As ervas aromáticas dão um sabor delicado ao prato, enquanto o vinho tinto realça o sabor da carne. A receita leva cebola e cenoura, dois Superalimentos do Microbioma.

Este prato pode ser preparado com antecedência e guardado na geladeira por até quatro dias, ou então no *freezer* por semanas. Quando for consumir, deixe descongelar totalmente até atingir a temperatura ambiente e aqueça em fogo baixo por aproximadamente 10 minutos.

2 PORÇÕES

Ingredientes
¾ de xícara de cebola picada
⅔ de xícara de cenoura picada
1 dente grande de alho socado
1 colher (sopa) de óleo de coco
1 colher (sopa) de farinha de arroz
1 colher (chá) de sal
½ colher (chá) de pimenta-do-reino
½ colher (chá) de noz-moscada
½ kg de carne para ensopado, cortada em cubos grandes
1 xícara de caldo de carne* ou caldo de galinha*
½ colher (chá) de tomilho
1 raminho de alecrim
1 colher (chá) de estragão
1 xícara de vinho tinto
1 cebola cortada em rodelas
2 colheres (sopa) de manteiga clarificada ou azeite
150 g de champinhons fatiados
Salsa picadinha para enfeitar

Modo de fazer

Preaqueça o forno a 150°.

Em uma panela grande e com tampa, que possa ir ao forno, refogue a cebola, a cenoura e o alho no óleo de coco, em fogo médio, por 8 minutos, até que fiquem macios. Retire o refogado da panela e reserve.

Em uma tigela média, misture a farinha de arroz, o sal, a pimenta, a noz-moscada e a carne. A carne deve ficar totalmente envolvida pela mistura.

Coloque um pouco mais de óleo da panela, se necessário, e refogue a carne por cerca de 8 minutos em fogo médio-alto, até dourar. Retire a carne e coloque ½ xícara de caldo de carne* na panela, para raspar as crostas do fundo.

Volte o refogado e a carne para a panela. Junte o tomilho, o alecrim, o estragão, o vinho tinto e o restante de caldo. Depois que ferver, apague o fogo e leve a panela ao forno por cerca de 2 horas, a 150°; depois de 1 hora e meia, veja se está macia.

Enquanto o ensopado está no forno, refogue as rodelas de cebola em 1 colher de sopa de manteiga. Retire da panela. Refogue o champinhom no restante de manteiga. Junte os champinhons à cebola e reserve.

Meia hora antes de servir, acrescente a cebola com o champinhom ao ensopado.

Tempere com sal e pimenta-do-reino a gosto. Polvilhe salsinha picada.

Sopa de beterraba (*borscht*)

Fase 2

Você vai adorar o sabor agridoce do *borscht*, uma sopa de origem russa que pode ser servida como almoço ou jantar. Um pouco de feijão-branco vai deixá-la ainda mais substanciosa.

Para fazer essa receita, você precisa do caldo de carne* que preparou com antecedência, ou pode usar um caldo orgânico pronto (Mas o caseiro é muito mais saboroso!). Saboreie a sopa sabendo que está consumindo estes Superalimentos do Microbioma: cebola, cenoura, tomate e alho.

6 A 8 PORÇÕES

Ingredientes
6 beterrabas médias
2 cebolas médias picadas
4 cenouras raladas
3 colheres (sopa) de azeite
1 kg de carne para ensopado cortada em cubinhos
3 colheres (sopa) de extrato de tomate orgânico
6 a 8 xícaras de caldo de carne*
12 dentes de alho inteiros
6 grãos de pimenta-do-reino
2 colheres (sopa) de Lakanto
1 colher (sopa) de vinagre de maçã
½ repolho cortado em tirinhas
1 colher (sopa) de endro picadinho
4 colheres (chá) de sal
1 colher (chá) de pimenta-do-reino

Modo de fazer
Cozinhe as beterrabas por aproximadamente 45 minutos em uma panela grande até que, ao espetá-las com uma faca, estejam macias. Tire a panela do fogo e a deixe esfriar. Descasque as beterrabas e corte-as em palitinhos. Reserve a água do cozimento.

Em uma panela média, refogue a cebola e a cenoura no azeite por 5 minutos em fogo médio. Junte a carne e deixe corar, por cerca de 10 minutos. Acrescente o extrato de tomate e uma xícara de caldo. Reserve.

Em uma panela grande, coloque o restante de caldo, 1 ou 2 xícaras da água da beterraba, a beterraba, o refogado de carne, o alho, os grãos de pimenta, o Lakanto e o vinagre. Cozinhe por 20 minutos em fogo brando. Junte o repolho e cozinhe por mais uns 10 minutos, até ficar macio. Por último, adicione o endro. Se quiser, acrescente mais Lakanto, sal e pimenta-do-reino a gosto. A sopa deve ficar com um sabor agridoce.

Frango com maçã ao forno

Este prato pode ser feito com antecedência e guardado na geladeira ou no *freezer*. A maçã e o suco de maçã dão um sabor adocicado ao frango. O óleo de coco contém gordura saudável, enquanto a maçã é rica em fibras, que nutrem o microbioma.

Ao fazer as compras para preparar este jantar, escolha maçãs firmes e sem machucados.

2 PORÇÕES

Ingredientes
2 peitos ou sobrecoxas de frango sem pele e sem osso
Sal e pimenta-do-reino a gosto
2 colheres (sopa) de óleo de coco
1 xícara de suco de maçã sem adição de açúcar
2 xícaras de cebolas em rodelas
2 xícaras de maçãs descascadas e sem sementes, cortadas em fatias
1 colher (sopa) de estragão desidratado
½ colher (chá) de tomilho desidratado
½ colher (chá) de sal
¼ de colher (chá) de pimenta-do-reino

Modo de fazer
Preaqueça o forno a 190°.
Tempere o frango com sal e pimenta-do-reino. Em uma frigideira funda, refogue o frango em uma colher de sopa de óleo de coco, em fogo médio-baixo, até que fique levemente dourado. Retire o frango, coloque ¼ de xícara de suco de maçã na frigideira para deglaçar, raspando todos os resíduos. Despeje esse líquido sobre o frango e reserve. Lave a frigideira.
Refogue a cebola no óleo de coco restante em fogo baixo, por 5 minutos, até que ela fique macia. Junte a maçã e cozinhe por mais 5 minutos.

Acrescente o frango com o líquido da deglaçagem, o estragão, o tomilho e o restante do suco de maçã. Tempere com sal e pimenta-do-reino.

Transfira para um refratário ou assadeira pequena, cubra com papel-alumínio e leve ao forno por 20 minutos a 190°. Tire o papel-alumínio, vire o frango e asse por mais 10 minutos, ou até que o frango não esteja mais rosado e o suco esteja transparente.

Se quiser, acerte a quantidade de sal e pimenta-do-reino.

Peixada

Fase 2

Talvez você não possa passar o Carnaval no Nordeste este ano, mas pode fazer essa peixada com leite de coco. É rápido e fácil. Este prato delicioso pode ser preparado com qualquer tipo de peixe de carne firme, como garoupa, bagre ou bacalhau fresco, entre outros. Apenas certifique-se de que o peixe tenha pouca concentração de mercúrio.

O leite de coco confere cremosidade e um sabor levemente adocicado, além de ser benéfico para o trato digestório. O alho, a cebola e o tomate ajudarão a tratar seu trato intestinal e, ao mesmo tempo, a nutrir seu microbioma.

2 PORÇÕES

Ingredientes
½ kg de bacalhau fresco, ou qualquer peixe de carne firme
2 colheres (sopa) de suco de limão
1 dente de alho picadinho
½ colher (chá) de sal
¼ de colher (chá) de pimenta-do-reino
½ xícara de cebola picada
1 colher (chá) de páprica
⅓ de colher (chá) de pimentão vermelho picado
1 colher (sopa) de óleo de coco
½ xícara de tomate picado

½ xícara de leite de coco
½ colher (chá) de molho de pimenta, ou a gosto
½ xícara de coentro picadinho

Modo de fazer

Coloque o peixe em uma tigela pequena e cubra com o suco de limão, o alho, o sal e a pimenta-do-reino. Deixe marinar por 15 minutos.

Refogue a cebola, a páprica e o pimentão vermelho no óleo de coco em fogo médio-baixo, por 5 minutos, até que fiquem macios. Junte o tomate e o peixe marinado e cozinhe até que o peixe comece a ficar opaco, por cerca de 5 minutos.

Acrescente o leite de coco, o molho de pimenta e metade do coentro. Cozinhe em fogo baixo até que o peixe esteja totalmente opaco e comece a se separar em lascas, aproximadamente de 10 a 15 minutos. Prove o tempero. Adicione mais suco de limão ou molho de pimenta. Tempere com sal a gosto.

Salpique o coentro restante e sirva.

Caldo de galinha

Fase 1

É muito saudável – não apenas o frango, mas também os ossos, que são liquefeitos e coados na sopa. Este "caldo de osso" trata e sela a parede intestinal, além de ser rico em minerais. O caldo fica várias horas cozinhando no fogo baixo, mas vale a pena, pois você pode congelar porções de duas xícaras, suficientes para algumas semanas. Use como base para a sopa de frango tradicional, bem como em sopas de legumes e molhos.

10 XÍCARAS

Ingredientes

1 frango de 2,5 a 3 kg cortado em pedaços
2 dentes de alho picadinhos

3 colheres (sopa) de sal, ou a gosto
16 xícaras de água fria
2 cebolas grandes cortadas em quatro
1 cenoura grande cortada em quatro
1 buquê com 5 ramos de salsinha e 5 de endro
½ colher (chá) de pimenta-do-reino

Modo de fazer

Esfregue o sal e o alho nos pedaços de frango; cubra e coloque na geladeira por 1 hora.

Leve ao fogo um caldeirão ou uma panela funda com a água, a cebola, a cenoura e os pedaços de frango, exceto o peito. Depois que ferver, junte o peito de frango e o buquê de salsinha e endro. Tampe a panela, abaixe o fogo e cozinhe por 40 minutos, até que os ingredientes estejam macios.

Tire os pedaços de peito da panela. Remova a gordura que se formou na superfície; retire a pele e a carne do osso do peito. Jogue fora a pele, coloque os ossos de volta na panela e cozinhe por mais duas horas. Corte a carne do peito em pedaços pequenos e guarde na geladeira ou no *freezer* para usar em outra ocasião.

Quando o frango estiver macio, tire da panela e continue a cozinhar os ossos e o caldo por 30 minutos. Desosse os pedaços de frango, coloque os ossos de volta na panela e continue o cozimento em fogo baixo por 3 horas. Guarde a carne do frango na geladeira ou no *freezer* para usar em outra ocasião.

Retire a cenoura, a cebola e o buquê de ervas da panela, e descarte-os. Ponha os ossos e uma xícara de caldo no liquidificador e bata até obter um líquido homogêneo. Coe o líquido, descartando os sólidos. Coloque os ossos liquefeitos de volta no caldo. Acrescente a pimenta e prove o tempero para ver se precisa de mais sal. O caldo deve render cerca de 10 xícaras.

Ponha na geladeira a quantidade suficiente para fazer uma sopa e congele o restante.

Chili com carne

Este é um prato fácil de fazer e que pode ser congelado, ou então guardado na geladeira por até três dias em um recipiente bem fechado. Cebola, alho e tomate são Superalimentos do Microbioma que tornam o prato super-rápido de preparar e supersaudável.

3 PORÇÕES

Ingredientes
 1 cebola média picada, uma xícara não muito cheia
 2 colheres (sopa) de azeite
 ½ kg de carne de vaca sem gordura, moída
 1 colher (chá) de pimenta-jalapenho picada
 2 dentes de alho socados
 ½ colher (chá) de orégano
 1 colher (sopa) de pimenta-vermelha moída
 1 colher (sopa) de cominho
 1 colher (sopa) de páprica
 1 colher (chá) de sal
 ½ colher (chá) de pimenta-de-caiena (opcional)
 1½ xícara de tomate orgânico sem pele em cubos
 ½ xícara de água
 1 lata de 400 g de feijão orgânico, escorrido e lavado
 Sal e pimenta-do-reino a gosto

Modo de fazer
 Frite a cebola no azeite por 3 a 4 minutos. Refogue a carne moída até ela perder a cor rosada, mexendo sempre com uma colher de pau para evitar a formação de grumos.

Acrescente a pimenta-jalapenho, o alho e os temperos. Mexa durante 2 minutos, junte o tomate picado, a água e o feijão. Depois que ferver, abaixe o fogo e cozinhe por mais 35 minutos. Tempere com sal e pimenta-do-reino a gosto.

Ensopado de cordeiro com lentilha

Fase 1

A lentilha é um alimento muito saudável. Excelente fonte de proteína, auxilia a digestão e promove uma sensação de saciedade. Rica em fibra, é também um dos alimentos preferidos do microbioma.

Rápido e fácil de preparar, esse picadinho ainda contém cúrcuma, um Supercondimento do Microbioma com grandes propriedades anti-inflamatórias e que contribui para a saúde digestiva e do cérebro. O leite de coco, além de conter gordura saudável, confere um sabor adocicado e uma cremosidade que combinam muito bem com o sabor do cordeiro.

2 PORÇÕES

Ingredientes
500 g de carne de cordeiro cortada em cubinhos
1 colher (chá) de sal
½ colher de (chá) de pimenta-do-reino
1 colher (sopa) de azeite
½ xícara de cebola picada
½ xícara de cenoura picada
2 colheres (chá) de alho picado
1 colher (sopa) de gengibre picado miudinho
¼ de colher de (chá) de cúrcuma
¼ de colher de (chá) de cominho
1 colher (sopa) de *curry* em pó
1 colher (chá) de sal *kosher*
¾ de xícara de tomates picados

½ xícara de lentilha
1 cenoura grande em rodelas
¼ de xícara de leite de coco
¼ de xícara de água

Modo de fazer

Tempere a carne com sal e pimenta.

Aqueça o óleo em uma panela grossa, em fogo médio-alto, e refogue a carne até corar, por cerca de 7 ou 8 minutos. Junte a cebola, a cenoura picada, o alho e o gengibre. Misture, abaixe o fogo e deixe por mais 3 a 4 minutos. Acrescente a cúrcuma, o cominho, o *curry* e o sal, e mexa. Coloque o tomate, a lentilha, a cenoura em rodelas, o leite de coco e água. Deixe ferver, abaixe o fogo e cozinhe até que a carne e a lentilha estejam macias, por cerca de 45 minutos.

Ensopado vegetariano com curry

Fase 1

Este requintado prato vegetariano contém muitas hortaliças ricas em nutrientes. Contém também grão-de-bico, que ajuda a manter o equilíbrio hormonal feminino, e leite de coco, rico em gorduras saudáveis para as células e o cérebro.

O molho cremoso de *curry* realça as diferentes texturas das hortaliças. O grão-de-bico e a abóbora, um ingrediente opcional, fazem com que este seja um prato bastante substancioso, que o deixará saciado e nutrido, mas não estufado. O ensopado pode ser guardado por até uma semana na geladeira ou no *freezer*, de modo que você poderá saboreá-lo outras vezes.

3 PORÇÕES

Ingredientes

1 xícara de cenoura em rodelas
2 xícaras de buquês de couve-flor

1 cebola grande em rodelas
2 colheres (sopa) de manteiga clarificada
1 colher (sopa) de alho socado
1 colher (chá) de pimenta-jalapenho bem picadinha
1 colher (sopa) de gengibre picado
½ colher de (chá) de cúrcuma
2 colheres (sopa) de *curry* em pó
¼ de repolho pequeno em tirinhas
1 xícara de abóbora cortada em cubos (opcional)
½ xícara de ervilhas
1 ½ xícara de leite de coco
½ xícara de grão-de-bico orgânico
Sal e pimenta-do-reino a gosto
¼ de xícara de coentro picado

Modo de fazer

Ferva 3 xícaras de água em uma panela alta de tamanho médio. Coloque a cenoura e a couve-flor em um cesto de cozimento a vapor na água fervente e cozinhe por 5 minutos. Retire do fogo.

Refogue a cebola em manteiga clarificada por cerca de 5 minutos, até amolecer. Acrescente o alho, a pimenta-jalapenho, o gengibre, a cúrcuma e o *curry*. Misture bem e cozinhe em fogo baixo por 3 minutos. Acrescente o repolho, a abóbora, a ervilha, a cenoura e a couve-flor, e deixe mais 2 minutos no fogo, mexendo sempre.

Junte o leite de coco e o grão-de-bico enlatado, e cozinhe por cerca de 10 minutos, até que esteja macio. Se necessário, adicione mais leite de coco para que o molho fique cremoso.

Experimente o tempero e coloque sal, pimenta e mais pimenta-jalapenho a gosto. Antes de servir, polvilhe o coentro picado.

Salteado de verduras

Que tal aprender uma maneira rápida, fácil e saborosa de comer mais verduras? Os vegetais folhosos fazem muito bem à saúde – são riquíssimos em ferro, vitaminas do complexo B e muitos outros nutrientes valiosos que ajudam a tratar o intestino e estimulam o metabolismo.

Nesta receita, as verduras são refogadas em azeite aromatizado com alho, para que fiquem leves e saborosas. Você pode usar qualquer vegetal folhoso: escarola, espinafre, brócolis comum. Se achar folhas de dente-de-leão, pode usar nesta receita; porém, antes de refogá-las, ferva-as por 10 minutos. As folhas de dente-de-leão são prebióticos naturais que contêm muitos nutrientes.

1 PORÇÃO

Ingredientes
½ maço de escarola, espinafre ou brócolis comum
1 colher (sopa) de azeite
½ colher (chá) de alho socado
Sal e pimenta-do-reino

Modo de fazer
Lave a verdura.
Aqueça o azeite em uma frigideira funda. Refogue o alho e a verdura em fogo baixo, até ela murchar. Tempere com sal e pimenta a gosto.

Peixe com molho romesco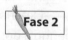

Leve os sabores da Espanha para sua cozinha com este clássico prato de origem catalã. A mistura de alho e amêndoas, chamada "romesco", tem um sabor acentuado que lhe deixará com uma sensação de saciedade.

Este prato pode ser feito com qualquer peixe de carne firme, como bagre, garoupa ou bacalhau fresco. O peixe e as amêndoas são ricos em gorduras ômega 3, que promovem a saúde das células e do cérebro. Para sua comodidade, a receita de molho romesco rende uma xícara, que você poderá guardar na geladeira para uso posterior, em outro ensopado de peixe ou para mergulhar palitinhos de alguma hortaliça.

2 PORÇÕES

Ingredientes
1 tomate grande
1 xícara de amêndoas laminadas
½ xícara mais 1 colher (sopa) de azeite
1 colher (chá) de pimenta-jalapenho, ou a gosto
2 dentes de alho picados
½ pimentão amarelo
2 talos de cebolinha-verde picados
1 colher (chá) de vinagre de maçã
½ colher (chá) de sal

Modo de fazer
Preaqueça o forno a 180°.

Asse o tomate e as amêndoas em uma assadeira por 10 minutos, até as amêndoas começarem a corar. Fique atento para não deixar que queimem.

Coloque ¼ de xícara de azeite em uma frigideira pequena e refogue a pimenta-jalapenho em fogo médio por cerca de 5 minutos. Quando ela estiver macia, junte o alho e refogue por mais 2 minutos, sem deixar o alho corar. Retire do fogo.

Coloque no multiprocessador o pimentão amarelo, a cebolinha e o refogado de pimenta-jalapenho e alho.

Adicione o tomate (sem a pele), o vinagre e as amêndoas.

Bata por 1 minuto e junte lentamente o restante do azeite. Raspe as laterais da tigela; tempere com sal e bata até obter uma mistura homogênea.

Se quiser, acrescente mais sal. O molho pode ser guardado na geladeira durante vários dias. Sirva à temperatura ambiente.

Para o peixe

¾ de xícara de cebola picada
1 erva-doce pequena fatiada
2 colheres (sopa) de azeite de oliva
1 dente de alho socado
½ xícara de tomate picado
1 xícara de vinho branco seco
½ xícara de caldo de peixe ou caldo de galinha*
½ kg de filé de garoupa, bagre ou bacalhau fresco cortado em pedaços de 5 cm
Sal e pimenta-do-reino a gosto

Modo de fazer

Refogue a cebola e a erva-doce em uma panela pequena, em fogo médio-baixo, até ficarem macias, por cerca de 8 minutos. Junte o alho e os tomates, e cozinhe por mais 10 minutos. Acrescente o vinho e o caldo de peixe, e cubra com os pedaços de peixe. Cozinhe em fogo baixo por 8 a 10 minutos, até que o peixe esteja opaco e cozido.

Transfira o peixe para tigelinhas individuais. Misture 3 colheres de sopa de molho romesco no caldo que ficou na panela.

Tempere com sal e pimenta a gosto. Despeje o caldo sobre o peixe e sirva.

Leve o molho romesco à mesa, para o caso de alguém querer mais um pouco.

Picadinho grego

Este prato era tão requisitado no restaurante da chefe de cozinha Carole, em Charleston, na Carolina do Sul (Estados Unidos), que passou a fazer parte do cardápio fixo. Além de delicioso, ele contém vários Superalimentos do Microbioma, como cebola, alho e tomate, e também canela, um Supercondimento. As nozes dão certa crocância ao prato, além de conter gorduras ômega 3, benéficas para as células e o cérebro.

Esta receita pode ser feita com antecedência e guardada na geladeira. É também um prato que congela muito bem.

6 PORÇÕES

Ingredientes

750 g de carne bovina magra cortada em cubos
1 colher (sopa) de azeite
Sal e pimenta-do-reino a gosto
2 cebolas médias em rodelas
1 dente de alho grande socado
¼ de xícara de vinho tinto
1 colher (sopa) de vinagre de vinho tinto
2 xícaras de tomate orgânico em cubos
½ colher (chá) de canela ou 1 pauzinho de canela
½ colher (chá) de noz-moscada ralada na hora
9 cravos-da-índia
¼ de colher (chá) de cominho em pó
½ xícara de queijo feta de leite de ovelha esmigalhado
½ xícara de nozes

Modo de fazer

Doure levemente a carne no azeite, em fogo médio-alto, por 7 a 8 minutos. Tempere com sal e pimenta a gosto.

Cubra com a cebola e cozinhe até ela começar a amolecer, por uns 5 minutos. Junte o alho e refogue por mais 2 minutos. Adicione o vinho, o vinagre, o tomate, a canela, a noz-moscada, o cravo e o cominho. Tampe a panela e cozinhe em fogo baixo por 2 horas, até que a carne esteja no ponto. Na hora de servir, acrescente o queijo feta e as nozes.

Acrescente mais sal, pimenta e queijo feta a gosto.

Hambúrguer com cogumelo *portobello*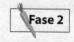

Você não vai sentir nem um pouco a falta de pão com essa combinação criativa de hambúrguer e cogumelo *portobello*. Ao comprar a carne, escolha um corte com uma proporção de 80% de carne para 20% de gordura, para que o hambúrguer fique mais suculento e saboroso. A carne deve ser bem vermelhinha e, de preferência, moída na hora. Peça ao açougueiro para moer um pedaço de acém.

Ao comprar os cogumelos, prefira os que são vendidos a granel. Escolha dois cogumelos com chapéu firme e lâminas secas. Se as lâminas estiverem escurecidas e úmidas, descarte-os!

Se não tiver uma grelha, pode fritar os hambúrgueres em uma frigideira de ferro. Mas não se esqueça de ligar o exaustor!

1 PORÇÃO

Ingredientes
   240 g de carne moída
   ¼ de colher (chá) de sal
   ¼ de colher (chá) de pimenta-do-reino
   2 cogumelos *portobello* com 10 cm de diâmetro
   3 colheres (chá) de azeite (se fizer na frigideira)
   2 rodelas médias de cebola roxa (opcional)
   1 xícara bem cheia de folhas verdes variadas
   3 rabanetes em rodelas
   3 fatias finas de erva-doce
   1 tomate maduro cortados em 6 ou 7 rodelas
   2 colheres (sopa) de vinagrete de limão*
   Sal e pimenta-do-reino a gosto
   3 folhas de alface
   ¼ de avocado fatiado (opcional)

Modo de fazer

Em uma tigela pequena, misture a carne com 2 colheres (chá) de sal e 2 colheres (chá) de pimenta-do-reino. Manipulando a carne o mínimo possível, modele um hambúrguer de 2,5 cm de espessura e 10 cm de diâmetro.

Aqueça a grelha em fogo médio-alto.

Retire os cabos dos cogumelos, limpe o chapéu com uma toalha de papel ou escova de cogumelo. Besunte os dois lados dos cogumelos com 1 colher de chá de azeite e tempere com 2 colheres (chá) de sal e de pimenta.

Grelhe os cogumelos por 4 a 5 minutos de cada lado. Se fizer na frigideira, coloque uma colher de chá de azeite de oliva. Os cogumelos ficarão firmes, bem cozidos e menores. Retire e reserve.

Enquanto os cogumelos estiverem grelhando, acrescente as rodelas de cebola (se for usar) na grelha ou na frigideira e deixe por 2 minutos, até que estejam amolecidas. Retire e reserve.

Aumente a temperatura da grelha para alta. Se estiver usando uma frigideira, ligue o exaustor, coloque 1 colher de chá de azeite de oliva e ajuste para o fogo alto. Grelhe o hambúrguer por 3 a 5 minutos de cada lado. Não achate o hambúrguer com a espátula durante o cozimento. Quando o hambúrguer estiver firme e com uma crosta bonita, tire do fogo e reserve.

Misture as folhas verdes, o rabanete, a erva-doce e o tomate (mas reserve 3 rodelas) com o vinagrete. Tempere a gosto com sal e pimenta-do-reino.

Coloque um cogumelo no prato e, sobre ele, o hambúrguer, a alface, as rodelas de tomate, o avocado (opcional), a cebola, e cubra com o outro cogumelo. Sirva o hambúrguer com a salada à parte.

Frango à italiana

Fase 2

Leve o sabor da Itália para a sua cozinha com essa variação do "Frango à caçadora", um clássico prato italiano. O alho, o tomate e a cebola são Superalimentos do Microbioma, o que deve explicar a presença constante desses alimentos na tradicional culinária italiana.

O ideal é você preparar esse prato no domingo à noite para consumir dentro de três dias, pois o sabor fica mais acentuado. Ou então prepare com antecedência e congele.

2 PORÇÕES

Ingredientes
- ½ kg de peito ou sobrecoxa de frango sem osso
- 5 colheres (sopa) de azeite
- ⅓ de xícara de cebola grosseiramente picada
- 1 dente de alho grande socado
- 2 colheres (sopa) de pimentão verde picado miudinho
- 1 colher (chá) de raspas de laranja
- 1 colher (sopa) de vinagre de maçã
- ⅓ de xícara de caldo de galinha*
- ⅓ de xícara de vermute ou vinho branco
- 1 bulbo de erva-doce fatiado
- ⅓ de xícara de tomate cortado em cubos ou 1 colher (sopa) de extrato de tomate
- 2 colheres (chá) de alecrim fresco picado
- 2 colheres (chá) de tomilho fresco picado
- 6 champinhons fatiados
- Sal e pimenta-do-reino

Modo de fazer

Preaqueça o forno a 180°.

Tempere generosamente os pedaços de frango com sal e pimenta-do-reino. Doure o frango em uma frigideira funda com 3 colheres de sopa de azeite, em fogo médio, por 10 minutos. Transfira para uma assadeira.

Coloque 2 colheres de azeite na mesma frigideira com a cebola, o alho, o pimentão verde e as raspas de laranja, e refogue por 2 minutos. Acrescente o vinagre, o caldo, o vermute ou vinho, a erva-doce, o tomate, 1 colher de chá de alecrim e 1 de tomilho, e cozinhe por mais 3 minutos. Despeje a mistura sobre o frango, cubra a assadeira com papel-alumínio, leve ao forno e asse por 20 minutos a 180°.

Em uma panela média, refogue os cogumelos, em fogo médio-baixo, por 5 minutos. Polvilhe o restante do alecrim e do tomilho. Junte os cogumelos ao frango e deixe mais 10 minutos no forno, até que o frango esteja macio. Acrescente sal e pimenta-do-reino a gosto.

Frango jamaicano

Fase 2

Jerk é uma mistura de temperos jamaicanos que pode ser usada no frango, no peixe e até mesmo para preparar um molho à base de iogurte, para comer com hortaliças em palito. Em geral apimentadíssimo, essa versão é mais suave. A receita inclui dois Superalimentos do Microbioma: cúrcuma, que combate inflamações e promove a saúde do sistema digestório e do cérebro, e canela, que ajuda a regular a glicose sanguínea. Além disso, você também nutre seu microbioma com a cebola e o alho, ao mesmo tempo que desfruta das propriedades anti-inflamatórias e digestivas do gengibre.

1 PORÇÃO

Ingredientes
para o jerk

1 colher (chá) de pimenta-vermelha em pó
½ xícara de cebola grosseiramente picada
3 dentes de alho grosseiramente picados
1 colher (sopa) de gengibre fresco bem picadinho
2 colheres (chá) de pimenta-da-jamaica em pó
1 colher (chá) de tomilho picado
½ colher (chá) de noz-moscada ralada
¼ de colher (chá) de canela em pó
⅛ de colher (chá) de cravo em pó
¼ de colher (chá) de cúrcuma em pó
¾ de xícara de salsinha fresca picada
2 colheres (sopa) de sal, ou a gosto
1 colher (chá) de pimenta-do-reino
3 colheres (sopa) de água

para o frango

1 galeto (600 a 700 g)
½ colher (sopa) de manteiga clarificada

Modo de fazer

Coloque todos os ingredientes da mistura de temperos (*jerk*) no multiprocessador e bata até formar uma pasta lisa. Se necessário, acrescente um pouco mais de água.

Preaqueça o forno a 200°.

Esfregue 1 colher de sopa do tempero na cavidade do galeto. Solte a pele do peito e das sobrecoxas e espalhe 2 colheres de sopa do tempero na carne. Coloque o galeto em uma assadeira pequena e passe mais tempero sobre a pele. Cubra com a manteiga clarificada.

Asse por 30 minutos ou até que o galeto esteja bem dourado a ponto de, ao se espetar um garfo na sobrecoxa, escorrer um líquido claro. Deixe o galeto "descansar" por 3 minutos e então o sirva. Este prato fica uma delícia com "Molho de manga*.

Cordeiro à provençal

 Fase 2

Poucas combinações são tão felizes quanto a de laranja, vinho tinto e carne de cordeiro. As ervas aromáticas acrescentam a fragrância e os aromas da culinária provençal, do sudeste da França, enquanto o alho, a cenoura e o tomate tratam o intestino e nutrem o microbioma. O grão-de-bico auxilia no equilíbrio hormonal feminino, sobretudo durante a perimenopausa e logo após a menopausa. Você pode fazer esse prato com antecedência e guardá-lo na geladeira por 3 ou 4 dias, ou congelá-lo por várias semanas. Sirva com quinoa ou arroz integral.

2 PORÇÕES

Ingredientes
250 g de carne de cordeiro cortada em cubos pequenos
Sal e pimenta-do-reino a gosto
2 colheres (sopa) de azeite
½ xícara de cebola picada
½ colher (chá) de alho picado
½ xícara de cenoura picada
1 xícara de grão-de-bico cozido
¾ de xícara de tomates picados
½ xícara de vinho tinto
1 xícara de caldo de galinha* ou caldo de carne*
1 colher (chá) de cominho em pó
½ colher (chá) de estragão desidratado
½ colher (chá) de tomilho desidratado
½ colher (chá) de alecrim desidratado

1 colher (chá) de casca de laranja picadinha
1 cenoura cortada em rodelas de 0,5 cm
1 laranja cortada em gomos

Modo de fazer

Tempere a carne com sal e pimenta-do-reino. Refogue-a no azeite em uma panela pequena, em fogo médio, até dourar, por cerca de 7 minutos. Acrescente a cebola e os outros ingredientes, exceto o sal, a pimenta e os gomos de laranja.

Depois que ferver, abaixe o fogo, tampe a panela e cozinhe em fogo brando por uma hora, até que a carne esteja macia, mas não desmanchando. Tempere a gosto com sal e pimenta-do-reino. Decore com os gomos de laranja.

Frango ao forno com limão

Este ensopado picante é substancioso e incorpora três dos nossos Superalimentos do Microbioma: cebola, alho-poró e alho. Limão e frango combinam muito bem – de alguma forma, o azedinho do limão dá um toque quase adocicado ao frango.

Você pode fazer esse prato antecipadamente e guardá-lo por até 4 dias na geladeira, ou congelá-lo por várias semanas. Esquente o frango descongelado no forno a 180°.

2 PORÇÕES

Ingredientes
½ kg de peito ou sobrecoxa de frango sem osso e sem pele
2 colheres (sopa) de azeite de oliva
⅓ de xícara de cebola ou alho-poró picado
2 cenouras grandes cortadas em rodelas
1 colher (chá) de raspas de limão
1 dente de alho socado

⅓ de xícara de suco de limão espremido na hora
⅓ de xícara de caldo de galinha*
1 colher (chá) de alecrim fresco picado
1 colher (chá) de tomilho fresco picado
Sal e pimenta-do-reino a gosto
2 raminhos de alecrim

Modo de fazer

Preaqueça o forno a 180º.

Em uma frigideira funda, doure levemente o peito de frango em 1 colher de sopa do azeite, em fogo médio-alto, por 10 minutos. Transfira o frango para uma assadeira.

Coloque o restante do azeite na frigideira e refogue a cebola até que fique macia, por cerca de 3 minutos. Acrescente a cenoura e cozinhe por 5 minutos em fogo médio-alto, até que esteja levemente dourada. Junte o suco e as raspas de limão, o caldo de galinha, o alecrim e o tomilho, e cozinhe por mais 5 minutos.

Despeje essa mistura sobre o frango e cubra a assadeira com papel-alumínio. Asse por 30 minutos, até que esteja macio. Se quiser, coloque raminhos de alecrim.

Esse prato pode ser preparado com 3 dias de antecedência e congelado. Aqueça no forno a 180º.

Almôndegas com abóbora-espaguete ao pesto

Agora você pode saborear espaguete e almôndegas, à moda da Dieta do Microbioma! Os longos fios dessa abóbora se transformam em um delicioso espaguete sem glúten e rico em nutrientes, que vai agradar suas papilas gustativas e ajudar a equilibrar seu microbioma. Esta receita contém também três Superalimentos do Microbioma: alho, cebola e tomate.

Use as almôndegas que você congelou quando fez a sopa de chucrute e almôndegas*. Você também pode cozinhar a abóbora antes, retirar as sementes e separar os "espaguetes". Quando for preparar este prato, é só esquentar.

2 PORÇÕES

Ingredientes
1 abóbora-espaguete pequena, espetada com a ponta da faca em vários lugares
½ cebola grosseiramente picada
2 colheres (sopa) de azeite
1 dente de alho socado
½ colher (chá) de orégano ou manjerona
½ xícara de tomate assado picado
½ colher (chá) de sal
¼ de colher (chá) de pimenta-do-reino
10 almôndegas (veja a página 314)
3 colheres (sopa) de molho ao pesto (veja a página 319)

Modo de fazer
Preaqueça o forno a 190°. Quando estiver quente, coloque a abóbora sobre uma assadeira forrada com papel-alumínio e asse por 1 hora, até ficar macia. Deixe esfriar.

Enquanto a abóbora está no forno, refogue a cebola no azeite em fogo médio, até que fique transparente, por cerca de 5 minutos. Junte o alho e o orégano. Abaixe o fogo e cozinhe por 3 minutos; acrescente o tomate, o sal e a pimenta. Refogue por mais 5 minutos e acrescente as almôndegas. Cozinhe em fogo baixo por 15 minutos. Tampe e reserve.

Quando a abóbora estiver fria, retire o cabo e corte-a no sentido do comprimento. Retire as sementes e, com o auxílio de um garfo, separe os "espaguetes".

Na hora de servir, misture o pesto com a abóbora em uma frigideira funda e aqueça por 6 minutos em fogo médio.

Esquente as almôndegas e o molho de tomate, despeje sobre o espaguete e sirva.

Arroz com feijão à moda mexicana

Fase 2

Este prato é riquíssimo em contrastes: a doçura da manga e o frescor do avocado com o arroz e o feijão quentinhos.

A receita rende seis porções, pois acho que você vai querer convidar os amigos – e também vai desejar que sobre bastante! Use a sobra de arroz e feijão em uma salada de tomate e avocado. Ou então sirva uma porção menor, com um pouco de molho, como acompanhamento de outro prato. Em um recipiente bem vedado, o molho dura uma semana. Armazenado em seu próprio recipiente hermético, ele vai durar dois ou três dias.

A manga é rica em enzimas digestivas (veja o Capítulo 4 para saber por que isso é importante), e o avocado é fonte de gorduras saudáveis para as células e o cérebro. O tomatillo, um ingrediente opcional nesta receita, é um tomate verde e pequeno, frequentemente utilizado na culinária mexicana. Ele vai adicionar um pouco de sabor e textura ácida ao molho, o que contrasta bem com o sabor doce e suave da manga.

6 PORÇÕES

Ingredientes
para o feijão

1 xícara de feijão-preto
½ xícara de cebola picada
1 colher (sopa) de cominho em pó
1 dente de alho picado
1 colher (sopa) de sal

Modo de fazer

Siga a receita da embalagem se quiser deixar o feijão de molho de um dia para o outro. Para cozinhar o feijão no mesmo dia, coloque-o em uma panela funda e cubra-a com pelo menos 7,5 cm de água. Coloque no fogo alto, deixe ferver e abaixe imediatamente o fogo. Cozinhe em fogo baixo por 10 minutos. Apague o fogo e deixe descansar por 60 minutos.

Escorra a água do feijão. Coloque os grãos em outra panela, cobertos com 5 cm de água fria. Deixe ferver no fogo alto. Acrescente a cebola, o cominho e o alho. Abaixe o fogo e cozinhe por 1 hora. Prove para ver se está macio. O tempo de cozimento depende da idade do feijão e da quantidade de água absorvida. Tempere com sal.[2]

Ingredientes
para o arroz

½ xícara de cebola picada
1 colher (sopa) de óleo de girassol
1 colher (sopa) de óleo de coco
2½ xícaras de arroz integral
400 ml de leite de coco orgânico
1½ xícara de água
Sal e pimenta-do-reino a gosto

Modo de fazer

Refogue a cebola no óleo de coco e de girassol e, quando ela estiver macia, coloque o arroz. Mexa o arroz em fogo baixo até que fique opaco. Junte o leite de coco e a água. O arroz deve ficar coberto com pelo menos 5 cm de líquido. Tampe bem e cozinhe em fogo baixo por cerca de 30 minutos. Prove para ver se está macio. Tempere com sal e pimenta-do--reino a gosto.

---

[2] O feijão também pode ser cozido na panela de pressão, se preferir. (N.E.)

molho de manga

1 manga grande
¼ de xícara de cebola picada
1 pimenta-jalapenho pequena, sem sementes, picada grosseiramente
1 dente de alho pequeno picado
¼ de xícara de hortelã fresca picada
¼ de xícara de coentro picado
1 colher (sopa) de suco de limão espremido na hora
Sal e pimenta-do-reino a gosto

Modo de fazer

Coloque todos os ingredientes no liquidificador, exceto o sal e a pimenta-do-reino, e bata até obter uma mistura quase lisa. Tempere com sal e pimenta a gosto.

cobertura

1 manga madura cortada em cubos
1 avocado cortado em cubos
¼ de xícara de coentro fresco picado

Modo de fazer

Para servir, coloque o feijão sobre o arroz e cubra com a manga e o avocado picados. Salpique coentro por cima. Sirva com o molho de manga à parte e tigelinhas separadas com porções extras de manga, avocado e coentro.

Mexilhões cozidos na cerveja

Escolha mexilhões fechados, assim você saberá que estão frescos. A receita rende uma porção, pois os mexilhões não ficam bons quando requentados, mas obviamente você poderá aumentar a receita o quanto quiser se tiver convidados. O melhor acompanhamento deste prato é pão sem glúten quentinho e crocante, que você pode mergulhar no delicioso caldo de cerveja, e também uma simples salada verde com vinagrete de limão* ou vinagrete cítrico*.

1 PORÇÃO

Ingredientes
½ kg de mexilhões com a concha
1 colher (sopa) de azeite de oliva
4 raminhos de tomilho
2 dentes de alho socados
1 chatola picada
½ colher (chá) de mostarda *dijon*
Sal e pimenta-do-reino
1 colher (sopa) de estragão fresco picado
½ xícara de cerveja sem glúten

Modo de fazer
Lave os mexilhões em água fria corrente. Toque a concha dos mexilhões que estiverem meio abertos para ver se elas se fecham. Descarte qualquer mexilhão rachado, muito aberto ou que permanecer aberto depois de ser tocado. Lave as conchas e retire as fibras ("barba") do mexilhão com os dedos.

Aqueça o azeite em um caldeirão médio com tampa. Acrescente o tomilho, o alho, a chalota, a mostarda e uma pitada de sal e outra de pimenta. Refogue até a cebola e o alho ficarem macios, por cerca de 3 minutos. Junte os mexilhões, tampe a panela e deixe-a no fogo até que os mexilhões se abram, o que geralmente leva de 5 a 10 minutos. Descarte os mexilhões que não abriram.

Bacalhau fresco com vinagrete de laranja e cominho

Fase 1

Muito fácil de preparar. Em poucos minutos, você terá um jantar nutritivo. Esta receita, em particular, usa bacalhau fresco, um peixe de carne firme e sabor suave, realçado pelo vinagrete de laranja e pelo cominho. Faça um pouco mais de vinagrete e guarde para temperar saladas.

Este prato combina muito bem com a receita de salteado de verduras*. O acompanhamento leva alho, um dos Superalimentos do Microbioma, e também verduras de folha, ricas em vitaminas do complexo B, que reduzem o estresse e são saudáveis para o cérebro. O azeite de oliva e o óleo de linhaça do vinagrete são boas fontes de gorduras saudáveis, que promovem a saúde das células e do cérebro.

1 PORÇÃO

Ingredientes

200 g de filé de bacalhau fresco
Sal e pimenta-do-reino
2 colheres (chá) de manteiga clarificada ou 1 colher (chá) de azeite de oliva e uma de manteiga

Modo de fazer

Aqueça o forno a 220°.
Tempere o peixe com sal e pimenta-do-reino.
Leve ao fogo uma frigideira de fundo grosso que também possa ser levada no forno, ou de ferro, um pouco maior que a porção de peixe.
Quando a frigideira estiver quente, coloque a manteiga. Frite o peixe em fogo alto até que as bordas fiquem douradas e as laterais comecem a ficar opacas, por cerca de 2 minutos. Não vire o peixe.
Coloque a frigideira no forno e asse a 220° por cerca de 6 a 8 minutos, até que a carne do peixe esteja totalmente opaca e tenha se formado uma crosta na parte de baixo.

Transfira o peixe para um prato com o auxílio de uma espátula. Sirva com o vinagrete (veja a seguir) e salteado de verduras*.

vinagrete de laranja e cominho

1½ colher (chá) de mostarda *dijon*
¼ de xícara de suco de laranja espremido na hora
¼ de xícara de vinagre de maçã
⅓ de xícara de azeite de oliva
1 colher (sopa) de óleo de linhaça
1 colher (chá) de raspas de laranja
1 colher (chá) de cominho
¼ de colher (chá) de sal
¼ de colher (chá) de pimenta-do-reino

Modo de fazer

Bata a mostarda com o suco de laranja e o vinagre. Adicione o azeite e o óleo lentamente, em fio. Junte as raspas de laranja, o cominho, o sal e a pimenta-do-reino.

Guarde o que sobrar na geladeira para uso futuro.

Salmão Grelhado

Fase 1

O salmão selvagem é rico em ácidos graxos ômega 3. As moléculas do ômega 3 têm propriedades anti-inflamatórias e tratam as paredes intestinais, melhorando a digestão e promovendo o equilíbrio do microbioma.

Não compre salmão de aquicultura. Procure o salmão pescado de maneira natural – é muito mais limpo e muito mais nutritivo.

Essa é uma técnica prática, rápida e que realça o sabor do salmão. Bom apetite!

1 PORÇÃO

Ingredientes
Sal e pimenta-do-reino
200 g de filé de salmão ou de qualquer peixe espesso
2 colheres (chá) de manteiga clarificada ou 1 colher (chá) de azeite de oliva e uma de manteiga
1 cunha de limão
1 colher (chá) de manteiga derretida com uma pitada de estragão (opcional)

Modo de fazer
Aqueça o forno a 230°. Leve ao fogo uma frigideira de fundo grosso, ou de ferro, um pouco maior que a porção de peixe.
Tempere o peixe com sal e pimenta-do-reino.
Quando a frigideira estiver quente, ponha a manteiga. Coloque o peixe com a carne virada para baixo. Cozinhe em fogo alto até que as bordas fiquem douradas e as laterais comecem a ficar opacas, por cerca de 3 minutos. Não vire o peixe.
Leve a frigideira ao forno. Asse por cerca de 7 minutos, ou até que a carne do peixe esteja opaca e firme, e tenha se formado uma bela crosta na parte de baixo. Transfira o peixe para um prato com uma espátula.
Sirva com 1 cunha de limão e a manteiga com estragão (opcional).

Quinoa cozida

Fase 2

A quinoa parece um grão, mas a parte que você come na verdade é a semente. Rica em proteína e antioxidantes, é uma opção saudável que sustenta e mata a vontade de comer carboidratos. A quinoa é considerada um alimento anti-inflamatório e com propriedades antioxidantes, mas você não pensará nos benefícios que ela proporciona à saúde quando estiver concentrado em seu delicioso sabor. Este prato é um excelente acompanhamento para qualquer tipo de carne ou peixe.

1 PORÇÃO

Ingredientes
1 colher (chá) de manteiga clarificada (*ghee*)
¼ de xícara de quinoa lavada e escorrida
½ xícara de água ou caldo de galinha*
1 colher (chá) de salsinha picada
½ colher (chá) de tomilho picado (opcional)
⅛ de colher (chá) de sal
Sal e pimenta-do-reino a gosto

Modo de fazer
Derreta a manteiga em uma panela pequena em fogo médio-baixo. Coloque a quinoa e frite durante uns 2 minutos. Acrescente a água e cozinhe em fogo baixo por cerca de 8 minutos, até ficar macia. Junte a salsa e o tomilho. Tempere com sal e pimenta-do-reino a gosto.

Sopa de frango

Fase 1

A receita desta sopa saudável e rica em proteína se baseia na tradicional "canja de galinha", podendo ser servida como refeição principal ou lanche. Quente, é boa para o trato digestório, e os ossos do caldo de galinha estão repletos de nutrientes. Se quiser, acrescente outras hortaliças ou, na Fase 2, um pouco de arroz integral para preparar um jantar substancioso. De qualquer maneira, a cenoura, o alho e a cebola usados na sopa e no caldo são Superalimentos do Microbioma.

1 PORÇÃO

Ingredientes
2 xícaras de caldo de galinha*
2 cenouras pequenas em rodelas
½ xícara de frango cozido e cortado, ou a gosto

¼ de xícara de endro cortadinho
2 colheres (sopa) de salsinha picada
Sal e pimenta-do-reino a gosto

Modo de fazer

Aqueça o caldo de galinha em fogo baixo, em uma panela de 15 a 17 cm, durante 5 minutos. Junte a cenoura e cozinhe em fogo baixo por 8 a 10 minutos, até ficar macia. Junte o frango cozido. Quando o frango estiver quente, depois de uns 4 minutos, acrescente o endro e a salsinha. Tempere com sal e pimenta-do-reino a gosto.

A sobra da sopa pode ser congelada.

Vieiras grelhadas

Um prato rápido, fácil e delicioso! Esta é a refeição perfeita para aqueles momentos em que você está com vontade de comer alguma coisa fantástica, mas que leve apenas alguns minutos para ser preparada. Compre vieiras "secas", e não "úmidas". As vieiras úmidas são tratadas com fosfato, um conservante que absorve água. É fácil identificá-las, pois elas são muito brancas. As vieiras secas são naturais e não encolhem quando cozidas – elas têm uma tonalidade cor de creme natural.

2 PORÇÕES

Ingredientes

240 g de vieiras "secas" grandes
Sal e pimenta-do-reino a gosto
1 colher (chá) de azeite
2 colheres (chá) de manteiga clarificada
1 colher (chá) de suco de limão
1 colher (chá) de salsinha picada
1 colher (chá) de cebolinha picada
1 colher (chá) de estragão picado

Modo de fazer

Lave e seque as vieiras. Salpique sal e pimenta-do-reino.

Aqueça o azeite e 1 colher de chá de manteiga em uma panela de fundo grosso, em fogo alto, até quase sair fumaça. Grelhe as vieiras durante 1½ a 2 minutos de cada lado, até que se forme uma crosta dourada. Retire-as do fogo.

Derreta rapidamente a outra colher de chá de manteiga na panela e acrescente o suco de limão; cozinhe por 1 minuto em fogo médio e junte a salsinha, a cebolinha e o estragão.

Despeje a manteiga aromatizada sobre as vieiras e sirva imediatamente.

LANCHE

Couve-flor assada com curry

Esta é uma guloseima viciante que pode ser saboreada pura, acrescentada a uma salada ou servida como acompanhamento. A receita inclui cúrcuma, um condimento moído considerado benéfico à saúde na Índia e na Ásia, e que tem um histórico de usos medicinais em muitas culturas. Não admira, pois, esse Supercondimento do Microbioma ajudar a combater a inflamação, fortalecer o sistema imunológico e contribuir para o funcionamento cerebral. A cebola e o alho são Superalimentos do Microbioma.

Este é um lanche que o deixará revigorado e satisfeito. Experimente e comprove. (Se precisar de ajuda para comprar ou preparar gengibre fresco, veja a receita de vitamina de manga*.)

4 PORÇÕES

Ingredientes

1 colher (chá) de alho socado
2 colheres (sopa) de óleo de coco
1 colher (sopa) de azeite
2 colheres (sopa) de cebola picada
2 colheres (sopa) de gengibre fresco picado
1 xícara de leite de coco
1 couve-flor grande separada em buquês pequenos
1 colher (sopa) de *curry* em pó
¼ de colher (chá) de cúrcuma
¼ de colher (chá) de cominho em pó
¼ de colher (chá) de cardamomo em pó
¼ de colher (chá) de sementes de mostarda (opcional)

Modo de fazer

Preaqueça o forno a 200°. Forre uma assadeira com papel-manteiga.

Aqueça o alho no óleo e no azeite em uma panela média. Refogue a cebola e o gengibre em fogo baixo até que a cebola esteja macia, por cerca de 7 minutos. Junte o leite de coco e cozinhe por mais 5 minutos. Acrescente a couve-flor, o *curry*, a cúrcuma, o cardamomo e a semente de mostarda (opcional), e cozinhe por 15 minutos, banhando com frequência a couve-flor com o líquido da panela. O líquido vai reduzir substancialmente.

Transfira a couve-flor para a assadeira forrada com papel-manteiga e despeje a mistura de leite de coco sobre os buquês, a colheradas. Asse por 30 minutos até dourar. Sirva quente ou à temperatura ambiente.

Gaspacho

Este creme é uma versão da popular sopa espanhola. É condimentada, azedinha, refrescante e rica em prebióticos do tomate e do alho. O azeite de oliva contém gorduras saudáveis, importantíssimas para a saúde das células e, sobretudo, do cérebro, enquanto a proteína em pó ajuda a manter os níveis de energia no meio do dia. Se você colocar a vitamina em uma garrafa térmica, poderá levá-la consigo aonde for. Agite vigorosamente antes de beber.

1 PORÇÃO

Ingredientes
½ xícara de tomate picado
½ xícara de pepino picado
2 colheres (sopa) bem cheias de pimentão verde picado
1 colher (chá) de suco de limão espremido na hora
½ xícara de água
2 colheres (sopa) de proteína de ervilha em pó
¼ de avocado
½ colher (chá) de cominho em pó
1 colher (sopa) de vinagre
1 colher (chá) de azeite
1 colher (chá) de óleo de linhaça
¼ de colher (chá) de alho socado
1 colher (chá) de sal
½ colher (chá) de pimenta-jalapenho bem picadinha ou de molho de pimenta
3 cubos de gelo

Modo de fazer
Bata todos os ingredientes no liquidificador até obter uma mistura homogênea.

Chips de couve

Você vai ficar viciado nesta guloseima, que é uma ótima maneira de comer couve, um dos alimentos mais saudáveis do mundo. Rica em fibra, ela ajuda a emagrecer. A couve também contém quantidades significativas de vitaminas A, C, B_6 e K, bem como manganês e cobre, que conferem proteção antioxidante e anti-inflamatória, além de prevenir contra o câncer.

Ingredientes
½ maço de folhas de couve
1 colher (sopa) de azeite de oliva
Sal a gosto

Modo de fazer
Preaqueça o forno a 180°. Forre uma assadeira grande com papel-manteiga.
Lave e seque bem as folhas; a umidade deixa os *chips* moles. Retire o talo central das folhas de couve e descarte-o. Rasgue as folhas em pedacinhos de 2,5 cm.
Esfregue azeite nos pedaços de couve; as folhas devem ficar brilhantes, mas não oleosas. Salpique um pouquinho de sal.
Espalhe a couve sobre o papel-manteiga e asse a 180° por 10 minutos, ou até que esteja crocante. Se quiser, coloque um pouco mais de sal.

Aspargos assados com limão

O aspargo auxilia a digestão, combate a inflamação e nutre o microbioma, o que o torna um prebiótico natural. Mas não coma aspargos somente por causa dos benefícios à saúde – coma-o, sim, porque é muito saboroso. Assado, o aspargo fica crocante e com sabor acentuado, e umas gotinhas de limão o deixam azedinho. Essa receita rende uma boa porção, portanto, você pode levar um pouco para o trabalho, para um lanchinho no final da tarde. Tempere com um pouco de vinagrete de limão* para fazer uma salada saborosa, e aqueça para servi-lo como um acompanhamento rápido e fácil.

4 PORÇÕES

Ingredientes
- 24 aspargos grandes (cerca de 1 kg), sem as pontas duras
- 3 colheres (sopa) de azeite de oliva
- Sal *kosher* ou sal marinho grosso
- 2 colheres (sopa) de suco de limão espremido na hora
- Rodelas de limão

Modo de fazer

Preaqueça o forno a 200°. Unte uma assadeira de 32,2 × 45 cm.
Coloque os aspargos na assadeira e pincele-os com azeite. Polvilhe sal.
Asse por 10 minutos ou até que estejam macios ao se espetar o garfo.
Coloque umas gotinhas de limão por cima e decore o prato com as rodelas de limão. Sirva quente ou frio.

Chips de batata-doce

Fase 2

Você não precisa ficar sem comer batatinha *chips* na Dieta do Microbioma – pode matar sua vontade com esta refeição ligeira e crocante, ao mesmo tempo doce e salgada. Use batata-doce ou inhame, pois ambos são ricos em antioxidantes, fibra alimentar, vitaminas e nutrientes.

Fatie as batatas com uma faca afiada, ou compre um fatiador de alimentos, o *mandolin*, com diferentes tipos de lâmina. Compre um que tenha protetor de mão, em lojas de utensílios domésticos ou pela internet. Eles são ótimos para cortar e fatiar; economizam tempo e deixam os vegetais lindos, como se fossem de restaurante.

1 A 2 PORÇÕES

Ingredientes
- 1 batata-doce grande
- 1 colher (sopa) de azeite de oliva
- Sal a gosto

Modo de fazer

Preaqueça o forno a 150º.

Corte a batata-doce em fatias finas e uniformes.

Em uma tigela, coloque as fatias com o óleo e polvilhe com um pouquinho de sal. Distribua as fatias de batata em assadeiras, em camada única, e asse por 1 hora, virando a cada 15 minutos para que assem por igual. Cuidado para não deixá-las queimar. As fatias estarão prontas quando estiverem douradas e crocantes. O centro ficará menos crocante do que as bordas.

Tempere com sal a gosto e sirva imediatamente. As sobras, se houver, conservam-se por 1 dia. Reaqueça no forno para que voltem a ficar crocantes.

Grão-de-bico com especiarias

Este lanche viciante originário da ilha de Trinidad vai durar dias. O grão-de-bico melhora a saúde intestinal e, como alimento rico em fibra, promove uma sensação de saciedade. Além disso, ajuda no equilíbrio hormonal das mulheres, sobretudo durante a perimenopausa e logo após a menopausa. A mistura de especiarias inclui cúrcuma, um Supercondimento do Microbioma muito usado na cozinha indiana e asiática, que tem história em usos medicinais. A ciência moderna afirma que a cúrcuma é um extraordinário anti-inflamatório, que reforça o sistema imunológico e ajuda a tratar o intestino.

CERCA DE 3 PORÇÕES

Ingredientes

1 colher (chá) de cominho

¼ de colher (chá) de pimenta-de-caiena

1 colher (chá) de *curry* em pó

¼ de colher (chá) de cúrcuma

1 colher (chá) de pimenta-da-jamaica

½ colher (chá) de canela
¼ de colher (chá) de noz-moscada ralada na hora
⅛ de colher (chá) de cravo em pó
1 colher (chá) de coentro em pó
½ colher (chá) de pimenta-vermelha em pó, ou a gosto
2 latas de 450 g de grão-de-bico orgânico
1 ½ colher (sopa) de azeite
2 colheres (sopa) de sal *kosher*
Sal e pimenta-do-reino a gosto

Modo de fazer
Preaqueça o forno a 190°.
Misture todos os condimentos (do cominho até a pimenta-vermelha em pó). O que sobrar dessa mistura poderá ser guardado e usado no tempero da carne e do frango.
Escorra o grão-de-bico e passe uma água nele.
Em uma tigela, misture o grão-de-bico com o azeite. Acrescente 2 colheres de sopa da mistura de tempero e o sal.
Distribua os grãos em uma assadeira e leve ao forno. Asse até que fiquem dourados e crocantes, por cerca de 30 a 40 minutos. Deixe esfriar até atingir a temperatura ambiente. Se quiser, acrescente mais sal e pimenta-do-reino, e então sirva.
O grão-de-bico pode ser guardado em um recipiente bem vedado. Se ficar mole, coloque-o no forno até que volte a ficar crocante.

Alcachofra com molho de mostarda e limão

A alcachofra pode ser preparada com antecedência. Ela demora para ser consumida, portanto, é um ótimo prato para quando você está com fome, pois, quando termina de comer, você se sente saciado! Alcachofra cozida no vapor também é um excelente acompanhamento como salada no almoço!

A alcachofra proporciona excelentes benefícios à saúde. É um poderoso antioxidante rico em nutrientes, bem como em fibra alimentar, que o deixa saciado e, ao mesmo tempo, nutre o microbioma.

Para comer a alcachofra cozida, puxe uma folhinha, mergulhe-a na mistura de manteiga e mostarda, e deslize a superfície interna da folha sobre os dentes inferiores para remover a polpa. Depois, jogue fora a folha e arranque outra. Quando chegar à parte central da alcachofra – a parte que recobre o miolo –, retire-a com uma colher e corte-a em pedaços pequenos. Mergulhe cada pedacinho no molho e saboreie! Gosto de pensar no miolo da alcachofra como prêmio final. Hummm!

A propósito, esta receita leva duas alcachofras e molho extra, de modo que você pode colocá-los na geladeira e usar da próxima vez que tiver alcachofra no cardápio da Dieta do Microbioma.

2 PORÇÕES (2 ALCACHOFRAS)

Ingredientes

2 alcachofras médias
1 xícara ou mais de água
½ colher (chá) de suco de limão

para a alcachofra

Corte os espinhos da alcachofra com uma tesoura, deixando cerca de 2,5 cm de talo. Coloque as alcachofras em um cesto de cozimento a vapor sobre uma panela com água e suco de limão (até o fundo do cesto). Tampe a panela e deixe ferver. Em seguida, reduza para chama média e deixe aproximadamente por 40 minutos. Veja se estão cozidas com a pontinha da faca. Deixe esfriar.

para o molho (6 porções)

6 colheres (sopa) de suco de limão espremido na hora
3 colheres (chá) de raspas finas de limão

1 ½ colher (chá) de mostarda *dijon*
1 colher (chá) de sal
9 colheres (sopa) de azeite de oliva
3 colheres (chá) de óleo de linhaça
Sal e pimenta-do-reino a gosto

Coloque todos os ingredientes em uma tigela pequena não reativa (vidro, aço inoxidável ou plástico) e bata. Tempere com sal e pimenta-do--reino a gosto.

Sirva como molho para a alcachofra. Coloque o restante do molho na geladeira para uso futuro.

Cogumelos recheados

Fase 1

Dois cogumelos recheados são um lanche substancioso. Ou então sirva quatro cogumelos recheados com salteado de verduras* no almoço. Esta receita é suficiente para uma porção de lanche ou refeição principal (com o salteado de verduras). O alho nutre o microbioma, enquanto a couve fornece ferro e vitamina B para ajudá-lo a vencer o estresse e promover a função cerebral e o equilíbrio hormonal. Na Fase 2, um pouco de queijo de leite de cabra ou ovelha ralado acrescenta outra textura e um pouquinho mais de sal.

1 PORÇÃO PARA ALMOÇO
MAIS 1 PORÇÃO PARA LANCHE

Ingredientes
2 colheres (sopa) de azeite de oliva
½ xícara de cebola picada bem miudinha
7 cogumelos brancos ou *crimini*
2 xícaras de couve, sem o talo central, cortada em tirinhas finas
1 colher (chá) de alho socado
½ colher (chá) de cominho

½ colher (chá) de sal
¼ de colher (chá) de pimenta-vermelha em pó
Sal e pimenta-do-reino a gosto
2 colheres (sopa) de queijo de leite de ovelha ralado, opcional na Fase 2

Modo de fazer

Preaqueça o forno a 190°.

Coloque 1 colher de sopa de azeite em uma frigideira funda e refogue a cebola em fogo médio, por cerca de 5 minutos, até ela ficar macia.

Corte o talo de 6 cogumelos. Pique o último cogumelo e acrescente à cebola; refogue por 2 minutos. Junte a couve, o alho, o cominho, o sal e a pimenta-vermelha, e cozinhe em fogo baixo até que a mistura esteja macia, por cerca de 6 minutos. Acrescente mais sal e pimenta a gosto. Retire do fogo.

Pincele levemente os cogumelos com 1 colher de sopa de azeite de oliva e recheie-os com a mistura de cebola. Disponha sobre uma assadeira e asse por 25 minutos, até que os cogumelos estejam macios, e o recheio, quente e dourado. Na Fase 2, cubra com queijo de leite de ovelha ralado, se quiser.

Hortaliças com molho de iogurte à moda turca

Iogurte com alho e sal é uma clássica combinação turca que realça o sabor das hortaliças. Esta versão contém três Superalimentos do Microbioma: alho, cebola e rabanete.

Você pode fazer bastante molho extra, que se conserva muito bem na geladeira. Fica delicioso sobre berinjela grelhada e também com rodelas de pepino. Experimente outras combinações de hortaliças. De qualquer maneira, você estará obtendo proteína e probióticos em um lanche com sabores fortes, que agradará seu paladar e o deixará saciado.

2 PORÇÕES

Ingredientes

1 colher (chá) de alho socado
½ colher (chá) de óleo de girassol ou azeite de oliva
½ colher (chá) de sal
1½ xícara de iogurte de leite de cabra ou ovelha
Sal e pimenta-do-reino a gosto
1 colher (sopa) de hortelã bem picadinha
½ pepino sem sementes cortado em palitinhos
4 rabanetes cortados ao meio
4 tomates-cereja
1 cenoura pequena cortada em palitinhos
6 folhas de endívia

Modo de fazer

Coloque o azeite em uma panela pequena e refogue o alho em fogo baixo por cerca de 2 minutos. Não deixe o alho dourar. Coloque o alho escorrido em uma tigela pequena e misture com o sal. Acrescente o iogurte, mexendo bem. Tempere com sal e pimenta a gosto.

Coloque em uma tigelinha e salpique por cima a hortelã fresca. Sirva com as hortaliças cruas.

AGRADECIMENTOS

Gostaria de agradecer à minha agente, Janis Valley, por todo o seu carinho comigo e com o projeto Microbioma. Foi sua capacidade de descobrir ideias novas e capazes de mudar a vida das pessoas que abriu as portas para a publicação deste livro. Sua convicção em um enfoque realista e visceral à comunicação ajudou a transformar minha abordagem nesta obra.

Agradeço também a Rachel Kranz, sem a qual este livro jamais teria sido possível. Sua grande habilidade na arte de escrever só é superada pela capacidade extraordinária de "baixar" minhas ideias e transformá-las rapidamente em palavras. Foi um grande privilégio trabalhar com ela neste projeto; espero que possamos trabalhar juntos novamente. Assim como eu, ela gosta de ver bem além da superfície e do *status quo*, onde os pontinhos começam a se juntar e a revelar uma nova realidade.

Meus agradecimentos a Dee Dee DeBartlo, chefe da equipe de marketing. Ela não apenas compreendeu imediatamente as ideias e as mensagens deste livro, bem como minha filosofia de cura de modo geral, e as transmitiu em palavras simples, mas também o sentimento e a alma de onde brotam essas ideias. Ela e sua colega Jillian Sanders formaram uma dupla perspicaz e muito competente.

Meus agradecimentos também ao brilhante chefe da equipe de arte e website, Alexej Steinhardt, da Roundhex, e sua excelente gerente, Tina Rath. Assim que os conheci, soube que entenderiam minha proposta.

Sou muito grato a Renee Sedliar e à equipe da Da Capo Press por publicarem *A Dieta do Microbioma*. Renee teve a capacidade de perceber que a Dieta do Microbioma representa um desenvolvimento muito importante no setor de livros de dieta e na área da saúde de modo geral. Seu olhar crítico colocou este livro em um novo patamar. Sou grato também a Amber Morris, gerente de projetos na Da Capo, que acompanhou todo o processo de produção, e a Josephine Mariea, por seu excelente trabalho na revisão do texto. O meu muito obrigado a Kate Burke, diretora adjunta de publicidade da Da Capo, cujos esforços ajudaram a divulgar o meu livro ao público em geral. Foi um prazer trabalhar com todos vocês; espero que essa experiência se repita muitas outras vezes.

Agradeço a Carole Clark, a chefe de cozinha que se dedicou com tanto afinco a este projeto. Ela era muito flexível e compreensiva – uma pessoa que realmente sabe trabalhar em equipe. Carole fez com que a abordagem à alimentação e à preparação de alimentos da Dieta do Microbioma se tornasse acessível a todos. Como você verá (e provará), ela criou uma obra de arte depois da outra.

Não tenho palavras para expressar minha gratidão ao meu amado mestre, o rabino Brandwein, de saudosa memória. Ele me ensinou a grande sabedoria da Cabala, que informa e guia a natureza. Aprendi que o conhecimento da verdadeira Cabala também me proporciona uma visão geral da ciência. Assim como as Leis de Newton foram influenciadas por essa sabedoria profunda, toda a minha postura em relação à medicina e à cura, bem como muitas das ideias expostas neste livro, surgem da visão de mundo cabalística.

Agradeço ao meu grande amigo Eliyahu Alfasi, que também foi aluno do rabino Brandwein e que agora se tornou meu mestre. Nós dois passamos muitas horas discutindo os tópicos deste livro, e ele me ajudou a expressar ideias muito importantes. Quem melhor para ser meu mestre do que a pessoa que aprendeu os ensinamentos da Cabala com o maior de todos os cabalistas, o rabino Ashlag, um homem que vive verdadeiramente de acordo com essas ideias elevadas? Quem melhor para ser meu mestre do que alguém que também conhece a fundo as ideias de tantos dos filósofos com os quais o rabino Ashlag dialogava? Obrigado, Eliyahu.

Por fim, agradeço a Chasya, minha linda esposa, que me deu espaço e tempo para escrever este livro. Sou muito grato por ela ser a pessoa que eu não sou – alguém que consegue supervisionar e gerenciar grandes projetos e permitir que eu me mantenha no meu curso. Janis e Rachel, tenho certeza, também são muito agradecidas a ela!! Chasya muitas vezes assumia sozinha os trabalhos da casa e os cuidados com os nossos filhos, quando eu estava ocupado escrevendo. Para mim, ela é coautora deste livro.

RECURSOS

Betaína

Now, *www.nowfoods.com*. Seu cloridrato de betaína é uma fonte bastante confiável de ácido clorídrico.

Standard Process, *www.standardprocess.com*. Seu produto, Zypan, é uma poderosa combinação de ácido clorídrico e enzimas digestivas.

Thorne, *www.thorne.com*. Seu cloridrato de betaína é uma boa fonte de ácido clorídrico para repor o ácido gástrico.

Enzimas

Integrative Therapeutics, *www.integrativetherapeutics.com*. Seu produto, Similase, acalma o intestino e repõe enzimas necessárias.

Now, *www.nowfoods.com*. Eles fazem um produto muito bom chamado Super Enzymes, que contém todas as enzimas de que você precisa.

Designs for Health, *www.designsforhealth.com*. Seu produto, Digestzymes, contém enzimas que ajudam a degradar os laticínios e o glúten.

Orthomolecular, *www.orthomolecularproducts.com*. Seu produto, Digestzymes, contém um bom e amplo espectro de enzimas digestivas.

Alimentos fermentados

Bubbies, *www.bubbies.com*. Chucrute, picles *kosher*.

Bao Fermented Food and Drink, *www.baofoodanddrink.com*. Alimentos fermentados e probióticos.

Immunotrion, *www.immunotrition.com*. Vegetais orgânicos de vários tipos com culturas vivas.

Pickle Planet, *www.pickleplanet.com*. Alimentos lactofermentados.

Sunja's, *www.sunjaskimchi.com*. *Kimchi* de todos os tipos, inclusive condimentados.

Wild Brine, *www.wildbrine.com*. Todos os tipos de alimentos fermentados.

Wise Choice Market, *www.wisechoicemarket.com*. Alimentos fermentados.

Alimentos sem glúten

Against the Grain Gourmet, *www.againstthegraingourmet.com*
Bob's Red Mill, *www.bobsredmill.com*
Gluten Freeda Foods, *www.glutenfreedafoods.com*
Glutino, *www.glutino.com*
Udi's Gluten-Free, *www.udisglutenfree.com*

Carne, aves e ovos orgânicos de animais alimentados em pasto

Applegate Farms, *www.applegatefarms.com*
Organic Valley, *www.organicvalley.com*

Grow and Behold, *www.growandbehold.com*. Produtos orgânicos e *kosher* de animais criados soltos e que receberam tratamento humano
Horizon Organic, *www.horizonorganic.com*
Ovos orgânicos de Pete and Gerry's, *www.peteandgerrys.com*
Stonyfield Farm, *www.stonyfield.com*

Produtos que tratam o intestino

Designs for Health, *www.designsforhealth.com*. Seu produto, GI Revive, é um excelente composto que contém glutamina e gama orizanol, que estimula o reparo tecidual e a síntese de hormônios do crescimento, e ainda pode reduzir a gordura corporal. Eu uso este produto com frequência.

Metagenics, *www.metagenics.com*. Seu produto, Glutagenics, contém uma dose elevada de glutamina, que ajuda a restabelecer a saúde das paredes intestinais.

Dieta do Microbioma, *www.kellmancenter.com*. Meu próprio produto, GI Restore, inclui uma série de nutrientes para reparar a parede intestinal.

OrthoMolecular, *www.orthomolecularproducts.com*. Seu produto, Inflammacore, contém glutamina e outros compostos curativos que reparam a parede intestinal.

Alimentos orgânicos saudáveis

EarthBound Farms, *www.earthboundfarms.com*
Diamond Organics, *www.diamondorganics.com*
Green for Good, *www.greenforgood.com*
Organics, *www.organics.com*
Organic Planet, *www.orgfood.com*
Shop Natural, *www.shopnatural.com*
Small Planet Foods, *www.cfarm.com*

Prebióticos

Ecological Formulas, *www.ecologicalformulas.com*. Seu produto, Cal-Mag Butyrate, é um dos que eu prescrevo aos meus pacientes.

Jarrow, *www.jarrow.com*. Uma fonte de inulina com FOS (fruto-oligossacarídeos) para reforço prebiótico.

Klaire Labs, *www.klairelabs.com*. Seu produto, Biotagen, é uma potente combinação de inulina e arabinogalactanas, que recomendo com frequência aos meus pacientes.

Dieta do Microbioma, *www.kellmancenter.com*. Meus próprios produtos, Prebiotics e Flourish, são bastante equilibrados. Eu ofereço também Microbiome Butyrate.

Now, *www.nowfoods.com*

Prebiotin, *www.prebiotin.com*

Standard Process, *www.standardprocess.com*

Xymogen, *www.xymogen.com*. Seu produto, ProBioMax Plus DF, é uma potente combinação de arabinogalactanas e probióticos que recomendo com frequência aos meus pacientes.

Probióticos

Organic3.com, *www.organic3.com*. Uma boa fonte de *Lactobacillus gasseri*, que, segundo estudos, auxilia na perda de peso, bem como outros probióticos. Essa empresa vende um pó probiótico que inclui essa bactéria vital.

Orthomolecular, *www.orthomolecularproducts.com*. Uma excelente fonte de probióticos.

Dieta do Microbioma, *www.kellmancenter.com*. Eu ofereço dois produtos: Boost, um probiótico com um elemento de prebiótico; e Thinbiotics, um probiótico de cepa única especificamente para perda de peso.

Supersmart.Com, *www.supersmart.com*. Uma boa fonte de *Lactobacillus gasseri*, que auxilia na perda de peso, bem como outros probióticos. Essa empresa vende o *Lactobacillus gasseri* em cápsula seisolada, que você pode tomar com outros probióticos.

Xymogen, *www.xymogen.com*. Uma excelente fonte de probióticos.

Produtos para remover as bactérias nocivas

Designs for Health, *www.designsforhealth.com*. Seu produto, GI Microbe-X, é uma potente combinação de ervas que ajuda a promover o equilíbrio das bactérias intestinais.

Metagenics, *www.metagenics.com*. Seu produto, Candibactin AR, ajuda a eliminar as bactérias nocivas do trato intestinal.

Dieta do Microbioma, *www.kellmancenter.com*. Meu produto, Balance, pode ser usado como parte do processo dos Quatro Rs. Ele contém diversas ervas com uma grande variedade de efeitos antibacterianos.

Proteína em pó

Designs for Health, *www.designsforhealth.com*. A proteína de ervilha em pó desta empresa é uma fonte bastante confiável de proteína saudável.

Orthomolecular, *www.orthomolecularproducts.com*. Core Restore é uma proteína em pó que sempre recomendo aos meus pacientes. O produto contém uma proteína derivada da batata que parece inibir o apetite.

Swedish Bitters

Standard Process, *www.standardprocess.com*. Seu produto, Digest, contém cardo-mariano (*Silybum marianum*), que tem efeitos hepatoprotetores; dente-de-leão, um probiótico; genciana; tangerina; e Swedish Bitters, um elixir de ervas amargas que estimula a produção de ácido gástrico.

Suplementos para perda de peso

Douglas Labs, *www.douglaslabs.com*. Muitos dos meus pacientes obtiveram bons resultados com seu produto Metabolic Lean.

Life Extension, *www.lifeextension.com*. Receito com frequência seu Antiadipocyte Formula para os meus pacientes.

Xango, *www.xango.com*. Seu produto Favao é bastante eficaz.

Uma lista completa dos produtos do Kellman Center pode ser encontrada no nosso site, em *www.kellmancenter.com*.

NOTAS

CAPÍTULO 1

19 "Em 2008, os Institutos Nacionais de Saúde (NIH) dos Estados Unidos deram início a um projeto para mapear o microbioma, suscitando uma enorme quantidade de pesquisas fascinantes". "Human Microbiome Project: Diversity of Human Microbes Greater Than Previously Predicted", *Science Daily*, 21 de maio de 2010, www.sciencedaily.com/releases/2010/05/100520141214.htm.

20 "Uma das primeiras bactérias que encontramos... doenças alérgicas, doenças inflamatórias intestinais, e, novamente, obesidade". Moises Velasquez-Manoff, "Are Happy Gut Bacteria Key to Weight Loss?", *Mother Jones*, 22 de abril de 2013, www.motherjones.com/environment/2013/04/gut-microbiome-bacteria-weight-loss.

22 "De acordo com alguns cientistas... mantém o sistema imunológico em equilíbrio". *Ibidem*.

22 "Martin J. Blaser, chefe do Departamento de Medicina... epidemia mundial de obesidade." Michael Specter, "Exploring the Human Microbiome," *New Yorker*, 22 de outubro de 2012, www.newyorker.com/reporting/2012/10/22/121022fa_fact_specter.

23 "Outros estudos confirmam... outros sinais perigosos de distúrbio metabólico." E. Le Chatelier et al., "Richness of Human Gut Microbiome Correlates with Metabolic Markers", *Nature* 500, n. 7464 (29 de agosto de 2013), p. 541-546, www.ncbi.nlm.nih.gov/pubmed/23985870.

24 "Os resultados foram espantosos... não são realmente normais". Velasquez-Manoff, "Are Happy Gut Bacteria Key to Weight Loss?".

25 "Como diz Velasquez-Manoff... comparado a uma lista de tarefas de uma página." *Ibidem*.

29 "O dr. Yang-Xin Fu, PhD... mas também no microbioma do hospedeiro." Upadhyay, Vaibhav et al., "Lymphotoxin Regulates Commensal Responses to Enable Diet-Induced Obesity", *Nature Immunology* 13, n. 10 (outubro de 2012), p. 947-953, www.nature.com/ni/journal/v13/n10/abs/ni.2403.html.

29 "Analise este estudo feito pelo dr. Walter Willett... mesmo quando se consome uma quantidade maior de calorias!" P. Greene e W. Willet, "Pilot 12 Week Feeding Weight Loss Comparison: Low Fat vs. Low Carbohydrate Diets", Resumo 95, apresentado no congresso anual da North American Association for the Study of Obesity's, em 2003.

32 "Eles compararam três grupos de camundongos... talvez alterando o seu microbioma." A. P. Liou, M. Paziuk, J. M. Luevano Jr., S. Machineni, P. J. Turnbaugh e L. M. Kaplan, "Conserved Shifts in the Gut Microbiota Due to Gastric Bypass Reduce Host Weight and Adiposity", *Science Translational Medicine* 5, n. 178 (Março de 2013): 178ra41, http://stm.sciencemag.org/content/5/178/178ra41.

34 "Um grupo de pesquisadores descobriu que mais de 80% das pessoas... tinham perdido no início." Gretchen Voss, "When You LoseWeight – and Gain It All Back", *Women's Health*, 6 e 10 de junho, www.nbcnews.com/id/36716808/ns/health-diet_and_nutrition/t/when-you-lose-weight-gain-it-all-back/.

35 "Hábitos alimentares ruins não são suficientes... metabolizar os alimentos que ingerimos." Specter, "Exploring the Human Microbiome".

36 "Um livro pioneiro... intitulado *The Second Brain*." Michael D. Gershon, *The Second Brain: The Scientific Basis of Gut Instinct and a Groundbreaking New Understanding of Nervous Disorders of the Stomach and Intestines* (Nova York: HarperCollins, 1998).
39 "Em janeiro de 2014, a revista *Proceedings* da renomada Clínica Mayo.... sobre o microbioma em sua prática clínica." Sahil Khanna, "A Clinician's Primer on the Role of the Microbiome in Human Health and Disease", *Mayo Clinic Proceedings* 89, n. 1 (Janeiro de 2014), p. 107-114.
41 "Sarkis K. Mazmanian do Instituto de Tecnologia da Califórnia... uma parte fundamental de nós." Jennifer Ackerman, "The Ultimate Social Network", *Scientific American* 306, n. 6 (Maio de 2012), p. 36-43.

CAPÍTULO 2

49 "O pesquisador Martin J. Blaser, da Universidade de Nova York... a cada dois anos." Specter, "Exploring the Human Microbiome".
53 "O dr. Paresh Dandona... confirmou decisivamente o papel inflamatório da alimentação." Velasquez-Manoff, "Are Happy Gut Bacteria Key to Weight Loss?".
55 "Pesquisas pioneiras realizadas por Patrice Cani na Universidade Católica de Louvain, em Bruxelas, Bélgica... O resultado é boa saúde e peso saudável." *Ibidem*.
60 "A administração de probióticos a camundongos aparentemente deteve o aumento de peso. O probiótico também ajudou a reduzir a inflamação e a melhorar as junções intercelulares nas paredes epiteliais." R. Mennigen, K. Nolte, E. Rijcken, M. Utech, B. Loeffler, N. Senninger e M. Bruewer, "Probiotic ixture VSL #3 Protects the Epithelial Barrier by Maintaining Tight Junction Protein Expression and Preventing Apoptosis in a Murine Model of Colitis", *American Journal of Physiology* 296, n. 5, pt. 1 (2009), p. 1140-1149.
60 "Outros estudos também revelaram que os ácidos graxos de cadeia curta detêm a inflamação de várias maneiras... e a reduzir seus níveis de colesterol e triglicérides." Y. Furusawa et al., "Commensal Microbe-Derived Butyrate Induces the Differentiation of Colonic Regulatory T cells", *Nature* 504, n. 7480 (Novembro de 2013), p. 446-450; M. D. Säemann et al.,

"Anti-Inflammatory Effects of Sodium Butyrate on Human Monocytes: Potent Inhibition of IL-12 and Up-Regulation of IL-10 Production", *FASEB Journal* 14, n. 15 (December 2000), p. 2380-2382.

61 "Em setembro de 2013... uma alimentação rica em fibra e relativamente pobre em gorduras prejudiciais." V. K. Ridaura et al. "Gut Microbiota from Twins Discordant for Obesity Modulate Metabolism in Mice", *Science* 341, n. 6150 (September 6, 2013), p. 1079, www.sciencemag.org/content/341/6150/1241214.abstract.

CAPÍTULO 3

80 "Em setembro de 2013.... aqueles outros efeitos negativos." A. N. Payne, C. Chassard, C. Lacroix, "Gut Microbial Adaptation to Dietary Consumption of Fructose, Artificial Sweeteners and Sugar Alcohols: Implications for Host-Microbe Interactions Contributing to Obesity", *Obesity Reviews* 13, n. 9 (September 2012), p. 753-834.

83 "Pesquisadores de Xangai... mais poderosa que os genes da "magreza." N. Fei, and L. Zhao, "An Opportunistic Pathogen Isolated from the Gut of an Obese Human Causes Obesity in Germfree Mice", *ISME Journal* 7, n. 4 (Abril de 2013), p. 880-884, www.nature.com/ismej/journal/v7/n4/full/ismej2012153a.html.

CAPÍTULO 4

94 "dezembro de 2013 a revista *Journal of the American Medical Association* publicou um artigo... e outras disfunções cerebrais." Catherine Saint Louis, "Acid-Suppressing Drugs Linked to Vitamin B12 Deficiency", *New York Times* Blogs, 10 de dezembro de 2013, http://well.blogs.nytimes.com/2013/12/10/acid-suppressing-drugs-linked-to-vitamin-b12-deficiency/.

CAPÍTULO 5

106 "O primeiro ocorreu... seus níveis de colesterol permaneciam saudáveis." Robert Ornstein e Charles Swencionis (eds.), *The Healing Brain: A Scientific Reader* (Nova York: Guilford Press, 1990), p. 88.

106 "O segundo 'experimento'... neste experimento." Robert M. Sapolsky, *Why Zebras Don't Get Ulcers: An Updated Guide to Stress, Stress-Related Diseases, and Coping*, 3. ed. (Nova York: W. H. Freeman and Co., 2004).

CAPÍTULO 7

128 "Em 2012 foram realizados tantos estudos... tendem a resultar no armazenamento de gordura." K. A. Scott, *et al.*, "Effects of Chronic Social Stress on Obesity", *Current Obesity Reports* 1, n. 1 (Março de 2012), p. 16-25, www.ncbi.nlm.nih.gov/pubmed/22943039.
129 "Um estudo realizado em 2010 por outra equipe de pesquisadores... ganharam mais gordura abdominal." S. J. Melhorn, E. G. Krause, K. A. Scott, M. R. Mooney, J. D. Johnson, S. C. Woods e R. R. Sakai, "Meal Patterns and Hypothalamic NPY Expression During Chronic Social Stress and Recovery", *American Journal of Physiology: Regulatory, Integrative, and Comparative Physiology* 299, n. 3 (Setembro de 2010), p. R813–R822, www.ncbi.nlm.nih.gov/pmc/articles/PMC2944420/.
133 "em 2008 um grupo de pesquisadores australianos... do início do semestre." Simon R. Knowles, E. Nelson e E. Palombo, "Investigating the role of Perceived Stress on Bacterial Flora Activity and Salivary Cortisol Secretion: A Possible Mechanism Underlying Susceptibility to Illness", *Biological Psychology* 77, n. 2 (Fevereiro de 2008), p. 132-137, www.sciencedirect.com/science/article/pii/S0301051107001597.
135 "Na verdade, mais da metade das pessoas... reação aumentada à dor." Siri Carpenter, "That Gut Feeling", *American Psychological Association* 43, n. 8 (Setembro de 2012), p. 50, www.apa.org/monitor/2012/09/gut-feeling.aspx.
136 "Em 2010, alguns pesquisadores canadenses... e síndrome de fadiga crônica." Mélanie G. Gareau et al., "Bacterial Infection Causes Stress-Induced Memory Dysfunction in Mice", *Gut* 60, n. 3 (Março de 2011), p. 307-317, http://gut.bmj.com/content/early/2010/10/21/gut.2009.202515.abstract.
136 "Um experimento realizado em 2011... sentirem menos ansiedade e depressão." Carpenter, "That Gut Feeling".

137 "Um estudo realizado em 2013 na Universidade da Califórnia (UCLA)... mais capacidade de solucionar problemas." K. Tillisch et al., "Consumption of Fermented Milk Product with Probiotic Modulates Brain Activity", *Gastroenterology* 144, n. 7 (Junho de 2013), p. 1394-1401.e4, www.gastrojournal.org/article/S0016-5085%2813%2900292-8/abstract.

CAPÍTULO 8

150 "Um estudo realizado por um grupo de pesquisadores da Universidade de Swinburne ... reduzia os níveis de cortisol." A. Scholey, C. Haskell, B. Robertson, D. Kennedy, A. Milne e M. Wetherell, "Chewing Gum Alleviates Negative Mood and Reduces Cortisol During Acute Laboratory Psychological Stress", *Physiology & Behavior* 97, n. 3-3 (Junho de 2009), p. 304-312.

CAPÍTULO 10

179 "Um estudo de 2004.... o DNA das bactérias." "Safety of Genetically Engineered Foods: Approaches to Assessing Unintended Health Effects", Committee on Identifying and Assessing Unintended Effects of Genetically Engineered Foods on Human Health, Institute of Medicine and National Research Council of the National Academies (Washington, DC: The National Academies Press, 2004).

180 "O dr. Jack Heinemann... 'ração geneticamente modificada.'" Jack Heinemann, "Report on Animals Exposed to GM Ingredients in Animal Feed", Commerce Commission, New Zealand, Novembro de 24, 2009, www.biosafety-info.net/article.php?aid=645.

182 "O artigo, publicado por Emily Esfahani Smith... produzir mais inflamações." Emily Esfahani Smith, "Meaning Is Healthier Than Happiness", *The Atlantic*, 1º de agosto de 2013, www.theatlantic.com/health/archive/ 2013/08/meaning-is-healthier-than-happiness/278250/.

CAPÍTULO 11

195 "Em junho de 2011... afirmava o artigo." D. Mozaffarian, T. Hao, E. B. Rimm, W. C. Willett, F. B. Hu, "Changes in Diet and Lifestyle and Long-Term Weight Gain in Women and Men", *New England Journal of Medicine* 364 (23 de junho de 2011), p. 2392-2404, www.nejm.org/doi/full/ 10.1056/NEJMoa1014296?query=featured_home&.

195 "Um ano antes... sensibilidade à insulina e na inflamação." H. Sadrzadeh-Yeganeh, I. Elmadfa, A. Djazayery, M. Jalali e M. Chamary, "The Effects of Probiotic and Conventional Yoghurt on Lipid Profile in Women", *British Journal of Nutrition* 103, n. 12 (Junho de 2010), p. 1778-1783, http://journals.cambridge.org/action/displayAbstract?fromPage=online&aid=7807665.

197 "a inulina inibe o câncer de cólon... *British Journal of Nutrition*." Beatrice L. Pool-Zobel, "Inulin-Type Fructans and Reduction in Colon Cancer Risk: Review of Experimental and Human Data", *British Journal of Nutrition* 93, Sup. S1 (Abril de 2005): p. S73-S90, http://journals.cambridge.org/action/displayAbstract?fromPage=online&aid=922696.

ÍNDICE REMISSIVO

A

Absinto, 225, 246
Academia Nacional de Ciências dos Estados Unidos, 180, 182
Acetato, 60
Acetilcolina, 135
Ácido caprílico, 225, 246
Ácido clorídrico, 91, 94, 151, 226, 246, 258
Ácido fólico, 203
Ácido pantotênico, 117
Ácidos gástricos, 49, 91-5, 151-52, 189
Ácidos graxos de cadeia curta (AGCCs), 59-61, 101, 115, 154
Açúcar, 80, 209-11, 218

Acúmulo/armazenamento de gordura, 127-28
Adesão de 90% à dieta, 242
Aditivos, 82
Adoçantes artificiais, 80-1, 210, 218
Alcachofra com Molho de Mostarda e Limão, 360-62
Alcaçuz desglicirrizado, 228, 248, 260
Álcool, 245
Alergias, 47-8, 56-8, 113, 175
Alface, 221
Alface-americana, 221
Alho e suplementos de alho, 200-01, 225-26, 246
Alho-poró, 201-02

Alimentação consciente, 143-45
Alimento saboroso, 141-42
Alimentos processados/
   industrializados, 77-8, 209,
   215-16, 220
Alimentos reativos, 73
Alimentos saudáveis, 222-23
   Ver também Superalimentos do
      Microbioma
Alimentos
   cultura dos, 139-40, 183-84
   gorduras saudáveis, 221-23
   intolerância, 48, 57-9, 113-14, 174
   para lista de utensílios e
      mantimentos, 264-65
   processados, 77-8, 209
   que devem ser evitados, 242-43
   relação com os, 96, 158
   significado ou propósito dos, 182-84
   tamanho das porções, 223
   Ver também Superalimentos do
      microbioma
Almoço, receitas, 294-318
Almôndegas com Abóbora-Espaguete
   ao Pesto, 343-44
Almôndegas, 314-15
Alteia (erva), 114, 228, 248, 260
Amaranto, 244
Amêndoas, 264
Amendoim e manteiga de amendoim,
   220
Amido de milho, 218
Amido resistente, 220

Amilase, 149, 226, 247, 258
Andropausa, 90
Antiácidos, 93-4, 152
Antibióticos
   aumento de peso e, 49-51, 98
   definição de, 12, 17
   impactos dos, 21-2
   por razões médicas, 99
   proliferação dos, 176
   sistema imunológico produção de,
      57-9
Arabinogalactanas, 105, 198-200, 227,
   248, 259
Arroz com Feijão à Moda Mexicana,
   345-47
Arroz e farinha de arroz, 218, 244, 265
Artigos de higiene pessoal, 77
Aspargo(s), 202-05, 286-87, 357-58
Aspargos Assados com Limão, 357-58
Aumento de peso/engordar
   ácidos graxos de cadeia curta
      (AGCCs), 59-61
   antibióticos e, 49-51, 52
   calorias, 59
   efeitos do microbioma sobre o, 51,
      52, 64-5
   fome e, 45-51
   inflamação, 51-5
   intolerâncias alimentares, 48, 57-9,
      113-14, 174-75
   metabolismo, 61-4
   resistência à insulina, 55-7
   visão geral, 43-5

Índice remissivo

Aveia, 244
Avocado, 282, 290-91, 345-47

B

Bacalhau Fresco com Vinagrete de Laranja e Cominho, 349-50
Bactéria(s), 12, 20-2, 53, 56, 83-4
Baixo teor de carboidrato, dieta com baixo teor de gordura, 29-31
Batata(s)/batata-doce, 220, 244, 309-10, 358-59
Berberina, 225, 226, 246
Betacaroteno, 203
Biodiversidade, 100-02
Biofilme, 72
Blaser, Martin J., 22, 35, 49, 174
British Journal of Nutrition, 195, 197
Butirato, 60, 115-16, 248, 260

C

Café da manhã, cardápios, 279-94
Café/Café descafeinado, 245
Cálcio, 197
Caldo de carne, 265, 274, 314-15
Caldo de galinha, 265, 274, 326-27
Cal-mag butirato, 227, 248, 260
Calorias, 59
Candida albicans, 84
Canela, 188, 221, 265
Cani, Patrice, 55-7
Cardápios
  Fase 1, 229-39
  Fase 2, 241-49, 249-56

Castanha-do-pará, 264, 281-82
Castanhas e pastas de castanhas, 223, 264, 281-82
Cebola, 205
Cenouras, 206
Centro de Diabetes e Endocrinologia de Western New York, 53
Cereais, 79, 218, 244
Cérebro
  digestão e, 147
  efeitos do bioma, 133-35
  funções do, 136-38
  inflamação e, 135-36
Chá de ervas, 245
Chá, 245
Chili com Carne, 328-29
Chips de Batata-Doce, 358-59
Chips de Couve, 356-57
Chucrute, 194, 265
Cirurgia bariátrica, 31-4
Clark, Carole, 214, 242, 277
Clínica Mayo, 39
Cogumelos Recheados, 362-63
Comer com atenção, 143-45
Comer com pressa, 157-58
Comer sem estresse
  apreço e gratidão, 96, 145-46, 156-57
  comer com atenção, 143-45
  comer com pressa, 157-58
  comportamentos alimentares, 149-51
  compromisso de, 172
  emoções associadas com, 141-42

estímulo metabólico, 242
estômago e, 151-52
intestino delgado e cólon, 152-58
o que você deve e não fazer para, 155
Paradoxo francês, 146-47
relação com os alimentos, 158-59
saborear, 156
sistema de apoio para, 154-55
sistema gastrointestinal, 147-49
Cominho, 265
Conservantes, 77, 82-3, 216
Consórcio pan-europeu MetaHIT, 23
Contar calorias, 28-9, 87-8
Corantes, 216
Cordeiro à Provençal, 341-42
Cortisol, 124, 151
Couve-Flor Assada com *Curry*, 354-55
Couve-flor, 354-55
Crise na area da saúde, 175-76
Cromo, 204
Culpado/culpa, 86-8
Cúrcuma, 188, 221, 265
Curcumina, 115
Curry, 265

D

Dandôna, Dr. Paresh, 52-3
Dar água na boca, 147
Desejo de comer certos alimentos, 76
Desregulação calórica, 80-1
DGL. *Ver* Alcaçuz desglicirrizado

Dieta de exclusão, 113
Dieta do Microbioma, 64-7
Dieta Paleolítica, 195
Dipeptidil Peptidase 4 (DPP-4), 71, 89, 189, 226, 247, 259
Disbiose, 71, 72, 92
Distúrbios e interferentes endócrinos, 175, 177, 181
Distúrbios emocionais, 175
Distúrbios metabólicos, 178
DNA, 24, 26, 82, 180
Doença celíaca, 78
Doença do refluxo gastroesofágico (DRGE), 92
Doenças
transtornos autoimunes, 101, 165-67
Dopamina, 135

E

Ecossistema
ecologia do corpo, 19, 43, 176-80
Emagrecimento, suplementos para, 189, 228-29, 248
Embutidos, 220
Endotoxinas, 53, 55-6
Ensopado de carne com cebola e cerveja, 319-20
Ensopado de Carne com Ervas Aromáticas e Vinho Tinto, 321-22
Ensopado de Cordeiro com Lentilha, 329-30
Ensopado Vegetariano com *Curry*, 330-31

Ensopados
   Arroz com Feijão à Moda Mexicana, 345-47
   Chili com Carne, 328-29
   Cordeiro à Provençal, 341-42
   Ensopado de carne com cebola e cerveja, 319-20
   Ensopado de Carne com Ervas Aromáticas e Vinho Tinto, 321-22
   Ensopado de Cordeiro com Lentilha, 329-30
   Ensopado Vegetariano com *Curry*, 330-31
   Frango à Italiana, 338-39
   Frango ao Forno com Limão, 342-43
   Peixada, 325-26
   Peixe com Molho Romesco, 332-34
   Picadinho Grego, 334-35
Enterobactérias, 83
Enzimas, 94-5, 226, 247, 258-59
Epidemia de obesidade, 173-75
Epigenética, 25, 162
Epitélio, 57, 112, 153-54
Ver também Hipermeabilidade intestinal
Ervas, 114
Estresse
   dieta e, 138-40/efeito sobre o peso, 121-23
   efeitos do microbioma sobre o, 132-33
   estresse social, 127-31
   inflamação e, 135-36
   metabolismo e, 53-5
   probióticos e, 136-38
   resposta biológica ao, 125-26
   resposta do cérebro ao, 133-34
Exame: a dosagem de imunoglobulina E (IgE)., 113
Expectativa de vida, 175
Extrato de grãos de café verde, 229, 249, 261
Extrato de sementes de toranja (*grapefruit*), 226, 246

F

Faculdade de Medicina da Universidade de Chicago, 29
Faculdade de Medicina da Universidade de Nova York, 22, 35, 49
Faculdade de Medicina da Universidade de Washington, em St. Louis, Missouri, 61
Faculdade de Saúde Pública de Harvard, 29-31
Feijões, 220, 244, 300, 345-47
Fermentação e alimentos fermentados, 60, 103-04, 192-96, 219, 265
Fome, 45-51, 117-18
Frango à Italiana, 338-39
Frango ao Forno com Limão, 342-43
Frango com Maçã ao Forno, 324-25
Frango Jamaicano, 339-41

Frios, 220
Fritada, 283-84
Frutas cítricas, salada de avocado e, 282-83
Frutas enlatadas, 217
Frutas secas, 217
Frutas, 217, 223, 244
Fungos, 84

G
GABA (ácido gama-aminobutírico), 135
Gastrointestinal, sistema, 147-49
    trato, 35-7
Gaspacho, 355-56
Genes e genética, 24-7, 162-64, 182
Gershon, Michael, 36
Gewirtz, Andrew, 31
Ghee, 218
Glaser, Ronald, 106-07
Glifosato, 179
Glutamina, 115, 228, 248, 260
Glúten e cereais sem glúten, 77-9, 217, 244
Gordura visceral, 102-03
Gorduras hidrogenadas, 81-2, 216-17
Gorduras trans, 81-2, 216-17
Gorduras, 81-2, 102-03, 117, 208
    Ver também Óleos
Granola com aveia e farofa de linhaça, 284-86
Grão-de-Bico com Especiarias, 359-60
Grão-de-bico, 220, 265
Grelina, 49

H
Hábitos alimentares e comportamentos, 129-31, 149-51
Hambúrguer com Cogumelo *Portobello*, 336-37
Heinemann, Jack, 180
Hiperpermeabilidade intestinal
    estresse e, 124
    inflamação e, 57-9
    reparação da, 190
    sistema imunológico e, 47, 110-11
    Ver também Epitélio
Hipócrates, 35, 192
Hormônio GLP-1, 152
Hortaliças com Molho de Iogurte à Moda Turca, 363-64
Horton e o Mundo dos Quem (Seuss), 18-9

I
Indústria alimentícia, 181
Infecções, 198
Inflamação, 47, 51-5, 115, 135-36
Inhame, 220, 244
Inibidores da bomba de prótons, 93-4, 152
Instituto de Tecnologia da Califórnia, 41
Institutos Nacionais de Saúde, 19
Insulina e resistência à insulina, 55-7, 105
Integridade intestinal, 112-14
Interdependência com a vida microbiana, 27, 39

Inulina, 196-98, 227, 248, 259
Iogurte à Moda da Casa, 363-64
Iogurte, 194, 195, 218, 243

J

Jantar, receitas, 318-54
Journal of the American Medical Association, 94
Junções oclusivas, 57, 100-01, 112

K

Kaplan, Dr. Lee, 33
Katz, Sandor Ellix, 194
Kiecollt-Glaser, Janice, 105-06
Kimchi, 194, 265
Klebsiella, 198

L

Lakanto, 81, 210, 218, 265
Lanches/petiscos e receitas de lanches, 224-25, 245, 354-64
Laticínios/produtos lácteos, 57, 74-6, 218, 243
Leguminosas, 220, 223, 244
Leite, 218, 243
Lentilha, 220
Leptina, 49, 149
Leveduras, 84
Lipase, 226, 247, 258
Lista de compras
    Fase 1, 266-70
    Fase 2, 270-74

Lista de utensílios e mantimentos, 263-65
Ludwig, Dr. David, 30
Luta ou fuga, resposta/reação ao estresse, 138-39, 149-50

M

Maça, vinagre de, 226, 246, 258, 265
Macadâmia, 264
Magnésio e manganês, 197, 204
Manga africana (*Irvingia gabonenses*), 229, 249, 261
Manga, 229, 244, 249, 261, 345-47
Manteiga, 218-19, 265
    clarificada, 218-19
Manutenção do peso, 66, 97-9, 102-03
Mazmanian, Sarkis K., 41
Meaning Is Healthier Than Happiness" ["Ter um Propósito é mais Saudável que Ter Felicidade"] (Smith), 182
Melancia, 244
Melão, 244
Melatonina, 135
Melhorn, Susan J., 129
Membrana, definição de, 81
Menopausa, 90
Meratrim, 228, 249, 260
Metabolismo
    definição de, 15
    doenças autoimunes, 165-67
    efeitos do microbioma sobre o, 61-4

experiência familiar e genes, 161-64
fase 2 estímulo metabólico, 245-49
inflamação e, 53-5
pessoa magra e, 167
pós-menopausa, 89-90
tireoide e, 164-65
Mexilhões Cozidos na Cerveja, 347-48
Microbioma
   Baixo teor de carboidrato, dieta com baixo teor de gordura, 29-31
   benefícios do, 37
   cirurgia bariátrica, 31-4
   contar calorias e, 28-9
   definição de, 27
   descrição de, 16-8
   emagrecimento, 14-6
   estresse e, 132-33
   órgão esquecido, 20-4
   rede social do, 37-41
   saúde e, 18-20
   segundo genoma, 24-7
   trato gastrointestinal, 35-7
   visão geral, 11-3
Microbiota, 27
Microvilosidades, 112
Milho, 218
Minerais, 114
Missô, 219
Molho
   de Iogurte à Moda Turca, 363-64
   de Manga, 347
   de Mostarda e Limão, 360

Pesto de Manjericão, 318-19
Romesco, 332-33
Mostarda *dijon*, 265
Mother Jones (revista), 24

N

N-acetilglicosamina, 228, 248, 260
Nascimento por cesariana, 20-1
Nature (revista), 22
Neurotransmissores, 15, 23, 36
New England Journal of Medicine, 195
Norepinefrina, 135
Nozes, 264

O

Obesity Reviews (revista), 81
Óleo de algodão, 220
Óleo
   de canola, 220
   de coco, 265
   de girassol, 265
   de linhaça, 265
   de oliva, 265
   de orégano, 226, 246
Óleo de peixe/EPA (ácido eicosapentaenoico) e o DHA (ácido docosa-hexaenoico), 116-17
Óleos, 116-17, 220, 223, 265
   Ver também Gorduras
Oligossacarídeos, 20, 56, 59-60
Olmo, 228, 248, 260
Ômega 3 e 6 gorduras, 82, 116

Organismos geneticamente modificados (OGMs), 179-80
Órgão esquecido, 20-3
Ovos
 como alimento reativo, 74-6, 219
 Cozidos com Tomate, Rabanete e Aspargos, 286-87
 Fritada, 283-84
 Mexidos com Alho-Poró, Cebola e Estragão, 292-93
 Pochés sobre Abacate, Tomate e Iogurte, 290-91
tipos de, 243

P

Painço, 244
Paradoxo francês, 146-47
Parasitas, 84
Paredes intestinais, 101
Patógenos, 100
Peixada, 325-26
Peixe com Molho Romesco, 332-34
Pepsina, 92, 151
Peptídeo YY (PYY), 152-53
Pera, 244
Permeabiliade intestinal. *Ver* Hipermeabilidade intestinal
Pêssego, 244
Pesto de Manjericão, 318-19
Picadinho Grego, 334-35
Pinhole, 264
Planejamento semanal, 274-76

Ver também Cardápios; Lista de compra
Poder de cura, 262
Prebióticos
 como superalimento, 221
 definição de, 12, 17
 equilíbrio e, 56-7
 estudos sobre, 60
 reinoculação com, 104-05, 227, 248, 259-60
 suplementos, 184
Probióticos
 antibióticos e, 12
 como superalimento, 221
 definição de, 17
 funções do cérebro e, 136-38
 reinoculação com, 227, 247, 259
 suplementos, 189
 tipos de, 104
Problema digestório, 177, 189
Problemas
 cognitivos, 177
 de memória, 136
 dermatológicos,, 178
 emocionais, 105-08, 176, 177
Proceedings (revista da Clínica Mayo), 39
Proceedings of the National Academy of Sciences, 182
Produtos com baixo teor de gordura, 77
Projeto Genoma Humano, 24, 26

Protease, 226, 247, 258
Proteína de ervilha em pó, 265
Proteínas, 222, 265

Q

Qualidade de vida, 175
Quatro Rs, 40, 44, 65-6, 213-14
Quefir, 194, 243
Queijo, 218, 243, 301-02
Quercetina, 228, 248, 260
Quinoa com Maçã e Amêndoas, 291-92
Quinoa, 244
Cozida, 351-52

R

Rabanete, 206-07
Rafinose, 220
Receitas com carnes
    Cordeiro à Provençal, 341-42
    Ensopado de carne com cebola e cerveja, 319-20
    Ensopado de Carne com Ervas Aromáticas e Vinho Tinto, 321-22
    Ensopado de Cordeiro com Lentilha, 329-30
    Hambúrguer com Cogumelo *Portobello*, 336-37
    Picadinho Grego, 334-35
Receitas com cogumelos
    Cogumelos Recheados, 362-63
    Hambúrguer com Cogumelo *Portobello*, 336-37

Receitas com frango
    Caldo de Galinha, 326-27
    Frango à Italiana, 338-39/Sopa de Frango, 352-53
    Frango com Maçã ao Forno, 324-25
    Salada de Frango com Erva-Doce, Tomate, Azeitonas e Folhas Verdes, 302
    Sopa de Frango com Couve e Cenoura, 303
Receitas com frutos do mar
    Bacalhau Fresco com Vinagrete de Laranja e Cominho, 349-50
    Mexilhões Cozidos na Cerveja, 347-48
    Peixada, 325-26
    Peixe com Molho Romesco, 332-34
    Salmão Grelhado, 350-51
    Vieiras Grelhadas, 353-54
Rede social do microbioma, 37-41
Refluxo ácido, 92, 152
Regime/dieta, 29-31, 126, 138-40, 195
Reinoculação (Fase 3)
    alimentos fermentados, 103-04
    biodiversidade, 100-02
    conexões emocionais, 105-08
    manutenção do peso, 102-03
    prebióticos, 104-05, 227, 248-49
    probióticos, 227-28, 247
    suplementos para, 189
    visão geral, 65, 97-9
Relação entre o intestine e o cérebro, 36-7

Relaxamento, 149
Remover (Fase 1)
    açúcar, 79-80
    aditivos, 82-3
    adoçantes artificiais, 80-1
    bactérias nocivas, 83-4
    cereais, 79
    conservantes, 82-3
    contar calorias, 87-8
    culpado/culpa, 87-8
    da dieta, protocolo, 72
    do intestino, protocolo, 72
    fungi, 84
    glúten, 77-9
    gorduras nocivas, 81-2
    laticínios, 74-6
    leveduras, 84
    lista de alimentos em, 86
    ovos, 74-6
    parasitas, 84
    soja, 76-7
    toxinas ambientais, 85-7
    visão geral, 65, 71-4
Remover as bactérias nocivas do trato intestinal, 189
Reparar (Fase 4)
    butirato, 115-16
    efeitos da inflamação, 115
    ervas e minerais, 114
    gorduras saudáveis, 116-17
    integridade intestinal, 112-14
    intolerâncias alimentares, 113-14
    relação com a fome, 117-18
    visão geral, 65, 109-12
Repor/mudar (Fase 2)
    ácidos gástricos, 92-4
    atitudes em relação à comida, 96
    enzimas, 94-5
    visão geral, 65, 89-91
Repousar e digerir, resposta de, 148-49, 150-51
Resposta de derrota, 138, 180
Retomada do poder, 181
Revista científica *Nature Immunology*, 29
Ridaura, Vanessa K., 61-3
Romesco, molho, 333

S

Saborear, 156
Salada(s)
    de Arroz e Beterraba com Vinagrete de Laranja, 298-99
    de Arroz e Feijão-Preto, 300
    de Aspargos com Vinagrete de Limão, 297-98
    de Avocado e Frutas Cítricas, 282-83
    de Erva-Doce, 306
    de Espinafre e Maçã, 294-95
    de Frango com Erva-Doce, Tomate, Azeitonas e Folhas Verdes, 302
    de Frutas Cítricas com Castanha-do-Pará e Hortelã, 281-82
    de Pera, *Roquefort* e Nozes, 316-17

de Queijo *Chévre*, Beterraba e
  Cenoura, 301
de Rúcula, 296-97
Grega com Queijo Feta, 304
Grega de Couve, 307-09
Romena de Berinjela, 312-13
Ver também Salada de frutas
Verde com Superalimentos
  Prebióticos com Vinagrete
  de Limão, 310
Salada de Frutas
  Cítricas com Castanha-do-Pará e
    Hortelã, 281-82
  com hortelã e canela, 280
  com Hortelã e Castanha-do-Pará,
    288-89
Salada de Pera, *Roquefort* e Nozes,
  316-17
Salada de Avocado e Frutas Cítricas,
  282-83 *Ver também* Saladas
Salmão Grelhado, 350-51
Salteado de verduras, 332
Science (revista), 61
Science Experiments (revista), 31
Segundo genoma, 24-7
Sementes, 223
Serotonina, 36, 135, 136
Seuss, Dr., 18
Simbiose, 27
Sistema
  digestório, 20-3, 125, 151-58
  imunológico e problemas, 37, 74-6,
    177, 198-99
  nervoso, 148-49
  nervoso parasimpático, 149, 150,
    157
  nervoso simpático, 148, 150, 157-58
Smith, Emily Esfahani, 182
Soja, 76-7, 219
Sopa(s)
  de Alho-Poró, 309-10
  de Beterraba (*Borscht*), 322-23
  de Chucrute e Almôndegas, 313-16
  de Frango, 352-53
  de Frango com Couve e Cenoura,
    303
  de Grão-de-Bico e Escarola, 305-06
  de Legumes ao Pesto, 311-12
  Turca de Pepino, 317-18
Substâncias químicas, 179
Sucos de fruta, 225
Sucos de hortaliças, 225
Sucos, 217, 225
Superalimentos do microbioma
  alho, 200-01
  alho-poró, 201-02
  alimentos fermentados, 103-04,
    192-96
  arabinogalactanas, 105, 198-200
  aspargo(s), 202-04
  cebolas, 205
  cenoura(s), 206
  escolhas mais saudáveis de, 209-11
  gorduras saudáveis, 208-09
  inulina, 196-98

nova geração, 190-92
rabanetes, 206-07
tomates, 207-08
visão geral, 187-89, 221-22
Superalimentos. *See* Superalimentos do microbioma
Supercondimentos/condimentos, 188, 221, 265
Suplementos, 188-89, 190-91, 225-28, 246-47, 258-61
   de ácidos gástricos, 226, 246, 258
   de óleo de peixe, 116

T

Tamanho das porções, 223
Temperos
   Vinagrete de Laranja, 298-99
   Vinagrete de Laranja e Cominho, 350
   Vinagrete de Limão, 298
The Second Brain (Gershon), 36
Tireoide, 77, 164-65
Tofu, 219
Tomates, 207-08
Toxinas, 53, 55-6, 85, 176-79
   ambientais, 85
   químicas, 176
Trigo-sarraceno, 244
Triptofano, 136

U

Universidade Católica de Louvain, em Bruxelas, Bélgica, 55
Universidade da Califórnia em Los Angeles (UCLA), 34
Universidade de Canterbury, na Nova Zelândia, 180
Universidade de Cincinnati, 128, 129
Universidade de Swinburne, em Melbourne, Austrália, 150
Universidade Emory, 31
Universidade Estadual de Nova York, 52-3
Universidade Estadual de Ohio, 106
Utensílios, 263-64

V

Vagem, 244
Vegetais, 194, 222, 224-25, 244
Vegetarianos e veganos, 209
Velasquez-Manoff, Moises, 24
Ver também Comer sem estresse
Vinagre de maçã, 226, 246, 258, 265
Vinagrete de Laranja, 299
Vinagrete de Laranja e Cominho, 350
Vinagrete de Limão, 298
Vitamina de Guacamole, 306-07
Vitamina de Maçã Cozida, 279
Vitamina de manga, 287-88
Vitamina de Nectarina e Kiwi, 289-90
Vitamina Energizante, 293-94

Vitamina(s)
   de Maçã Cozida, 279
   de Mirtilo e Couve, 280-81
   Gazpacho, 355-56
   de Guacamole, 306-07
   de manga, 287-88
   de Nectarina e Kiwi, 289-90
   Energizante, 293-94

W
Wild Fermentation (Katz), 194
Willett, Walter, 29

X
Xarope de milho com alto teor de frutose, 82, 216
Xenoestrogênios, 176
Xilitol, 210

Y
Yang-Xin Fu, 29

Z
Zinco, 114, 204, 228, 248, 260
Zonulina, 78

PRÓXIMOS LANÇAMENTOS

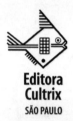

Para receber informações sobre os lançamentos da Editora Cultrix, basta cadastrar-se no site: www.editoracultrix.com.br

Para enviar seus comentários sobre este livro, visite o site www.editoracultrix.com.br ou mande um e-mail para atendimento@editoracultrix.com.br